内科常见疾病诊治与治疗

高成志　等主编

吉林科学技术出版社

图书在版编目（CIP）数据

内科常见疾病诊治与治疗 / 高成志等主编. -- 长春:
吉林科学技术出版社，2023.5
ISBN 978-7-5744-0304-8

Ⅰ.①内… Ⅱ.①高… Ⅲ.①内科－常见病－诊疗
Ⅳ.①R5

中国国家版本馆 CIP 数据核字(2023)第 063734 号

内科常见疾病诊治与治疗

主　　编　高成志等
出 版 人　宛　霞
责任编辑　张　凌
封面设计　史晟睿
制　　版　张灏一
幅面尺寸　185mm×260mm
开　　本　16
字　　数　300 千字
印　　张　14.75
印　　数　1-1500 册
版　　次　2023年5月第1版
印　　次　2023年10月第1次印刷

出　　版　吉林科学技术出版社
发　　行　吉林科学技术出版社
地　　址　长春市福祉大路5788号
邮　　编　130118
发行部电话/传真　0431-81629529 81629530 81629531
81629532 81629533 81629534
储运部电话　0431-86059116
编辑部电话　0431-81629518
印　　刷　廊坊市印艺阁数字科技有限公司

书　　号　ISBN 978-7-5744-0304-8
定　　价　115.00元

前 言

随着人民生活水平的提高，人民群众对健康的需求越来越高，对医师的要求也越来越高。然而医学的基础及临床研究日新月异，各种新理论、新观念不断出现，并且内科疾病病种多，病情复杂，如何全面、准确掌握内科常见病、多发病的诊疗是内科医生当下面临的重大挑战。

本书对内科常见疾病的概念、病因、发病机制、诊断标准和治疗进行了较为翔实的描述，内容注重科学性、实用性、合理性以及可操作性。全书内容新颖，涉及面较广，文字通俗易懂，信息丰富，科学性及实用性较强，适合于临床医护人员尤其是内科医师及相关专业人员和医学院校在校生参考阅读。

尽管倾尽全力编写本书，由于能力有限，因此难免有一些疏漏和缺点错误，期望读者见谅，并予以批评指正，也欢迎各位医生在使用本书的过程中不断提出意见和建议，为促进内科学的发展而共同努力。

前言

目 录

第一章　内科学概述

一、医学、临床医学与内科学

（一）医学发展历程

人类自诞生之日起，便开始了与疾病斗争、共存的漫漫长路。医学作为探索疾病发生和发展规律、研究其预防和诊疗对策的科学，是人类抵御疾病、维护健康的重要手段，可以称得上最古老的科学，贯穿于人类发展的历史长河。从古至今，自然和社会环境不断演变，医学也在不断发展，其中受到各时期生产力和生产关系的影响，也与社会整体科技水平的进步以及哲学思想、文化艺术的发展密切相关。

原始社会火的使用对卫生和防病有重要意义。随后社会分工的发展促使了“医生”职业的产生，被西方尊为“医学之父”的古希腊医师希波克拉底便是其中的典型代表，他撰写的众多医学论著为西方医学的发展奠定了基础，希波克拉底誓言更是广为流传。中世纪的欧洲曾出现大规模的传染病流行，经过严格隔离才停止蔓延，这也促进了“医院”的设立。文艺复兴后的近代西方医学经过16—17世纪的奠基、18世纪的系统分类、19世纪的进一步深化和细化，到20世纪伴随现代科学技术与理念的飞跃，发展成为现代医学。

我国的医学发展史既包含了东方科技与文化发展的特色，形成了独特的理论框架，又受到近现代西方医学的影响，呈现出复杂多样的状态。我国最初的医学文字多见于卜筮资料中，至春秋战国时期，医学开始具备了更鲜明的科学性和实用性，并出现了临床医学的分科，早期中国医学的经典著作《黄帝内经》便成书于这一时期。在秦汉和隋唐年代我国医学发展经历了两个高峰，涌现出《伤寒杂病论》《神农本草经》等对后世影响深远的医学和药学著作。之后在民族文化融合的背景下，我国传统医学呈现出多元化的特点。至近当代，受西学东渐的影响，传统医学和西方医学在我国并存发展。随着科学技术的不断进步，我国现代医学的面貌日新月异，建立在科学研究基础上的医学理论和策略不断更新和改进。可以说，现代医学不仅仅是一门防病治病的学科，更是集医学研究和疾病防治于一体，涵盖科学、哲学、人文、伦理等的重要学科。

（二）临床医学和内科学

现代医学大体可以分为基础医学、临床医学以及预防医学等几大部分。基础医学是研究人的生命和疾病本质及其规律的自然科学，主要采用实验手段，所研究的各种规律为其他应用医学所遵循，堪称现代医学的基础。预防医学以人群为研究对象，主要探索疾病在人群中的发生、发展和流行规律及其预防措施，帮助制定公共卫生策略，以达到预防疾病和增进健康的目的。临床医学是研究人体疾病发生、发展规律及其临床表现、诊断、治疗和预后的科学，其直接面对疾病和患者，是医学中侧重实践活动的部分。临床医学与基础医学、预防医学相辅相成。临床医学从临床实践中发现问题，基础医学在实验中探索问题的本质，进而找到解决问题的方法并反馈应用到临床实践中，这种“从病床旁到实验台再到病床旁”的关系催生了一种新的医学概念即转化医学。对比临床医学与预防医学，前者侧重医治患者于既病之后，强调治疗的个体化；后者着重预防疾病于未病之前，突出疾病在人群中的整体防控，属于“公共卫生”的范畴。

内科学是临床医学的重要组成部分，其涉及面广，整体性强，所论述的内容在临床医学整体的理论和实践中有普遍意义，可谓临床医学各学科的基础。内科学研究人体各系统疾病的诊治规律和策略，特色是诊断和治疗方法的非创伤性(体格检查、实验室和器械检查、药物治疗等)或微创伤性(内镜下诊断和治疗、介入诊断和治疗等)。随着时间的推移，内科学所涵盖的研究和诊治范围不断拓展。广度上，内科学在传统普通内科学的基础上不断拓宽，尤其是20世纪50年代以后，新的亚专科不断涌现，包括呼吸病学、心血管病学、消化病学、肾病学、血液病学、内分泌病和营养代谢病学、风湿病学、神经病学、传染病学、精神病学、老年医学等。专科化是医学进步的体现，有利于深入研究疾病、提高诊治水平，但是也要看到，分科过细有时会影响疾病的综合防治，对临床医生来讲，过早专科化也不利于年轻医生的全面成长。因此，在发展专科医学的同时，国内外也开始注重全科医学的建设，医生在学习和临床实践中仍应具备大局观和整体观。深度上，内科学早已不满足仅通过“视、触、叩、听”对疾病获得的表面认识，影像学、实验室检验以及微创检查技术的飞速发展催生了多样化的辅助检查手段，大大提高了疾病诊断的准确性和及时性；同时，伴随着对各种疾病机制认识的不断深入以及新技术的发明，相应的治疗新手段层出不穷，介入治疗、内镜下治疗、免疫治疗、靶向治疗甚至基因治疗使治疗策略丰富多样。进入21世纪，在基础医学、生物学、物理学、化学、统计学、信息和网络技术等飞速发展的基础上，在全球疾病谱改变的背景下，内科学乃至临床医学也在持续变革，其内容将会不断更新和深入，以应对防治疾病、维护健康任务带来的新挑战。

二、现代内科学的发展

(一)疾病谱演变

20世纪上半叶之前，威胁人类生命的最主要疾病是传染性疾病。历史上曾出现多次鼠疫、霍乱等急性重大传染病大流行，其传染性强、流行面广、迅速致命的特点曾造成亿万人死亡。慢性传染病如疟疾、结核等也给人类造成了持续、巨大的生命和财产损失。因此，早期内科学面临的是以传染性疾病占主要地位的疾病模式。随着医学的不断进步，针对传染病的预防和治疗手段层出不穷，各种疫苗、抗生素以及化学药物的出现使大部分传染病得到了控制，世界卫生组织甚至于1979年宣布天花在全球范围内被消灭。虽然传染病在一定程度上得到了有效防控，但新的全球健康问题随之而来，那就是与社会和自然环境变迁、人类寿命延长、生活水平提高、不良生活方式泛滥以及心理行为密切相关的心脑血管疾病、恶性肿瘤以及其他慢性病的疾病负担越来越重。世界卫生组织(WHO)公布的数据显示，2012年全世界估计5600万人死亡，其中68%由非传染性疾病导致，比2000年的60%升高，四类主要非传染性疾病分别为心血管疾病、肿瘤、糖尿病以及慢性肺部疾病；从具体病种来看，目前全球范围造成死亡的三大最主要疾病依次是缺血性心脏病、脑卒中以及慢性阻塞性肺疾病。因此，与慢性非传染性疾病的斗争成为当前医学以及内科学的首要任务。

然而，近十余年先后有严重急性呼吸综合征、人感染禽流感、埃博拉病毒、寨卡病毒等在全球或者局部地区暴发流行，艾滋病、结核病等仍然位处当前全球致死主要病因之列，这都给我们的卫生工作敲响警钟；尽管全球疾病谱已转变为慢性非传染性疾病占主要地位，但是对传染性疾病的防控工作仍不能放松，而且还要不断加强。面对这些挑战，内科学任重而道远。

(二)医学模式的变迁

医学模式是医学发展和实践活动中逐渐形成的观察和处理医学领域相关问题的基本思想和基本方法，是人们看待和研究医学问题时所遵循的总的原则，反映了特定时期人们认识健康和疾病及其相互关系的哲学观点，影响着这一时期整体医学工作的思维和行为方式。伴随科技文化的不断发展以及疾病谱的演变，医学模式也发生了深刻变化。从远古时代到20世纪70年代以前，人类先后经历了神灵主义的医学模式、自然哲学的医学模式、机械论的医学模式以及生物医学模式。

生物医学模式极大促进了现代医学的发展，使人们对疾病的认识愈加深入，对疾病的预防和治疗更加有效。但是，这一模式本身的缺陷也不断暴露，尤其是“心身二元论”的观点使人们忽视了人的生理、心理以及诸多社会环境因素之间的关系和影响，致使诸多疾病仅从生物学角度难以解释，单纯依靠生物学手段也难以达到理想疗效。在此背景下，美国George L.Engel教授于1977年在《科学》杂志撰文，评价了传统生物医学模式的局限性，提出应该用“生物一心理一社会医学模式”取代生物医学模式，标志着医学模式发展进入21纪元。在生物一心理一社会医学模式中看待健康与疾病问题，既要考虑患者自身的生物学特性，还要充分考虑有关的心理因素及社会环境的影响；医疗工作从以疾病为主导转变为以健康为主导，从以医疗机构为基础转变为以社会为基础，从主要依靠医护人员和医学科技转变为需要全社会、多学科共同参与；卫生保健不仅面向个体更要面向群体，疾病防治重点不仅是躯体疾病，也要重视与心理、社会和环境因素密切相关疾病。新的医学模式提出和建立使医疗工作发生了从局部到全身、从个体到群体、从医病到医人、从生物医学到生物一心理一社会整体医学的跨越，这对包括内科学在内的整个医学领域的发展都具有重要的理论和指导意义。

内科学作为医学的重要部分，临床工作中已经充分展现了生物一心理一社会医学模式的影响。例如，部分心血管病患者可能容易合并精神心理方面的问题，应激、焦虑等又会增加心血管事件的发生，因此在对待心血管病患者时，除了检查患者的心脏，还要注意了解其心理；消化性溃疡的发生也被认为与心理和社会因素密切相关，在临床药物治疗的基础上辅以适当的心理疏导和社会支持，可能取得更好的疗效。我们处在科学、技术、思想不断变革的时代，可以预见，未来的医学模式也不会一成不变，医生应该始终保持发展的眼光，并不断探寻每一个时期最合适的医学模式。

(三)生命科学、临床流行病学的发展对内科学的促进作用

在过去的数十年，得益于生命科学的飞跃以及临床流行病学的创立、发展，我们对人类自身生命本质的认识，对疾病发生、发展规律的理解，对疾病预防、诊断和治疗手段的探索，都在不断进步。

基础医学研究的进步使越来越多内科疾病的病因和发病机制得到阐明，进而丰富了治疗手段。例如，心脏重构和神经内分泌系统不适当激活机制的发现使人们对心力衰竭的认识不止停留在血流动力学异常的层面，进而大大促进了血管紧张素转化酶抑制剂、β受体阻断药等药物在心力衰竭中的应用，使射血分数降低的心力衰竭患者的预后得到了一定程度的改善；幽门螺杆菌与消化性溃疡关系的阐明也是内科疾病病因与机制研究取得突破的典型案例，根除幽门螺杆菌也成为当下消化性溃疡治疗方案的重点；分子生物学的发展也使对异常血红蛋白病的认识从过去的遗传病发展到现在的血红蛋白分子病，同时也使血红蛋白病的产前和基因诊断得以在临床实施。

在内科疾病诊断技术的发展中，细胞和分子生物学扮演了重要角色。高效液相层析、放射免疫和免疫放射测量、酶学检查技术、酶联免疫吸附测定、聚合酶链反应、生物芯片等技术的建立，使测定体液或组织中的微量物质、免疫抗体、微生物 DNA 或 RNA 等成为可能，大大提高了疾病诊断的敏感度和特异度。例如，高敏肌钙蛋白的测定使急性心肌梗死的诊断时间大大缩短，血乙型肝炎病毒 DNA 载量的测定为慢性乙型肝炎的治疗提供了重要参考等。医学、生命科学与物理学、化学、数学、机械工程等多学科交叉研究促成了多排螺旋 CT、磁共振成像、正电子发射断层成像术等辅助检查技术的开发和应用，使疾病的影像诊断条件发生了翻天覆地的改变，尤其是 PET 及 PET-CT 的问世，使肿瘤性疾病和部分心脑血管疾病在解剖和功能层面得到早期、快速、全面、准确的诊断，具有重大的临床意义。在细胞分子水平上针对致癌位点(特定蛋白或基因)设计的分子靶向治疗使肿瘤化疗具有了更强的针对性和更好的效果，反映了肿瘤治疗理念的根本性转变，开创了肿瘤药物治疗的新局面，在内科药物治疗史上具有划时代的意义。新近问世的 CRISPR-Cas9 基因编辑技术不但对生命科学研究中各种动物模型的构建提供了极大便利，而且医生和科学家也开始尝试将这种最新的技术应用到人类疾病的诊治中。

启动于 1990 年、由多国科学家合作开展、被誉为生命科学“登月计划”的人类基因组计划是一项里程碑式的工作。通过长达 13 年的探索，HGP 测序了人类基因组三十亿碱基对，为探索生命奥秘迈出了重要一步。借助 HGP 的成果，我们可以了解基因如何在决定人类生长、发育、衰老、患病中发挥作用，从基因水平发现或者更深入认识一批遗传性疾病或与遗传有关的疾病，使基因诊断、基因治疗以及基于基因组信息的疾病识别、人群预防、危险因素干预等成为现实。作为 DNA 双螺旋结构提出者(之一)以及 HGP 主要领导者的 James D. Watson 教授于 2015 年在《自然》杂志撰文回顾 HGP 以及大生物学过去的 25 年，认为 HGP 不仅大力推动了生物医学研究的发展，还开启了科学探索的新途径，HGP 迄今仍在不断启发新的大规模医学与生命科学项目的探索，来源于 HGP 的六条重要经验在其中起到了重要作用，这些经验包括：通力合作、数据分享最大化、有计划地分析数据、优先发展技术、追踪研究进展带来的社会影响、大胆而灵活。这些经验对于当下我们内科学相关研究的开展同样值得借鉴。

与生命科学类似，临床流行病学的建立和发展也极大改变了内科学的面貌。临床流行病学于 20 世纪 70 年代开始兴起，是建立在临床医学基础上的一门关于临床研究的设计、测量和评价的方法学，以患病群体为研究对象，将流行病学、统计学、临床经济学以及医学社会学的原理和方法结合在一起探索疾病的病因、诊断、治疗和预后的规律。临床流行病学的发展反映了当代医学模式的转变，也促进了临床决策的科学化。医疗活动是一个不断决策的过程。既往医生决策主要依靠个人经验，但是经验决策的局限在于容易以偏概全和过于主观。例如，心脏科医生曾经一直认为β受体阻断药具有负性肌力作用而将其禁用于慢性心力衰竭的治疗，这种片面的认识直到20世纪90年代末三个经典的临床试验结果相继公布才被扭转，因为这三项大规模的研究一致证实β受体阻断药能够降低慢性心力衰竭患者的死亡率。这看似有悖常理的结论改变了慢性心力衰竭治疗的历史，β受体阻断药作为能够明确改善心力衰竭患者预后的药物被写入国内外指南，成为以临床流行病学和循证医学为基础的“科学决策”代替“经验决策”的经典案例。所谓科学的临床决策，就是为了解决临床诊疗过程中遇到的各种问题，根据国内外医学科学的最新进展，在充分评价不同诊断或治疗方案的风险和收益之后做出对患者相对获益更多的选择。其中蕴含了循证医学的概念。21世纪的临床医学被认为是循证医学的时代，“任何医疗干预都应建立在新近最佳科学研究结果的基础上”这一核心思想已经深入人心，各种指南文件在疾病的诊疗中开始发挥巨大作用。需要注意的是，在临床实践中医生的个人经验并非不再重要，而是要与科学证据结合起来以使患者得到最佳的诊治。

(四)微创、介入理念和技术为内科学带来的变革

内科学发展至今，已经不再是单纯依靠药物的传统学科，介入技术、内镜技术等掀开了“微创内科学”崭新的一页，其以创伤小、疗效好、风险低、康复快等优点，快速发展为与药物治疗、外科手术并驾齐驱的三大治疗手段之一，越来越多的内科疾病在微创手段的干预下得到了理想的诊断和治疗。心血管内科是成功运用微创介入诊疗技术的典范。1929年德国Werner Forssmann医生在X线透视下通过自己的肘部静脉亲手成功将导管置入右心房，从此拉开了介入心脏病学时代的序幕，他也因为这一创举荣获1956年诺贝尔生理学与医学奖。之后，介入心脏病学蓬勃发展：1977年进行了世界首例经皮冠状动脉成形术，1986年开展了世界首例冠状动脉支架置入术，2002年药物洗脱支架应用于临床，2006年完全可降解支架问世；此外，心律失常射频消融术、心脏起搏器植入术、先天性心脏病介入封堵术也都已广泛开展。当下，心脏介入治疗已经进入了后冠脉介入时代，新的技术不断涌现，包括经皮心脏瓣膜介入治疗、经皮左心耳封堵术、经皮左心室重建术、经皮肾动脉交感神经消融术等。心血管微创介入技术的发展解决了诸多既往单靠药物难以解决的临床问题，甚至某些外科认为的手术禁区，如今也可以尝试利用内科介入技术使难题迎刃而解。

此外，呼吸内科、消化内科等也都已经广泛开展微创诊疗。例如，纤维支气管镜在呼吸系统领域的应用已不再限于肺癌的诊断，在肺部感染、肺不张、弥漫性肺疾病及呼吸急诊中也得到广泛应用；支气管内超声将支气管镜与超声系统相结合弥补了肉眼的不足。消化内科内镜技术飞速发展，经历了硬式内镜、纤维内镜到目前的电子内镜三个阶段，在消化系统疾病的诊治中发挥了重要作用。微创介入理念和技术的兴起、发展是现代内科学变革的一个缩影，可以预见未来这仍将是内科学发展的重要方向。

三、内科学的机遇和挑战

(一)转化医学、整合医学的兴起给内科学带来新的机遇

过去半个多世纪，生命科学发展迅速，解答了人类关于自身的诸多不解，政府在政策和经济上的鼓励和资助在其中起到了重要的支撑作用。20世纪末，美国国立卫生研究院每年支出的研究经费就高达200多亿美元。但是，生命科学和基础医学的飞跃，与疾病得到解决之间仍然存在巨大的沟壑，如何将实验室中尖端的科研成果转变为临床上疾病诊治的工具，成为新时期医生和科学家需要着重研究的问题。在这个背景下，转化医学的概念应运而生。转化医学并不是狭义的单一学科，而是一种理念、一个平台，重点在于从临床到实验室、再

从实验室到临床，强调实验室科研成果的临床转化，联合基础医学研究者、医生、企业甚至政府，利用来源于临床的问题促进实验室更深入全面解析疾病，并进一步帮助实验室研究成果转化为临床应用的产品与技术，最终目的是促进基础研究、提高医疗水平、解决健康问题。药物研发、分子诊断、医疗器械、生物标志物、样本库等都属于转化医学的范畴。尽管转化医学的概念近十几年才提出，但是转化医学的思想和行为由来已久。例如，从20世纪20年代加拿大Frederick Grant Banting教授发现胰岛素，到50年代英国Frederick Sanger教授确定了胰岛素的完整氨基酸序列结构，到60年代我国科学家在世界上首次人工合成牛胰岛素，再到当前多种胰岛素制剂在临床糖尿病治疗上的广泛应用，胰岛素近百年的发展史其实也是践行转化医学的一个缩影。在坚持医学基础研究的同时，注重研究成果的临床转化，这是对新时期医学以及内科学的要求，同时也带来了学科发展的新机遇。

当前医学处在专科化的时期，内科学、外科学等都细化成诸多专科。专科化使疾病的诊疗越来越精细，但是也带来很多局限性，医生往往只看到“病”，不能看到“人”；只关注某一个器官，忽视了人的整体性。古人云“天下大势，分久必合，合久必分”，在内科学的实践中，我们也应该重视“分中有合、合中有分”，使专科化与整体性和谐并存，这也是整体整合医学的观点。整合医学指在理念上实现医学整体和局部的统一，在策略上以患者为核心，在实践上将各种防治手段有机融合。它将医学各领域最先进的知识理论和临床各专科最有效的实践经验有机结合，并根据社会、环境、心理等因素进行调整，使之成为更加适合人体健康和疾病防治的新的医学体系。医学模式由最初的神灵主义变迁为今天的生物－心理－社会医学模式，经历的其实也是“整体－局部－整体”的过程，整合医学也是新的医学模式的要求。内科学的临床实践也需要整合医学思想的指导，不但实现内科学各专科之间相互交流、协作诊治，还要注重与外科、心理医学科等其他学科的沟通合作。目前很多医院已经在开展的多学科综合诊疗的模式其实也是顺应整合医学潮流而产生的新的工作模式。从广义上讲，整合医学强调的是整体观、整合观和医学观，要求的是将生物因素、社会环境因素、心理因素整合，将最先进的科学发现、科学证据与最有效的临床经验整合，将自然科学的思维方式与医学哲学的思考方式整合。具体地讲，是把数据证据还原成事实，把认识共识提升成经验，把技术艺术凝练成医术，然后在事实、经验、医术这个层面反复实践，实践出真知，最后不断形成新的医学知识体系。整合医学不是一种实体医学，而是一种认识论、方法学，通过整合医学可以不断形成或完善新的医学知识体系。由于自然在变，社会在变，医学对人体的认识在积累，人类对健康的需求在增加，所以整合医学或医学整合是一个永恒的主题。整合医学的兴起和发展对内科学提出了新的要求，也必将会促进内科学的发展。

(二)信息化、大数据与精准医疗背景下的内科学

处在信息时代的今天，信息化、网络化、数字化已经渗透到了医学的各个领域，使传统医学的理论、思想、方法和模式发生了极大转变，为医学的发展不断注入新的内容与活力。当下我们的日常医疗活动中到处都有网络和信息技术的身影，包括移动医疗、远程医疗、电子病历、医疗信息数据平台、智能可穿戴医疗产品、信息化服务等等，信息化、数字化武装下的医学和内科学的发展比以往任何一个历史阶段都迅速。同时不容忽视的是，在网络和信息技术的影响下内科学面临的挑战和机遇并存。我们应该注意到信息和技术资源享有的地域性差异导致的医疗资源分配不均和医疗质量参差不齐，注意到医学信息与网络环境的污染问题以及由虚假医学信息传播导致的社会问题，注意到网络化和信息化带来的医学伦理问题等。

互联网、云计算、超强生物传感器、基因测序等创造性技术喷涌而出，我们已不可避免地身处“大数据”时代。从人类文明萌芽到公元2003年，整个人类文明记录在案的数据量一共有5EB。而今天，全世界两天就能产生5EB的新增数据。生物与医学领域可能是下一轮更大的数据海啸发源地。例如，每位接受基因测序的人将产生约2400亿字节的数据，截至2011年，已有3000～10000人接受了完整DNA测序，随着测量费用的走低，愿意接受DNA测序的人群会飞速增长，随之基因数据库的容量将呈指数级增长。再如，越来越多的人佩戴可穿戴医疗设备，持续发送个体生理数据，他们通过移动终端互动、下达指令、发送照片、在线视频甚至预约诊疗，这些活动的同时产生了大量的数据。同时环境中也存在智慧网络，交通、气候、水、能源等被实时监测，并不断被上传至云数据端。这些来源多样、类型繁多、容量巨大、具有潜在价值的数据群称为“大数据”。大数据好似“未来的石油”，不加以挖掘利用，则永远沉睡于地下，但如果掌握了有效技术对它们进行开发，大数据将变得价值连城。在医学的方方面面，包括临床研究分析、临床决策制定、疾病转归预测、个体化治疗、医疗质量管控等，大数据的分析和应用都将发挥巨大的作用。大数据时代医生的日常诊疗已伴随产生大量患者信息数据，如果与他们的基因组学和其他个人资料相结合，利用信息分析技术，完全可以产生具有相当价值的医学信息，甚至可以部分替代传统的医学研究模式。

与大数据相对应的是“精准医学计划”。大数据的特点是全部数据，而非随机取样，反映的是宏观大体方向，缺乏适当的微观精确度。庞大繁杂的数据之间更多的是相关关系，而不是科学研究中更喜欢的因果关系。在这种背景下，西方和我国都开始倡导实施精准医学计划，旨在大数据时代注重个体化医学研究，强调依据个人信息(例如基因信息)为肿瘤以及其他疾病患者制订个体医疗方案。狭义的精准医学指“按照基因匹配治疗方法”，而广义的精准医学则可以认为是“集合现代科技手段与传统医学方法，科学认知人体功能和疾病本质，以最有效、最安全、最经济的医疗服务获取个体和社会健康效益最大化的新型医疗”(2015清华大学精准医学论坛定义)。

精准医疗第一步是精准诊断。采集患者的个人情况、临床信息、生物样本，再通过基因测序、遗传学分析，进一步收集患者分子层面信息。除了传统的DNA、RNA、染色体检测，目前还不断出现新型基因组学标志物，包括表达谱、小RNA、表观遗传修饰、全基因组DNA序列、全外显子组DNA序列、蛋白质组、代谢组检测等。这些标志物深入不同维度，反映不同层面组学信息，帮助科研人员和临床医生更全面、深入、精确定位疾病的组学缺陷。第二步是精准治疗。对患者所有信息进行整合并分析，制订符合个体的治疗方案。尤其在分子层面，针对疾病的基因突变靶标，给予针对性治疗药物进行“精确打击”。精准医疗，在一定程度上可以理解为更为精确的个体化治疗，其在内科学的各个专业领域都是适合的，例如肿瘤性疾病的基因诊断和靶向治疗，心血管疾病患者抗栓治疗前相关基因检测以及针对性选择药物等。虽然精准医学概念提出的时间并不长，但是国家已经在政策层面给予了高度重视和支持，以此为契机，内科学各学科可以探索适合自身的精准之路，在大数据时代做到有的放矢，为个体化的患者带来个体化的诊治策略与收益。

四、内科学的医学人文

(一)如何学好内科学、做好内科医生

古人云“不为良相，便为良医”。先哲把医生视为怀怜悯之心救济天下的圣人形象。当今社会，医生也要以病人利益为最重，全心全意为人民服务。

内科医生要精通医术，储备扎实的内科学理论知识和实践技能。内科学包含人体各系统和各种疾病的病因、发病机制、临床表现、诊断、治疗与预防，是整个临床医学的基础。临床医生要高度重视基础知识和技能的学习，学习过程中要善于抓住要点，总结归纳，并与临床实践紧密结合，按照“理论－实践－再理论－再实践”的认识论，不断深化对知识体系的整体把握。临床医生还要善于从多元化信息资源途径获取循证医学的证据，持续学习不断更新的疾病相关诊疗指南，掌握基于循证医学的临床诊断和治疗技术。

内科医生要培养临床思维，掌握医学科学思维方法。临床思维指临床医生在诊治疾病的过程中，对病例进行信息获取、分析推理、判断决策、处理治疗、分析疗效的思维活动方式与过程。它包括医生与患者沟通－获取病史和患者体征－分析与判断患者病情－根据循证医学指南证据与患者个体情况进行匹配和个体化分析－医疗方案制定与实施－治疗效果评价－根据前一轮治疗效果的反馈对下一轮治疗方案进行调整，如此形成诊疗循环。临床思维是科学与经验相结合的实践性智慧，通过反思总结每一个病例，在临床实践中不断积累得来的。

内科医生要拓宽视野，掌握医学的科学与艺术。随着人类科学的进步，生命科学出现细胞学、基因学等重大突破，从基因图谱到多脏器联合移植，甚至人工器官替代，医学似乎无所不能。虽然借助新药物、新仪器、新技术，医生增加了对抗疾病的利器，但医生不应成为高科技的附属品，医学的最终目标是呵护健康、解除病痛。医生面对患者，需要语言的交流、细致的检查，不仅为全面采集病史，也传达对患者的关怀。综合运用医学科学知识、社会知识、丰富的临床经验进行综合判断与决策，这不仅仅是一种逻辑推理判断，甚至包括直觉与顿悟判断。这也就是被人们赞誉的“医学的科学与艺术”的境界。

(二)内科诊疗中的医患沟通

美国萨拉纳克湖畔长眠着一位医生 E.L.Tmdean，他的墓志铭是这样一句话：有时去治愈，常常去帮助，总是去安慰。这句话穿越百年，仍被许多医生奉为座右铭，勾勒出医患沟通时医生的形象。

内科医生对患者进行诊疗的过程寄托了医患双方的期望。患者期望解除病痛并得到关怀，医生期望找到病因并对症下药。良好的医患沟通是诊治疾病的前提。但是当医患双方的期望有冲突时，医患沟通就会产生不和谐。医患沟通的基础是双方对医学的期望一致。面对老年病、慢性病的不断增加，新型感染性疾病的卷土重来，大量遗传性疾病的束手无策，医学行为的目的开始得到反思。20 世纪 90 年代，美国哈斯廷斯中心开展了全球性的医学目的讨论，结论是临床医学定位为治愈疾病是不全面的，很多疾病无法治愈，应该包括照顾、关爱与呵护。医患双方都应该对此有所了解。

随着人类对医学认知的变化，医患沟通曾经历了很多模式。我国传统医学强调“医患相得”，《素问》曰“病为本，工为标，标本不得，邪气不服”，意为患者和疾病是根本，医生和医疗技术为辅助，两者相得，疾病才能得以治疗。《类经》也曾记载“病与医相得，则情能

相浃，才能胜利，庶乎得济而病无不愈?”，意思是说医患之间相互信任，充分沟通，相互合作，疾病治疗才能取得疗效。近年来，“以病人为中心”的协作医疗模式越来越受到认可，在互信基础上，医生给予患者人文关怀，并提出专业建议和看法，得到患者的合作，共同参与医疗过程，从而使疾病得到治疗，使患者得到慰藉。

(三)正确认识内科各专科与普通内科的关系

现代内科学的专科化、专业化程度已经非常高，尤其是三级医院基本实现了专科设置，这是内科学以及临床医学发展的必然结果。然而，内科专科的完善和发展也触发了传统意义上的普通内科是否需要继续存在的讨论，为此《中华内科杂志》曾特辟专题，在2007年的中华医学会第十一届全国内科学术会议上也专门对此进行了探讨，最后号召“通过大内科领域学科交叉，促进大内科学科发展，提高内科医师综合素质”。部分医院也因此专门重设了普通内科。的确，普通内科是内科医生成才的基础，过度专科化一定程度上削弱了医生整体看待患者与疾病的能力。因此，我们应该辨证看待普通内科与内科专科的关系，明确专科医生的成长应该建立在普通内科的培养基础之上。2013年，我国正式启动了新的住院医师规范化培训制度，要求医学毕业生首先参加内科学、外科学等一级学科的临床规范化培训。例如内科医生在培训期间需要在内科各专科以及相关的影像、心电图、公共卫生等学科进行轮转培训，这种全面的学习对年轻内科医生的成长是大有裨益的，保证了未来专科医生不仅对自己的专业领域术业专攻，而且对人体其他系统疾病也有充分认识。这在一定程度上是对“机械还原论”的反思，是对“精”与“博”的平衡，也是对患者作为生命整体的一种尊重。

第二章　消化系统疾病

第一节　胃食管反流病

一、概述

胃食管反流病(gastroesophageal reflux disease，GERD)是一种内源性化学性炎症。最近在加拿大蒙特利尔就 GERD 的定义和分类提出了全球性的循证共识，将 GERD 定义为：当胃内容物反流造成令人不快的症状和(或)并发症时所发生的状况。事实上，胃内容物可能包括反流到胃腔的十二指肠内容物，当这些含有胃酸-胃蛋白酶，或连同胆汁的胃内容物反流入食管，甚至咽、喉、口腔或呼吸道等处时，就可造成局部炎症性病损，并因此而产生烧心、反酸、胸痛、吞咽困难等食管症状，以及声音嘶哑、咽喉疼痛、呛咳等食管外症状，且可能发生食管狭窄、Barrett 食管和食管腺癌等并发症。

二、流行病学

GERD 是一种临床上十分常见的胃肠道疾病。世界不同地区的患病率不同，在西方国家中该病发病率颇高，国内亦呈升高趋势。据估计，有过 GERD 症状经历者约占总体人群的1/3～1/2。在美国，45%成人群体中每月至少有一次烧心症状，而另 20%具有间断性的酸反流；50%烧心症状的患者罹患反流性食管炎(reflux esophagitis，RE)；Barrett 食管发生率约为 0.4%，其癌变率为 0.4%，每年有 2～4 人转变成食管腺癌。上海地区成人胃食管反流相关症状发生率为 7.68%，GERD 患病率为 3.86%。

GERD 可发生于所有年龄段。男性 RE 的发病率比女性高 1 倍，Barrett 食管发病率高 10 倍以上；白种人 Barrett 食管和食管腺癌的发病率比非白种人高数倍。一些并发症的发生率亦因性别、种族不同而有差异。

三、病因和发病机制

GERD 的发生是多因性的。总的来说是局部保护机制不足以抵御增强的甚至正常的含有胃酸-胃蛋白酶或加上胆汁等因素的胃内容物对于食管黏膜或食管之上器官的黏膜化学性侵袭作用，以及防止胃内容物反流的机制障碍的综合结果。

(一)攻击因素的增强

1. 胃内容物的致病性

胃食管反流物中的胃酸-胃蛋白酶、胆汁和胰酶都是侵害、损伤食管等器官黏膜的致病因素，且受损的程度与反流物中上述化学物的质和量、与黏膜接触时间的长短以及体位等有相关性。pH 值<3 时，胃蛋白酶活性明显增加，消化黏膜上皮的蛋白质。反流入胃囊的胆盐、胰酶可形成溶血性卵磷脂等“去垢物质”，影响上皮细胞的完整性，其随胃内容物一起反流到食管内时，能增加食管黏膜的通透性，加重对食管黏膜的损害作用。

2. 幽门螺杆菌(HP)感染

对于 HP 感染与 GERD 的相关性一直有所争论。有文献称，HP 阳性患者在根除后 GERD

的发病危险增加、加重 GERD 的症状或降低抑酸治疗的疗效。但也有相反结论者，或称两者无相关性。HP 对于抗胃食管反流屏障并无影响，但因其可能与胃酸分泌有关联而间接影响 GERD 的发病和治疗。

3. 药物的影响

非甾体消炎药(NSAIDs)等若干药物可因削弱黏膜屏障功能或增加胃酸分泌而致病。钙拮抗剂如地尔硫䓬、硝苯地平等可使下食管括约肌(LES)压力下降而利于反流。

(二)防御因素的削弱

1. LES 功能减退

虽说 LES 处的肌层较邻近的食管肌层较厚，且不甚对称，但严格来说，LES 是一生理学概念，是指位于食管下端、近贲门处的高压带(high pressure zone，HPZ)，长度为 3～5cm，一部分位于胸腔，一部分位于腹腔。在绝大多数时间，LES 压力(10～30mmHg)超过胃内静息压，起括约肌的作用。该处肌层的厚度与压力呈正相关。其压力受某些胃肠激素和神经递质的调控，而使在正常情况下 LES 压力稳定在一定范围内。在胃窦的移行性运动复合波(MMC)Ⅲ相时，LES 压力明显升高，甚至达 80mmHg，这是届时抗反流机制的表现。餐后 LES 压力明显下降，当接近于 0mmHg 时，胃与食管腔之间已无压力差，甚易发生反流。此外，在横膈水平的食管外面还有膈脚、膈食管韧带等包裹，吸气时膈肌收缩，膈脚靠拢，使压力增高数倍，在食管外加固 LES，犹如在 LES 外再有一层括约肌，此即“双括约肌”学说。如若膈脚功能良好，则即便 LES 压力明显低下，也不一定会发生反流。一旦某些因素致使 LES 功能削弱，如严重 GERD 者的膈脚作用减弱，LES 压力下降，当腹内压急剧上升时，就使胃内容物易于反流而发病。

2. 暂时性下食管括约肌松弛(tLESR)

研究发现，除在进食、吞咽、胃扩张时食管内压力大于 LES 压力而使之松弛外，在非吞咽期间也可发生 LES 的自发性松弛，只是发生频率低，每分钟 2～6 次，持续时间短，每次 8～10s，故称为 tLESR。膈脚也参与 tLESR 的发生。可伴食管基础压的轻度上升，但食管体部并无蠕动收缩。因为由此而造成的食管黏膜与胃内容物的接触时间甚短，故无致病作用，属生理性。tLESR 系通过胃底、咽喉部的感受器，经迷走神经传入纤维到达脑干的孤束核和迷走神经运动背核，然后经迷走神经的传出纤维而发生。神经递质一氧化氮(NO)和血管活性肠肽(VIP)是重要的促发 tLESR 的物质。研究表明，tLESR 发生频率高、持续时间长者易发生 GERD。内镜阴性的 GERD 患者半数以上缘于频繁发生的 tLESR。

3. 食管-胃底角(His 角)异常

His 角是食管和胃底之间所形成的夹角，成年人呈锐角。该处结构在进食胃膨胀时被推向对侧，犹如一个单向活瓣阀门，起阻止胃内容物反流的作用。His 角异常变大时将失去活瓣作用而易发生胃一食管反流。

4. 存在食管裂孔疝

多数 GERD 患者伴滑动性食管裂孔疝，胃一食管连接处结构和部分胃底疝入胸段食管内。大多学者认为疝囊的存在和 LES 屏障功能的降低与 GERD 发生密切相关。不少疝囊较大的患者常伴有中、重度 RE，但两者间的因果关系尚未阐明。多数认为 His 角的破坏、膈脚张力的降低，加之 tLESR 频繁出现是其原因。食管裂孔疝不仅是反流性食管炎的病因，还可以是 GERD 的结果。

5. 食管廓清能力降低

食管下端具有对反流物的廓清作用。一般而言，这是一种耗能过程，使反流物滞留时间尽可能缩短而不致病。一旦该廓清功能低下，则易发病。

(1)食管的排空能力下降：吞咽所启动的原发性蠕动和通过神经反射所促发的继发性蠕动都有清除反流物的功效。研究发现 GERD 患者的清除功能下降，提示这种功能的减弱利于 GERD 的发生。膈疝的存在也妨碍食管排空。

(2)涎腺和食管腺分泌能力下降：唾液和食管腺所分泌的黏液 pH 值接近 7，能有效地中和反流物中的化学成分。各种原因导致的这两者的分泌减少，如吸烟、干燥综合征等，都可导致食管与反流物暴露时间延长，罹患食管炎的概率高。

6. 食管黏膜防御能力减弱

食管黏膜的完整性，上皮细胞膜、细胞间的紧密连接，以及表面附着的黏液层、不移动水层等组成食管黏膜的屏障，抵御反流物中化学成分的侵袭。鳞状上皮细胞可以通过 Na^{+}-H^{+} 和 $C1^{-}$-HC1 交换机制将进入细胞的 H^{+}排出细胞，进入血液循环；而血液又提供缓冲 H^{+}作用的 HCO_3^{-}。此外，黏膜下的丰富血液循环有利于上皮免受损害和及时修复，是维持上述屏障功能所必需的保障。上述能力的削弱，黏膜细胞间隙的扩大可招致反流物中化学成分的损害而产生炎症，并因此接触到感觉神经末梢而出现烧心。

(三)其他因素

1. 近端胃扩张及胃的排空功能延缓

餐后近端胃扩张和胃排空延缓见于约半数的 GERD 患者。这不仅有机械因素参与，还可通过迷走神经反射途径而为。这易诱发 LES 松弛，减弱 LES 的屏障作用，胃排空延迟引起胃扩张，可进一步刺激胃酸分泌和增加 tLESR，摄入量大者更易造成餐后 tLESR 频发，从而参与 GERD 的发病。

2. 自主神经功能异常

GERD 患者常出现自主神经功能紊乱，以副交感神经最为明显，可导致食管清除功能下降和胃排空功能延缓。其受损程度与反流症状之间呈正相关。

3. 内脏感觉敏感性异常

临床上反流相关性症状的感知与胃内容物的暴露程度并不呈正相关，表明不同个体对胃内容物刺激的感觉敏感性不一，GERD 症状的产生与个体内脏感觉敏感性增高有关。本病患者所出现的非心源性胸痛可能与食管黏膜下的感觉神经末梢的敏感性增高有关。这种敏感性不同的机制，迄今尚不清楚。

4. 心理因素

临床上种种现象表明，上述发病机制不足以完全解释所有 GERD 患者的症状，因此推测在 GERD 发病中心理因素起一定的作用。与健康者相比，GERD 患者中发生负性生活事件较多，出现焦虑、抑郁、强迫症等表现亦明显为多。

神经一心理异常可能通过影响食管的运动、食管内脏感觉敏感性、胃酸分泌以及其他行为特征等，而引发或加重 GERD。同样，在 GERD 的治疗中，精神行为疗法可获得一定疗效。

四、病理

就反流性食管炎本身而言，其基本病理改变为食管下段黏膜的炎症乃至溃疡形成，但每因程度不同而异。轻者，鳞状上皮的基底细胞增生，基底层占上皮层总厚度的15%以上；黏膜固有层乳头向表面延伸，达上皮层厚度的2/3；此外，尚有有丝分裂相增加、上皮血管化伴血管扩张，或在乳头顶部可见“血管湖”，以及气球样细胞等。后者可能是由于反流损伤致使细胞渗透性增加的结果。重者，上皮严重损伤或破坏，糜烂、溃疡形成；黏膜中有中性粒细胞或嗜酸性粒细胞的浸润，主要是限于食管黏膜、固有膜以及黏膜肌层。在上皮细胞间隙可见淋巴细胞。溃疡修复可导致消化性狭窄、假憩室，以及瘢痕形成等。有时出现假膜、炎性息肉伴肉芽组织形成和(或)纤维化，以及酷似增殖不良的反应性改变。极重者，食管腔内形成隔而出现双桶样征或食管瘘(包括主动脉-食管瘘)。

在Barrett食管，食管黏膜由异型增生的柱状上皮取代原有的鳞状上皮，故齿状缘上移，食管下段鳞状上皮黏膜中有呈现为圆片状、柱状上皮的黏膜岛，或在齿状缘处向上呈指样凸出。Barrett食管有多种细胞类型和组织病理学特征，包括胃、小肠、胰腺和结肠的上皮组分。同一患者可显示一种或多种组织病理学表现，呈镶嵌状或带状分布。绝大多数成人患者有特异的柱状上皮，其特征为有杯状细胞和绒毛状结构。

五、临床表现

随着对本病认识的深入，在加拿大共识会议上将本病的症状按食管综合征和食管外综合征提出。而食管外综合征又被分为肯定的和可能相关的两类。

(一)食管综合征

为各食管症状的不同组合，基本的食管症状主要是下列几项。不过，加拿大会议认为，在临床实践中，患者应断定其症状是否为令其无法忍受，因为有症状但并不令人无法忍受时不应诊断为GERD。在以人群为基础的研究中，每周发生2d或多日轻微症状，每周发生1次以上中、重度症状时，常被患者认为“无法忍受”。此外，一些患者体育锻炼可能产生无法忍受的症状而平时并无或只有轻微的不适是因为锻炼诱发胃食管反流。

1. 烧心

为GERD的最主要症状。烧心是一种胸骨后区域烧灼感，常起源于上腹部，向胸部、背部和咽喉部放射。胃食管反流是烧心的最常见原因。烧心可能有许多非反流相关的原因，其患病率不详。

2. 反胃

是一种反流的胃内容物流到口腔或下咽部的感觉。部分患者有频发、反复和长期的反胃症状，通常发生于夜间。

烧心和反胃是典型反流综合征的特征性症状。

3. 胸痛

是另一项相对特异的症状。本病可能引起酷似缺血性心脏病的胸痛发作，而无烧心或反胃；再者，不能与缺血性心脏病相鉴别的胸痛很可能由GERD所致；此外，食管动力性疾病也可引起酷似缺血性心脏病的胸痛，但发生机制有别于胃食管反流者，而后者比前者更常引起胸痛。故对于胸痛患者，应明确排除心源性和其他胸部脏器、结构的病变。诚然，少部分患者食管源性胸痛可以通过神经反射而影响冠状动脉的功能，出现心绞痛发作及(或)心电图改变，对此，诊断GERD必须证实其食管内存在较明显的胃酸(或胃酸-胆汁)暴露(24h pH值监测或双倍剂量PPI治疗试验等)。

4. 其他

此外，还有反酸、吞咽不适、吞咽不畅甚至吞咽梗阻等症状。

(二)食管外综合征

为各食管外症状的不同组合。食管疝状是由含有盐酸或盐酸-胆汁的胃内容物对食管外器官、组织如咽喉部、声带、呼吸道以及口腔等处黏膜的侵蚀，造成局部炎症所致。基本的食管外症状主要是下列几项。

1. 鼻部症状

研究发现，罹患长期或复发性鼻炎的GERD患者鼻一咽部pH值监测有明显异常，提示胃酸反流在发病中的作用。部分鼻窦炎的发生也与GERD有关。DiBaise等对19名难治性鼻窦炎患者进行24h的pH值监测，其中78%的结果异常，在积极治疗后有67%患者症状得以改善。

2. 耳部症状

有研究表明，分泌性中耳炎患者也可能检测到鼻一咽部pH值的异常，这可能经耳咽管而致中耳炎。

3. 口腔部症状

本病患者可出现口腔的烧灼感、舌感觉过敏等感觉异常，但口腔软组织甚少受明显损害。有些患者唾液增多，这可能是胃酸反流到食管下端，通过反射而造成。还有报道称酸反流造成牙侵蚀，其发生率远高于总体人群。

4. 咽喉部和声带症状

GERD可因胃反流到咽部、声带而造成局部炎症，可见黏膜充血、水肿，上皮细胞增生、增厚，甚至出现胃酸或胃酸-胆汁接触性溃疡、声带炎甚至久之形成肉芽肿等，表现为长期或间歇性声音异常或嘶哑、咽喉部黏液过多、慢性咳嗽等；在儿童所见的反复发作的喉气管炎可能与GERD有关。

5. 呼吸道症状

本病常出现慢性咳嗽和哮喘等呼吸道症状，多系吸入反流物或经迷走反射所致。有报道称，约半数慢性咳嗽者出现酸反流，常在夜间平卧时出现呛咳，之后亦可在其他时间出现慢性咳嗽。长期的GERD则可造成慢性支气管炎、支气管扩张、反复发作性肺炎及特发性肺纤维化等。GERD促发的哮喘多在中年发病，往往无过敏病史；反之，哮喘患者也易患GERD。

6. 其他症状

部分患者可出现癔球症，发生机制不详。有学者将呃逆与GERD联系起来，但对两者的因果关系则持不同看法。GERD常伴睡眠障碍，也可出现睡眠性呼吸暂停。在婴儿，GERD可致婴儿猝死综合征，多于出生后4～5个月内发病。婴儿期食管的酸化可造成反射性喉痉挛而致阻塞性窒息；或是反流物刺激对酸敏感的食管受体导致窒息，终致猝死。加拿大会议还提出，上腹痛可能是GERD的主要症状。

六、临床分型

早先认为胃食管反流只造成食管下端的炎症称为反流性食管炎。但现已认识到胃食管的反流还可累及食管之外的脏器和组织，产生食管之外的症状，且临床表现和检查结果的组合各异，临床谱甚广。现在临床上，多数学者认同 GERD 是一个总称，包含了 3 个可能的独立疾病。

1. 反流性食管炎

这是最为常见的一种。除有临床症状外，内镜检查时可窥见食管下段的黏膜有不同程度的糜烂或破损。活检标本的病理组织学检查可显示典型的局部炎症性改变。

2. 非糜烂性反流病

虽在临床上存在令人不适的与反流相关的症状，而内镜检查时未能发现食管黏膜明显破损者称 NERD。然而，随着内镜技术的发展，用放大内镜或染色内镜还是可发现部分患者出现甚为轻微的糜烂，而另一部分则依然无此病变，故近有学者特将后部分患者称为内镜阴性反流病(endoscopy-negative re-fluxdisease，ENRD)。

3. Barrett 食管

对 Barrett 食管的解释当前并不完全一致，一般是指食管下段黏膜固有的复层鳞状上皮被胃底的单层柱状上皮所取代，并出现肠上皮化生而言。在此基础上，容易恶变成腺癌。

七、并发症

当前共识认为，除 Bairelt 食管已属 GERD 的一部分外，GERD 的并发症主要是消化道出血、食管下段的溃疡和纤维狭窄，以及癌变。

1. 食管溃疡

在食管下端，取代鳞状上皮的单层柱状上皮中含有壁细胞和主细胞，也能在局部分泌胃酸和胃蛋白酶原，故在适合的情况下可以发生消化性溃疡，有学者将之称为 Barrett 溃疡。临床上出现疼痛、反酸等症状。

2. 消化道出血

食管炎症的本身及 Barrett 溃疡的病变可蚀及血管而出血，出血量各人不一，视血管受累的程度而异。量稍大者可出现呕血，色泽鲜红，多不伴胃内容物。

3. 食管下端纤维性狭窄

蒙特利尔共识将反流性狭窄定义为由 GERD 引起的持续性食管腔变窄。长期炎症及反复修复多在食管下端造成环形的纤维组织增生，终致局部的纤维性狭窄，临床上出现渐进性吞咽困难，乃至继发性营养不良的表现。

4. 癌变

蒙特利尔共识认定食管腺癌是 GERD 的并发症，发生于 Barrett 食管的基础上。据报道称 10%～15%的 GERD 患者会发生 Barrett 食管，白人中更甚。国外数据表明，Barrett 食管患者发生食管腺癌的危险是总体人群的数十倍到 100 余倍。流行病学资料表明，Barrett 食管患者中腺癌发生率约 0.4%。食管发生腺癌的危险性随烧心的频度和持续时间的增加而增加。研究显示，每周有 1 次以上烧心、反流或 2 种症状的患者，其发生食管腺癌的危险性增加 7.7 倍；症状严重度和频度增加、病程＞20 年的患者发生食管腺癌的危险性增加至 43.5 倍。

目前认为，GERD患者罹患Barrett食管的危险因素主要包括白人、男性、酒精、烟草和肥胖等。Barrett食管发生癌变的危险性还随食管柱状上皮的范围而异，癌的发生率随化生范围的增加而上升。蒙特利尔共识认为，长段Barrett食管伴肠型化生（病变长度≥3cm）是最重要的致危因子。

八、辅助检查

1. 质子泵抑制剂(PPI)试验

对疑有GERD的患者，使用奥美拉唑20mg，每日2次，或相应剂量的其他PPI，共7d。如患者症状消失或显著好转，提示为明显的酸相关性疾病，在排除消化性溃疡等疾病后，可考虑GERD的诊断。

2. 食管酸滴注试验

本试验用于证实由胃酸造成的食管炎症状。空腹8h后，先以食管内测压定位LES，将滴注管前端口置于LES上缘之上5cm处，经管滴注0.1mol/L盐酸，如在无症状状态下因滴注盐酸而症状再现则为阳性，表明患者原有的症状系由胃酸反流造成。此试验方便、易行，有一定的价值。如若结合体位变化再做此试验，可能会得到更多信息。

3. X线钡餐检查

通常可借此检查食管黏膜的影像、是否并发膈疝、动态了解食管的运动情形、钡剂通过及被清除的情形，以及按压腹部所导致的反流情况。典型RE者可见食管下段痉挛、黏膜粗糙，但食管壁柔软，钡剂通过顺利。偶有食管内少许钡液滞留。按压腹部可能见到钡剂反流至食管内。

4. 消化道内镜检查及组织学检查

临床上常用内镜技术来诊断GERD。内镜检查可直接观察黏膜病损情况，并取黏膜做组织病理检查以确定病变性质。另外，还可以观察有无胃食管反流征象、食管腔内有无反流物或食物潴留、贲门闭合功能，以及是否存在膈疝等。一般可见到齿状缘不同程度的上移，食管下段黏膜充血、水肿，血管纹模糊等。发现黏膜有糜烂、破损者即称为RE。Barrett食管的镜下表现为下段鳞状上皮黏膜中间有色泽不同的圆片状或柱状的，或自齿状缘处向上蔓延的指样凸出黏膜岛，但要确诊还必须有病理证实存在肠化。而部分GERD患者在常规内镜下未能发现有糜烂和破损的称非糜烂性反流病。

5. 食管测压

目前较好的测压设备是套袖式多通道压力传感器。本技术可以了解食管各部静态压力和动态收缩、传送功能，并确定上、下食管括约肌的位置、宽度和压力值等。本检查需在空腹时进行，也只能获得检查期间的数据。现已有使用压力监测检查者，所得资料更具生理性。此外，通过干咽和湿吞时测压等，可反映食管的运动情况。

6. 食管腔内动态pH值监测

上述测定的LES压力只是在特定空腹时的数据，代表测定的这一时间点的压力值，难以反映受试者整天随生理活动及病理情况而发生的变化。随着技术的进步，通过置于食管下端的pH值电极以测定局部的酸度，可以动态地、生理性地明确胃酸反流的形式、频率和持续时间，以及症状、生理活动与食管内酸度的关系。本方法可以明确酸性非糜烂性反流病的诊断，为确诊 GERD 的重要措施之一。

7. 食管内胆汁反流检测

研究结果表明，约 2/3GERD 患者为酸-碱混合反流，如以 pH 值监测不足以发现，而前一时期开始应用的 24h 胆汁监测仪（Bilitec-2000）则可测定食管腔内的胆红素而明确碱反流。

8. 阻抗技术

应用阻抗技术可以检出 pH 值监测所不能测得的非酸性反流。使用多道腔内阻抗监测仪检测，非酸性液胃食管反流时食管阻抗降低，因为液体（水）对电的传导甚于固体食物或黏膜者；反之，气体反流（嗳气）时食管阻抗增高，因为气体对电的传导劣于固体食物或黏膜者。如在食管内多部位同时测定阻抗，则能判断食团在食管内运动的方向。吞咽液体时产生阻抗减弱的顺行波，而液体反流时则产生阻抗减弱的逆行波。

九、诊断

典型的症状和病史有利于建立诊断。不同的诊断方法对于 GERD 有不同的诊断价值。典型的胃食管反流症状加下列数项中之一项或一项以上者可建立 GERD 的临床诊断：①食管测压或影像学有反流的动力学紊乱基础（LES 压力降低、食管清除功能减弱等）或结构异常（膈疝、食管过短等）。②影像学和（或）内镜发现食管下段黏膜破损，经病理证实存在黏膜损害。③食管下段动态 pH 值检测或胆红素检测阳性。④诊断性治疗有效。根据学者的共识，典型的反流综合征可根据特征性症状诊断，而无须诊断检查。对症状不典型或者要进一步了解其严重程度和有关病因，以利于治疗方案选择的患者，需做进一步检查，需有明确的病理学改变和客观胃食管反流的证据。而食管腔内测压连同食管下端腔内 24h 非卧床 pH 值/胆红素监测依然是诊断本病的金标准。

十、治疗

GERD 的治疗原则应针对上述可能的发病机制，包括改善食管屏障-清除功能、增加 LES 压力、降低胃酸分泌、对抗可能存在的碱反流等。治疗措施依病情选择改进生活方式、药物治疗、内镜下治疗及手术治疗等。

（一）行为治疗

改善生活方式或生活习惯，以期避免 LES 的松弛或增强 LES 张力、减少反流、降低胃酸的分泌、保持胃肠道的正常运动等，在多数患者能起到一定的疗效，有时还可减少药物的使用。宜少食多餐，以减少胃腔的过度充盈。戒烟节酒和低脂、高蛋白饮食可增加 LESS 力、减少反流；不宜摄入辛辣和过甜、过咸饮食，以及巧克力、薄荷、浓茶、碳酸饮料、某些水果汁（橘子汁、番茄汁）等，以避免过多刺激胃酸分泌。睡前避免进食，以减少睡眠期间的胃酸分泌和 tLESR。应尽量避免使用促使反流或黏膜损伤的药物，如抗胆碱能药物、茶碱、地西泮、麻醉药、钙拮抗剂、β受体激动剂、黄体酮、α受体激动剂、非甾体消炎药等。鼓励患者适当咀嚼口香糖，通过正常的吞咽动作协调食管的运动功能，并增加唾液分泌以增强食管清除功能，并可一定程度地中和反流物中的胃酸和胆汁。衣着宽松、保持大便通畅都可以减少腹压增高。睡眠时抬高床头 10～15cm（垫枕头无效），利用重力作用改善平卧位时食管的排空功能。建议患者适当控制体重，减少由于腹部脂肪过多引起的腹压增高。

(二)药物治疗

1. 制酸剂

(1)PPI：鉴于目前以 PPI 的制酸作用最强，临床上治疗本病亦以 PPI 最为有效，故为首选药物。无论是最先问世的奥美拉唑，还是相继上市的兰索拉唑、泮托拉唑、雷贝拉唑，和近期应用的埃索镁拉唑，都有佳效。因为这些药物的结构不全一致，临床使用各有优点和欠缺之处，且各人的病情不同，敏感性、耐受性等也不一致，故宜因人施治。临床医生对于 PPI 用药的时间也有不同看法，一般主张初治患者用药 2～3 个月，8～12 周的常规剂量治疗对于轻度和中度的 RE 患者而言，症状多明显缓解或消失，而后再以半剂量维持使用 3～6 个月。鉴于 PPI 并不能制止反流，故大多数患者停药后易复发。因此，有人主张症状消失甚至内镜下明显改善或治愈后逐渐减少剂量，直至停药或者改用作用缓和的其他制剂如 H_2 受体阻滞剂，再逐渐停药，如有复发征兆时提前用药。临床上的长期应用已肯定了 PPI 维持治疗 GERD 的安全性。

(2)H_2 受体阻滞剂(H_2RA)：H_2RA，如西咪替丁、雷尼替丁、法莫替丁、尼扎替丁和罗沙替丁等也是制酸效果比较好的药物。对轻度 GERD 患者，除改进生活方式等措施外，宜应用一种常规剂量的 H_2RA，12 周内可使 1/3～1/2 的患者症状缓解。虽增大 H_2RA 剂量可一定程度提高制酸效果，但在常规剂量 2 倍以上时收益不再增大。H_2RA 也可在 PPI 控制病情后使用，并逐渐减量作为维持治疗用。

(3)碱性药物：理论上碱性药物也可以通过中和作用而减少胃酸的致病作用，对 GERD 有一定治疗作用，但鉴于若干不良反应，加之有其他性价比更佳的药物，故目前甚少使用本类药物。

(4)新型制酸剂：最近又有不少新的制酸剂问世，但尚未正式用于临床。

A. H_3 受体(H_3R)激动剂：在胃肠道肠肌间丛、胃黏膜内分泌细胞和壁细胞胆碱能神经中存在 H_3 受体，调节胃酸分泌。在实验中，H_3R 激动剂可呈剂量依赖性抑制五肽胃泌素刺激的酸分泌，这种药物的膜穿透性甚差。

B. 钾-竞争性酸阻断剂(potassium-competitive acid blockers，P-CAB)：为可逆性的 H^+-K^+-ATP 酶抑制剂，其与质子泵细胞外部位离子结合，竞争性抑制 K^+进入壁细胞与 H^+ 交换，抑制质子泵活化。这类药的主要优点在于起效快，但可能有肝毒性存在。

C. 胃泌素受体拮抗剂：胃泌素通过结合 CCK-2 受体，刺激神经内分泌细胞、ECL 细胞分泌组胺，从而刺激胃酸分泌。若干高亲和力的 CCK-2 受体拮抗剂能有效阻断胃泌素的作用，抑制胃酸分泌。此外，还有学者在进行抗胃泌素疫苗的研究。

2. 胆汁吸附剂

对于碱性反流，应该使用吸附胆汁的药物，以减少其对黏膜的损害作用。铝碳酸镁是目前用得比较多的药物，在胃内具有轻度的制酸作用，更是能较理想地与胆汁结合，而在碱性环境下又释出胆汁，不影响胆汁的生理作用。硫糖铝在胃内分解后形成的成分也具有一定的中和胃酸和吸附胆汁的作用，只是逊于铝碳酸镁，且由于药物制剂的崩解度欠佳而需要溶于水或充分咀嚼后服下。考来烯胺吸附胆汁的能力更强，但其在碱性的肠腔内并不释出胆汁，临床应用不多。

3. 藻酸盐

藻酸盐与酸性胃内容物接触即可形成一层泡沫状物，悬浮于胃液上，在坐位或立位时起阻隔作用，减少食管黏膜与胃内容物的接触。临床研究表明，藻酸盐加制酸剂的积极治疗对减轻 GERD 症状如烧心、疼痛，以及预防烧心和愈合食管炎方面优于安慰剂。需快速吞服药物，否则其在口腔内即可形成泡沫，且影响疗效。

4. 促动力药

促动力药可以通过增加 LES 张力、促进胃和食管排空以减少胃食管反流。甲氧氯普胺可有躁动、嗜睡，特别是不可逆的锥体外系症状等不良反应发生，尤多见于老年患者，故已基本上弃用。多潘立酮是一种多巴胺受体阻滞剂，可增加 LES 张力、协调胃－幽门－十二指肠的运动而促进胃排空，对 GERD 有治疗作用，但需维持治疗；少数女性患者使用后可产生高泌乳素血症，发生乳腺增生、泌乳和闭经等不良反应，但停药后数周内即可恢复。西沙比利是选择性 5-HT_4 受体激动剂，促进肠神经元释放乙酰胆碱，也能增加 LES 张力、刺激食管蠕动和胃排空，但因有 Q-T 间期延长和室性心律异常而致死的报道，现几乎在全球范围内遭弃用。莫沙比利也是选择性 5-HT_4 受体激动剂，但只是部分选择性，对全消化道有促动力作用，因临床应用时间尚短，需要进一步积累疗效和安全性资料。新型 5-HT_4 受体兴奋剂替加色罗兼有改善胃肠道运动和协调内脏敏感性的作用，现已开始用于 GERD 的治疗，同样处于疗效和安全性资料的积累中。

除一般治疗外，就制酸剂和促动力药而言，可根据临床特征用药。轻度 GERD 患者可单独选用 PPI、促动力药或 H_2RA；中度者宜和促动力药联用；重度者宜加大 PPI 口服剂量，或 PPI 与促动力药联用。

5. 减少 tLESR 的药物

(1)抗胆碱能制剂：间断应用抗胆碱能制剂阿托品可减少近 60%健康志愿者的 tLESR。不通过血脑屏障的抗胆碱制剂不能减少 tLESR。但其不良反应限制了临床应用。

(2)吗啡：人类的 LES 存在阿片神经递质，吗啡可抑制吞咽和气囊扩张引起的 LES 松弛。静注吗啡可减少 tLESR，减少反流事件的发生。吗啡作用部位是中枢神经，通过μ受体而调节 LES 压力。作用于外周的吗啡类药物无此作用。

(3)CCK 拮抗剂：CCK 可引发 tLESR，源自胃扩张。CCK-1 受体拮抗剂地伐西匹可阻断之，由此证明 CCK 是通过近处胃组织或近端传入神经发挥调控 tLESR 作用的。CCK-1 受体拮抗剂氯谷胺可减少餐后胃扩张引起 tLESR 的频率。

(4)一氧化氮合酶抑制剂：一氧化氮是一种重要的节后神经抑制性递质，一氧化氮能神经存在于迷走神经背核。已证实一氧化氮合酶抑制剂 L-MNME 可抑制 tLESR 的频率，而 L-精氨酸可抑制这种作用。抑制一氧化氮合酶会引发胃肠运动的复杂变化和心血管、泌尿系、呼吸系统的重要改变。

(5)GABAB 兴奋剂：GABAB 是主要的抑制性中枢神经递质。其受体存在于许多中枢和外周神经中。巴氯芬抑制神经－肌肉接头处神经递质的释放，也是 tLESR 的强烈抑制剂。研究显示巴氯芬(40mg，每日 2 次)可减少健康人和 GERD 患者的酸反流和非酸反流。本品常见的不良反应包括嗜睡、恶心和降低癫痫发作的阈值。

6. 黏膜保护剂

用于胃部疾病的黏膜保护剂均可用于 GERD，如铝制剂、铋剂等。除发挥局部直接的保护黏膜作用外，还可能刺激前列腺素等因子的分泌、增加血液循环等，间接有利于黏膜保护和修复。现已知叶酸、维生素 C、胡萝卜素和维生素 E 等抗氧化维生素和硒、锌等微量元素可以通过稳定上皮细胞 DNA 转录水平、中和氧化黏膜表面有害物质和(或)增强黏膜修复能力等，起到防治 GERD 患者食管下段黏膜破损、化生、异型增生和癌变的作用。

(三)内镜下治疗

1. 内镜下贲门黏膜缝合皱褶成形术

在内镜下将贲门部黏膜及黏膜下层用缝合的方法建成黏膜皱褶，意在局部形成一屏障，起抗反流的作用。国内亦已开展此项技术。短期疗效显著，但因 1～2 个月后缝线易脱落，局部黏膜恢复原状而失效。

2. 氩离子凝固术(APC)

有人称内镜下局部应用 APC 技术处理 Barrett 食管有一定疗效。

3. 内镜下食管扩张术

对于 RE 后期发生的食管纤维性狭窄，多采用内镜下局部的扩张术，以改善吞咽困难。操作较易，也颇为安全，但常在若干时日后需重复进行。迄今所使用的有气囊、金属、塑料及水囊扩张设备等。

(四)手术治疗

据国外资料，10%～15%GERD 患者接受手术治疗。

手术指征包括：①出现严重的症状、镜下可见溃疡等，或有严重食管动力紊乱而积极药物治疗无效者。②药物控制下还经常发生反流性吸入性肺炎等严重并发症者。③不愿接受终身药物治疗或对大量制酸剂长期应用有顾虑而选择手术者。④需要长期大剂量药物维持治疗才能控制症状者，是手术治疗的相对指征。⑤对局部黏膜有重度异型增生或可疑癌变，或是食管严重狭窄而扩张无效者。

Barrett 食管的治疗如前述，迄今无特异措施，只是从防治食管腺癌角度而言，需要严密观察，定期内镜随访，及早发现癌前病变而予以相应措施。

十一、预后

药物治疗可以使大多数患者的症状缓解，预后良好，但据多数学者的观察，完全停药后若干时日易复发，故提出宜长期维持治疗，只是所用的药品及其用量有个体差异。有报道手术治疗失败的患者，即使有效，但还有一定的复发率，约为 10%。少数患者可发生食管溃疡、出血、狭窄、Barrett 食管等并发症。一旦并发食管癌，则预后甚差。

第二节　急性胃炎

急性胃炎(acute gastritis)是指各种外在和内在因素引起的急性广泛或局限性胃黏膜炎症。病变可局限于胃底、胃体、胃窦或弥漫分布于全胃，病变深度大多仅限于黏膜层，严重时则可累及黏膜下层、肌层，甚至达浆膜层。临床表现多种多样，以上腹痛、上腹不适、恶心、呕吐最为常见，也可无症状或仅表现为消化道出血。胃镜下可见胃黏膜充血、水肿、糜烂、出血及炎性渗出物。组织学检查主要表现为中性多核细胞浸润。急性胃炎一般是可逆性疾病，病程短，经适当治疗或调整饮食在短期内痊愈；也有部分患者经过急性胃炎阶段而转为慢性胃炎。

急性胃炎的分类方法较多，目前尚未有统一的方案。临床上一般将急性胃炎分为四类：①急性单纯性胃炎；②急性糜烂性胃炎；③急性化脓性胃炎；④急性腐蚀性胃炎。以前两种较常见。

一、急性单纯性胃炎

急性单纯性胃炎(acute simple gastritis)多由微生物感染或细菌毒素引起，少数也可因物理、化学等刺激因素造成。

(一)病因和发病机制

1. 微生物感染或细菌毒素

进食被微生物或细菌毒素污染的饮食是急性胃炎最常见的病因。常见的微生物有沙门菌属、嗜盐杆菌、幽门螺杆菌、轮状病毒(rotavirus)、诺沃克病毒(norwalk virus)等。细菌毒素以金葡菌毒素、肉毒杆菌毒素等引起的病变最严重，

2. 物理因素

暴饮暴食或进食过冷、过热及粗糙的食物等均可破坏胃黏膜屏障引起急性炎症反应。另外，食入异物和柿石等也可导致胃黏膜的改变。

3. 化学因素

(1)药物：部分药物可刺激胃黏膜而引起急性胃炎。较常见的是非甾体类抗炎药(NSAID)，如阿司匹林、对乙酰氨基酚、吲哚美辛、保泰松等，以及含有这类药物的各种感冒药物、抗风湿药物。此类药能使细胞的氧化磷酸化解离，并降低细胞的磷酸肌酐水平，从而使上皮细胞的能量代谢发生障碍，Na^+、Cl^-的转运速度减慢，使H^+逆流，细胞肿胀并脱落；非甾体类药还可抑制环氧化物，减少内源性前列腺素的生成，使其分泌的碳酸氢钠和黏液减少，破坏了胃黏膜屏障；同时明显减少胃黏膜血流量，影响胃黏膜的氧和各种营养物质的供给，从而降低了胃黏膜的防御功能。

另外，铁剂、碘剂、氧化钾、洋地黄、抗生素类、激素类、组胺类、咖啡因、奎宁、卤素类及某些抗癌药物等均可刺激胃黏膜引起浅表的损伤。

(2)酗酒及饮料：酒精、浓茶及咖啡等饮料均能破坏胃黏膜屏障，引起H^+逆流，加重胃黏膜上皮细胞的损伤；同时损伤黏膜下的毛细血管内皮，使血管扩张，血流缓慢，血浆外渗，血管破裂等导致胃黏膜充血、水肿、糜烂及出血。

(3)误食毒物：误食灭虫药、毒蕈、灭鼠药等化学毒物等均可刺激胃黏膜，破坏胃黏膜屏障，从而引起炎症。

4. 其他

胃的急性放射性损伤、留置胃管的刺激，以及某些全身性疾病如肝硬化、尿毒症、晚期肿瘤、慢性肺心病和呼吸功能衰竭等均可产生一些内源性刺激因子，引起胃黏膜的急性炎症。

(二)病理

胃窦、胃体、胃底或全胃黏膜充血、水肿、点片状平坦性糜烂，黏膜表面或黏膜下有新鲜或陈旧性出血，黏膜表面有炎性渗出物。大多数病变局限在黏膜层，不侵犯黏膜肌层。

镜检可见表层上皮细胞坏死、脱落、黏膜下出血，组织中有大量的中性粒细胞浸润，并有淋巴细胞、浆细胞和少量嗜酸粒细胞浸润。腺体的细胞，特别是腺体颈部细胞呈不同程度的变性和坏死。

(三)临床表现

临床表现常因病因不同而不同。细菌或细菌毒素所致的急性单纯性胃炎较多见，一般起病较急，多于进食污染物后数小时至24h发病，症状轻重不一，大多有中上腹部疼痛、饱胀、厌食、恶心、频繁呕吐，因常伴有急性水样腹泻而称为急性胃肠炎。严重者可出现脱水、电解质平衡失调、代谢性酸中毒和休克。如沙门菌感染常有发热、脱水等症状；轮状病毒感染引起的胃肠炎多见于5岁以下儿童，好发于冬季，有发热、水样腹泻、呕吐、腹痛等症状，常伴脱水，病程1周左右。

由理化因素引起的急性单纯性胃炎一般症状较轻。非甾体类药物引起的胃炎临床表现常以呕血、黑便为主，为上消化道出血的重要原因之一。出血多呈间歇性发作，大出血时可发生休克。

并非所有急性单纯性胃炎均有症状，约30%的患者，仅有胃镜下急性胃炎的表现，而无任何临床症状。体格检查可发现上腹部或脐周有压痛，肠鸣音亢进。一般病程短，数天内可好转自愈。

(四)相关检查

(1)血常规：感染因素引起的急性胃炎患者白细胞计数增高，中性粒细胞比例增多。

(2)便常规：便常规有少量黏液及红白细胞。便培养可检出病原菌。

(3)内镜检查：内镜检查对本病有诊断价值。内镜下可见胃黏膜充血、水肿，有时有糜烂及出血灶，表面覆盖厚而黏稠的玻璃样渗出物和黏液。

(五)诊断和鉴别诊断

1. 诊断

根据饮食不当或服药等病史，对起病急，有上腹痛、恶心、呕吐或上消化道出血等临床表现的患者可做出诊断。少数不典型病例须做胃镜才能明确诊断。

2. 鉴别诊断

(1)急性阑尾炎：急性阑尾炎早期可表现为急性上腹部疼痛，但急性阑尾炎的上腹痛或脐周痛是内脏神经反射引起的，疼痛经过数小时至24h左右，转移并固定于右下腹是其特点，同时可有右下腹腹肌紧张和麦氏点压痛阳性。腹部平片可见盲肠胀气，或有液平面，右侧腰大肌影消失或显示阑尾粪石。

(2)胆管蛔虫症：胆管蛔虫症也可表现为上腹痛、恶心、呕吐等症状，但其腹痛常常为突发的阵发性上腹部剧烈钻顶样痛，有时可吐出蛔虫，间歇期可安静如常。既往有排蛔虫或吐蛔虫的病史。

(3)急性胰腺炎：急性胰腺炎也可呈现上腹痛和呕吐，疼痛多位于中上腹或左上腹，呈持续性钝痛、钻痛或绞痛；仰卧位时加重，前倾坐位时可缓解。疼痛一般较剧烈，严重时可发生休克。血、尿淀粉酶升高有助于本病的诊断。

(4)急性胆囊炎：急性胆囊炎时上腹痛多位于右上腹胆囊区，疼痛剧烈而持久，可向右肩背部放射；疼痛常于饱餐尤其是脂肪餐后诱发，Murphy 征阳性。超声检查可见胆囊壁增厚、粗糙，或胆囊结石。

(六)治疗

1. 去除病因

本病患者急性期应卧床休息，停止一切对胃黏膜有刺激的饮食或药物；进食清淡流质饮食，多饮水，腹泻较重时可饮糖盐水；必要时可暂时禁食。

2. 对症治疗

(1)腹痛者可局部热敷，疼痛剧烈者可给解痛剂，如 654-210mg 或阿托品 0.3～0.6mg，每日 3 次口服。

(2)剧烈呕吐或失水者应静脉输液补充水、电解质和纠正酸碱平衡；肌内注射甲氧氯普胺、氯丙嗪，或针刺足三里、内关等以止吐。

(3)伴有上消化道出血或休克者应积极止血、补充液体以扩充血容量，尽快纠正休克；静脉滴注或口服奥美拉唑、H_2受体拮抗剂以减少胃酸分泌；应用胃黏膜保护剂如硫糖铝、胶体铋剂等，以减轻黏膜炎症。

(4)对微生物或细菌毒素感染，尤其伴腹痛者可选小檗碱、甲硝唑、诺氟沙星、氨苄西林等抗菌药物。

(七)预后

在去除病因后，多于数天内痊愈。少数可因致病因素持续存在，发展为慢性浅表性胃炎。

二、急性糜烂性胃炎

急性糜烂性胃炎(acute erosive gastrtis)是指不同病因引起胃黏膜多发性糜烂为特征的急性胃炎，也可伴急性溃疡形成。

(一)病因和发病机制

1. 应激因素

引起应激的因素有严重创伤、大面积烧伤、大手术、中枢神经系统肿瘤、外伤、败血症、心力衰竭、呼吸衰竭、肝和肾功能衰竭、代谢性酸中毒及大量使用肾上腺皮质激素等。发病机制可能为应激状态下体内去甲肾上腺素和肾上腺素分泌增多，使内脏血管收缩，胃血流量减少，引起胃黏膜缺血、缺氧，导致黏膜受损和胃酸分泌增多，黏液分泌不足，HCO_3^-分泌减少，前列腺素合成减少，从而削弱了胃黏膜的抵抗力，结果加剧了黏膜的缺血缺氧，使H^+反弥散，致使黏膜糜烂、出血。

2. 其他

引起急性单纯性胃炎的各种外源性病因，均可严重地破坏胃黏膜屏障，导致H^+及胃蛋白酶的反弥散，引起胃黏膜的损伤而发生糜烂和出血。

(二)病理

本病病变多见于胃底和胃体部，但胃窦有时也可受累。胃黏膜呈多发性糜烂，伴有点片状新鲜或陈旧出血灶，有时见浅小溃疡。镜下可见糜烂处表层上皮细胞有灶性脱落，固有层有中性粒细胞和单核细胞浸润，腺体因水肿、出血而扭曲。

(三)临床表现

急性糜烂性胃炎起病前一般无明显不适，或仅有消化不良的症状，但由于原发病症状严重而被掩盖。本病常以上消化道出血为首发症状，表现为呕血和(或)黑便，一般出血量不大，常呈间歇性，能在短期内恢复正常。部分患者可表现为急性大量出血，引起失血性休克，若不能及时正确处理，死亡率可高达50%以上。少数因烧伤引起本病者，仅有低血容量引起的休克，而无明显呕血或黑便，常易被误诊。

(四)诊断和鉴别诊断

1.诊断

诊断主要依靠病前有服用非甾体类药、酗酒、烧伤、手术或重要器官功能衰竭等应激状态病史，而既往无消化性溃疡等病史；一旦出现上消化道出血症状应考虑本病的可能。但确诊最主要依靠急诊内镜检查，一般应在出血停止后24～48d内进行。

2.鉴别诊断

急性糜烂性胃炎应与急性胰腺炎、消化性溃疡、急性阑尾炎、急性胆囊炎、胆石症等疾病相鉴别；合并上消化道出血时应与消化性溃疡、食管静脉破裂出血等鉴别，主要靠急诊胃镜检查确诊。

(五)治疗

1.一般治疗

本病治疗首先应去除发生应激状态的诱因，让患者安静卧床休息，可给流质饮食，必要时禁食。

2.止血措施

(1)抑酸剂：抑酸剂减少胃酸的分泌，防止H^+逆向弥散，达到间接止血作用。如奥美拉唑、西咪替丁、法莫替丁等静脉滴注或口服。

(2)冰盐水：给胃内注入冰盐水250mL，保留15～20min后吸出，可重复4～5次。冰盐水可使胃壁血管收缩并使胃酸分泌减少。

(3)药物止血：口服凝血酶、去甲肾上腺素、孟氏液等，如出血量较大可静脉输入巴曲酶、奥曲肽、酚磺乙胺等。

(4)内镜下止血：对上述止血措施效果不理想时，可酌情选用电凝、微波、注射药物或激光止血。

3.胃黏膜保护剂

胃黏膜保护剂如硫糖铝、麦滋林-S颗粒、得乐胶囊等可阻止胃酸和胃蛋白酶的作用，有助于黏膜上皮再生和防止H^+逆向弥散；促进前列腺素合成，减少黏液中表皮生长因子(ECF)降解，刺激黏液和碳酸氢盐的分泌，增加黏膜血流供应，具有保护黏膜的作用。

4.外科治疗

少数患者经内科24h积极治疗难以控制出血者应考虑手术治疗。

(六)预防

对多器官功能衰竭、脓毒血症、大面积烧伤等应激状态患者应给予H_2受体拮抗剂或制酸剂(氢氧化铝凝胶、氢氧化镁等)及黏膜保护剂如硫糖铝等，以预防急性胃黏膜病变。

三、急性化脓性胃炎

急性化脓性胃炎(acute phlegmonous gastritis)是胃壁受细菌感染引起的化脓性疾病，是一种罕见的重症胃炎，又称急性蜂窝组织性胃炎，本病男性多见，男女之比约为3∶1。

(一)病因和发病机制

本病多发生于免疫力低下，且有身体其他部位感染灶的患者，如脓毒血症、败血症、蜂窝组织炎等，致病菌通过血液循环或淋巴播散到胃；或在胃壁原有病变如慢性胃炎、胃溃疡、胃息肉摘除的基础上繁殖，而引起胃黏膜下层的急性化脓性炎症。常见的致病菌为α溶血性链球菌，其他如肺炎球菌、葡萄球菌、绿脓杆菌、大肠杆菌、炭疽杆菌、产气夹膜梭状芽孢杆菌等也可引起本病。

(二)病理

急性化脓性胃炎的炎症主要累及黏膜下层，并形成坏死区，严重者炎症可穿透肌层达浆膜层，发生穿孔时可致化脓性腹膜炎。由产气芽孢杆菌引起者，胃壁增厚、胃腔扩张，其组织内有气泡形成。镜下可见黏膜下层有大量的白细胞浸润，亦可见到多数细菌，有出血、坏死、胃小静脉内也可见血栓形成。以化脓性感染范围可分为弥漫型和局限型。弥漫型炎症侵及胃的大部分或全胃，甚至扩散至十二指肠等胃的邻近器官；局限性炎症局限，形成单发或多发脓肿，以幽门区脓肿多见。

(三)临床表现

本病起病急骤且凶险，常有寒战、高热，剧烈的上腹部疼痛，也可为全腹痛，取前倾坐位可使腹痛缓解，称为Deninger征，为本病的特征性表现。恶心、频繁呕吐也是本病常见的症状，呕吐物中可见坏死脱落的胃黏膜组织；有时可出现呕血及黑便。部分患者有脓性腹水形成，出现脓毒症休克。可并发胃穿孔、血栓性门静脉炎及肝脓肿。

体格检查上腹部有明显压痛、反跳痛和肌紧张等腹膜炎的征象。

(四)相关检查

(1)血常规：血白细胞计数一般大于$10\times10^9/L$，以中性粒细胞为主，伴核左移现象。

(2)尿常规：尿常规镜检可见蛋白及管型。

(3)便常规：大便隐血试验可呈阳性。

(4)呕吐物检查：呕吐物中有坏死黏膜并混有脓性呕吐物。

(5)X线检查：腹平片示胃扩张，如产气荚膜梭状芽孢杆菌感染者可见胃壁内有气泡形成；伴有穿孔者膈下可见游离气体。钡餐检查相对禁忌。

(6)超声检查：超声检查可见患者胃壁增厚，由产气荚膜梭状芽孢杆菌引起者，胃壁内可见低回声区。

(7)胃镜检查：本病因可诱发穿孔，禁忌行内镜检查。

(五)诊断和鉴别诊断

1. 诊断

根据本病有上腹部疼痛、恶心、呕吐、寒战高热等症状，以及上腹部压痛、反跳痛和肌紧张等体征，结合血常规检查和X线检查等可做出诊断。

2.鉴别诊断

急性化脓性胃炎应与急性胰腺炎、急性阑尾炎、急性胆囊炎、胆石症等疾病相鉴别，一般根据临床表现和辅助检查可资鉴别。

(六)治疗

本病治疗的关键在于早期确诊，给予足量抗生素以控制感染；及时行胃壁脓肿切开引流或胃次全切除术，能明显降低死亡率。

四、急性腐蚀性胃炎

急性腐蚀性胃炎(acute corrosive gastritis)是由于误服或自服腐蚀剂(强碱如苛性碱，强酸如盐酸、硫酸、硝酸，以及甲酚、氯化汞、砷、磷等)而引起胃壁急性损伤或坏死。

(一)病因和发病机制

腐蚀剂进入消化道引起损伤的范围和严重性与腐蚀剂的种类、浓度、数量、胃内有无食物及与黏膜接触的时间长短等相关。轻者引起胃黏膜充血、水肿；重者发生坏死、穿孔；后期出现瘢痕、狭窄而使胃腔变形，引起上消化道梗阻。强酸类腐蚀剂所致损伤主要为胃，尤其是胃窦、幽门和小弯；而强碱类腐蚀剂食管损伤较胃严重。强酸可使蛋白质和角质溶解、凝固，组织呈界限明显的灼伤或凝固性坏死伴有焦痂，受损组织收缩变脆，大块坏死组织脱落造成继发性穿孔、腹膜炎或纵隔炎。强碱由于能迅速吸收组织中的水分，与组织蛋白质结合形成胶冻样物质，使脂肪酸皂化，造成严重的组织坏死；因此，强碱的病变范围多大于其接触面积。

(二)病理

病变程度与吞服的腐蚀剂剂量、浓度、胃内所含食物量及腐蚀剂与黏膜接触的时间长短等有关。轻者引起胃黏膜充血、水肿，重者发生坏死、穿孔，后期可出现瘢痕和狭窄引起上消化道梗阻。

(三)临床表现

临床症状与吞服的腐蚀剂种类有关。吞服后黏膜都有不同程度的损害，多立即出现口腔、咽喉、胸骨后及上腹部的剧烈疼痛，频繁恶心、呕吐，甚至呕血，呕吐物中可能会含有脱落坏死的胃壁组织。严重时因广泛的食管、胃的腐蚀性坏死而致休克，也可出现食管及胃的穿孔，引起胸膜炎和弥漫性腹膜炎。继发感染时可有高热。但也有部分腐蚀剂如甲酚由于它对表层迷走神经有麻醉作用，并不立即出现症状。此外，各种腐蚀剂吸收后还可引起全身中毒症状。酸类吸收可致严重酸中毒而引起呼吸困难；甲酚吸收后引起肾小管损害，导致肾衰竭。急性期过后，可出现食管、贲门和幽门狭窄及梗阻的症状。

各种腐蚀剂引起的口腔黏膜灼痂的颜色不同，有助于识别腐蚀剂的类型，硫酸致黑色痂，盐酸致灰棕色痂，硝酸致深黄色痂，醋酸致白色痂，甲酚致灰白色痂，后转为棕黄色痂，强碱则呈透明的水肿。

(四)诊断

本病根据病史和临床表现，很容易做出诊断和鉴别诊断。急性期一般不做上消化道钡餐和内镜检查，以免引起食管和胃穿孔。待急性期过后，钡餐检查可见胃窦黏膜纹理粗乱，如果腐蚀深达肌层，由于瘢痕形成，可表现为胃窦狭窄或幽门梗阻。

(五)治疗

本病是一种严重的内科急症，必须积极抢救。①一般洗胃属于禁忌，禁食水，以免发生穿孔；尽快静脉补液，纠正水、电解质和酸碱失衡。②去除病因，服强酸者尽快口服牛奶、鸡蛋清或植物油100～200mL，避免用碳酸氢钠，以免产气过多而导致穿孔；服强碱者给食醋500mL加温水500mL分次口服，然后再服少量蛋清、牛奶或植物油。③有的学者主张在发病24h内应用肾上腺皮质激素，以减少胶原、纤维瘢痕组织的形成，如每日氢化可的松200～300mg或地塞米松5～10mg静脉滴注，数日后改为口服醋酸泼尼松，使用皮质激素时应并用抗生素。④对症治疗，包括解痉、止吐，有休克时应给予抗休克治疗。⑤积极预防各种并发症。⑥急性期过后，若出现瘢痕、狭窄，可行扩张术或手术治疗。

第三节　慢性胃炎

慢性胃炎(chronic gastritis)是由各种病因引起的胃黏膜慢性炎症。根据内镜及病理组织学改变将慢性胃炎分为非萎缩性胃炎(浅表性胃炎)及萎缩性胃炎两大基本类型。慢性非萎缩性胃炎是指不伴有胃黏膜萎缩性改变、胃黏膜层间以淋巴细胞和浆细胞为主的慢性炎症细胞浸润的慢性胃炎。根据病变分布，可再分为胃窦炎、胃体炎、全胃炎胃窦为主或全胃炎胃体为主。

一、慢性非萎缩性胃炎

(一)流行病学

HP感染为慢性非萎缩性胃炎的主要病因。慢性非萎缩性胃炎的流行情况因不同国家、不同地区HP感染的流行情况而异。HP感染呈世界范围分布，一般HP感染率发展中国家高于发达国家，感染率随年龄增加而升高，男女差异不大。我国属HP高感染率国家，估计人群中HP感染率为40%～70%。流行病学研究资料显示，经济落后、居住环境差及不良卫生习惯与HP感染率呈正相关。由于HP感染几乎无例外地引起胃黏膜炎症，感染后机体一般难以将其清除而成为慢性感染，因此人群中HP感染引起的慢性非萎缩性胃炎患病率与该人群HP的感染率相平行。

(二)病因和发病机制

1. HP感染

HP感染是慢性非萎缩性胃炎最主要的病因，两者的关系符合Koch提出的确定病原体为感染性疾病病因的4项基本要求，即该病原体存在于该病的患者中，病原体的分布与体内病变分布一致，清除病原体后疾病可好转，在动物模型中该病原体可诱发与人相似的疾病。研究表明，80%～95%的慢性活动性胃炎患者胃黏膜中有HP感染，5%～20%的HP阴性率反映了慢性胃炎病因的多样性；HP相关胃炎者，HP胃内分布与炎症分布一致；根除HP可使胃黏膜炎症消退，一般中性粒细胞消退较快，但淋巴细胞、浆细胞消退需要较长时间；志愿者和动物模型中已证实HP感染可引起胃炎。

HP具有鞭毛，能在胃内穿过黏液层移向胃黏膜，其所分泌的黏附素能使其贴紧上皮细胞，其释放尿素酶分解尿素产生NH_3，从而保持细菌周围中性环境。HP的这些特点有利于其在胃黏膜表面定植。HP通过上述产氨作用、分泌空泡毒素A(VacA)等物质而引起细胞损害；其细胞毒素相关基因(CagA)蛋白能引起强烈的炎症反应；其菌体胞壁还可作为抗原诱导免疫反应。这些因素的长期存在导致胃黏膜的慢性炎症。

HP相关慢性非萎缩性胃炎有2种突出的类型：胃窦为主全胃炎和胃体为主全胃炎。前者胃酸分泌可增加，因而增加了十二指肠溃疡发生的危险性；后者胃酸分泌常减少，使胃溃疡和胃癌发生的危险性增加。

2. 其他因素

幽门括约肌功能不全时含胆汁和胰液的十二指肠液反流入胃，可削弱胃黏膜屏障功能，使胃黏膜遭到消化液作用，引起炎症、糜烂、出血和上皮化生等病变。其他外源因素如酗酒、服用NSAIDs等药物、某些刺激性食物等均可反复损伤胃黏膜。理论上这些因素均可各自或与HP感染协同作用而引起或加重胃黏膜慢性炎症，但目前尚缺乏系统研究的证据。

(三)临床表现

流行病学研究表明，多数慢性非萎缩性胃炎患者无任何症状，有症状者主要表现为上腹痛或不适、上腹胀、早饱、嗳气、恶心等非特异性消化不良症状。功能性消化不良患者可伴或不伴有慢性胃炎，根除HP后慢性胃炎组织学得到显著改善，但并不能消除多数组织学改善者的消化不良症状，提示慢性胃炎与消化不良症状无密切相关。内镜检查、胃黏膜组织学检查结果与慢性胃炎患者症状的相关分析表明，患者的症状缺乏特异性，且症状的有无及严重程度与内镜所见、组织学分级并无肯定的相关性。

(四)相关检查

1. 胃镜及活组织检查

胃镜检查并同时取活组织做组织学病理检查是最可靠的诊断方法。内镜下慢性非萎缩性胃炎可见红斑(点状、片状、条状)、黏膜粗糙不平、出血点(斑)、黏膜水肿及渗出等基本表现，尚可见糜烂及胆汁反流。由于内镜所见与活组织检查的病理表现常不一致，因此诊断时应两者结合，在充分活检基础上以活组织病理学诊断为准。为保证诊断的准确性和对慢性胃炎进行分型，活组织检查宜在多部位取材且标本要足够大，根据病变情况和需要，建议取2～5块为宜。内镜医生应向病理科提供取材部位、内镜所见和简要病史等资料。

2. HP检测

活组织病理学检查时可同时检测HP，并可在内镜检查时多取一块组织做快速尿素酶检查，以增加诊断的可靠性。根除HP治疗后，可在胃镜复查时重复上述检查，亦可采用非侵入性检查手段，如^{13}C或^{14}C尿素呼气试验、粪便HP抗原检测及血清学检查(定性检测血清抗HP IgG抗体)。应注意，近期使用抗生素、质子泵抑制剂、铋剂等药物，因有暂对抑制HP作用，会使上述检查(血清学检查除外)呈假阴性。

(五)诊断

鉴于多数慢性胃炎患者无任何症状，有症状也缺乏特异性，且缺乏特异性体征，因此根据症状和体征难以做出慢性胃炎的正确诊断。慢性非萎缩性胃炎的确诊主要依赖于内镜检查和胃黏膜活检组织学检查，尤其是后者的诊断价值更大。

慢性胃炎的诊断应力求明确病因。HP感染是慢性非萎缩性胃炎的主要致病因素，故应作为慢性胃炎病因诊断的常规检测。

（六）治疗

慢性非萎缩性胃炎的治疗目的是缓解消化不良症状和改善胃黏膜炎症。治疗应尽可能针对病因，遵循个体化原则。消化不良症状的处理与功能性消化不良相同。无症状、HP阴性的非萎缩性胃炎无须特殊治疗。

1. 根除HP

前已述及，慢性非萎缩性胃炎的主要症状为消化不良，其症状应归属于功能性消化不良范畴。目前国内外均推荐对HP阳性的功能性消化不良行根除治疗。因此，有消化不良症状的HP阳性慢性非萎缩性胃炎患者均应根除HP。大量研究结果表明，根除HP可使胃黏膜组织学得到改善；对预防消化性溃疡和胃癌等有重要意义；对改善或消除消化不良症状具有效价比优势。

2. 消化不良症状的治疗

由于临床症状与慢性非萎缩性胃炎之间并不存在明确关系，因此症状治疗事实上属于功能性消化不良的经验性治疗。慢性胃炎伴胆汁反流者可应用促动力药（如多潘立酮）和（或）有结合胆酸作用的胃黏膜保护剂（如铝碳酸镁制剂）。有胃黏膜糜烂和（或）以反酸、上腹痛等症状为主者，可根据病情或症状严重程度，选用抗酸剂、H_2受体阻滞剂或质子泵抑制剂。促动力药如多潘立酮、马来酸曲美布丁、莫沙必利、盐酸伊托必利主要用于上腹饱胀、恶心或呕吐等为主要症状者。胃黏膜保护剂如硫糖铝、瑞巴派特、替普瑞酮、吉法酯、依卡倍特适用于有胆汁反流、胃黏膜损害和（或）症状明显者。抗抑郁药或抗焦虑药可用于有明显精神因素的慢性胃炎伴消化不良症状患者。中药治疗可拓宽慢性胃炎的治疗途径。上述药物除具对症治疗作用外，对胃黏膜上皮修复及炎症也可能具有一定作用。

（七）预后

由于绝大多数慢性胃炎的发生与HP感染有关，而HP自发清除少见，故慢性胃炎可持续存在，但多数患者无症状。流行病学研究显示，部分HP相关性胃窦炎（＜20%）可发生十二指肠溃疡，少部分慢性非萎缩性胃炎可发展为慢性多灶萎缩性胃炎，后者常合并肠上皮化生。HP感染引起的慢性胃炎还偶见发生胃黏膜相关淋巴组织淋巴瘤者。在不同地区人群中的不同个体感染HP的后果如此不同，被认为是细菌、宿主（遗传）和环境因素三者相互作用的结果，但对其具体机制至今尚未完全明了。

二、慢性萎缩性胃炎

慢性萎缩性胃炎是一种以胃黏膜固有腺体萎缩为病变特征的常见消化系统疾病，多见于中老年人。临床主要表现为食欲减退、恶心、嗳气、胃灼热，上腹出现持续或间断性胀满或隐痛，少数患者可发生上消化道出血，以及消瘦、贫血等营养不良表现。其发病率随年龄的增大而明显增多。慢性萎缩性胃炎分为自身免疫性（A型）和多灶萎缩性（B型）。胃黏膜活检是最为可靠的诊断方法。在第二届全国慢性胃炎共识中，重申“胃黏膜萎缩”是指胃固有腺体减少，组织学上有2种类型。①化生性萎缩：胃固有腺体被肠化或假幽门腺化生腺体替代。②非化生性萎缩：胃黏膜层固有腺体被纤维组织或纤维肌性组织替代或炎症细胞浸润引起固有腺体数量减少。

(一)流行病学

慢性萎缩性胃炎是原因不明的慢性胃炎，在我国是一种常见病、多发病，在慢性胃炎中占10%～20%。

(二)发病机制

胃内攻击因子与防御修复因子失衡是慢性萎缩性胃炎的发病机制。HP感染是慢性萎缩性胃炎的主要病因，其致病机制与以下因素有关：①HP产生多种酶如尿素酶及其代谢产物氨、过氧化氢酶、蛋白溶解酶、磷脂酶A等，对黏膜有破坏作用。②HP分泌的细胞毒素如含有细胞毒素相关基因(慢性萎缩性胃炎A)和空泡毒素基因(VagA)的菌株，导致胃黏膜细胞的空泡样变性及坏死。③HP抗体可造成自身免疫损伤。

此外，长期饮浓茶、烈酒、咖啡，食用过热、过冷、过于粗糙的食物，可导致胃黏膜的反复损伤；长期大量服用NSAIDs如阿司匹林、吲哚美辛等可抑制胃黏膜前列腺素的合成，破坏黏膜屏障；烟草中的烟碱不仅影响胃黏膜的血液循环，还可导致幽门括约肌功能紊乱，造成胆汁反流；各种原因的胆汁反流均可破坏黏膜屏障，造成胃黏膜慢性炎症改变；壁细胞抗原和抗体结合形成免疫复合体，在补体参与下破坏壁细胞；胃黏膜营养因子(如胃泌素、表皮生长因子等)缺乏；心力衰竭、动脉硬化、肝硬化合并门静脉高压、糖尿病、甲状腺病、慢性肾上腺皮质功能减退、尿毒症、干燥综合征、胃血流量不足及精神因素等均可导致胃黏膜萎缩。

(三)病理生理

慢性萎缩性胃炎分为A、B两型：A型是胃体弥漫萎缩，导致胃酸分泌下降，影响维生素B_{12}及内因子的吸收，因此常合并恶性贫血，与自身免疫有关；B型在胃窦部，少数人可发展成胃癌，与HP、化学损伤(胆汁反流、非皮质激素消炎药、吸烟、酗酒等)有关。我国80%以上属B类。

(四)临床表现

慢性萎缩性胃炎的临床表现不仅缺乏特异性，而且与病变程度并不完全一致。

1. 症状

临床上有些慢性萎缩性胃炎患者可无明显症状，但大多数患者可有上腹部灼痛、胀痛、钝痛或胀满、痞闷(尤以食后为甚)、食欲不振、恶心、嗳气、便秘或腹泻等症状。严重者可有消瘦、贫血、脆甲、舌炎或舌乳头萎缩，少数胃黏膜糜烂者可伴有上消化道出血。其中A型萎缩性胃炎并发恶性贫血在我国少见。

2. 体征

本病无特异性体征，上腹部可有轻度压痛。

(五)相关检查

1. 实验室检查

(1)胃液分析：测定基础胃液排泌量(BAO)及注射组胺或五肽胃泌素后测定最大胃酸排泌量(MAO)和高峰胃酸排泌量(PAO)以判断胃泌酸功能，有助于萎缩性胃炎的诊断及指导临床治疗。A型慢性萎缩性胃炎患者多无酸或低酸，B型慢性萎缩性胃炎患者可正常或低酸。

(2)胃蛋白酶原测定：胃蛋白酶原由主细胞分泌，慢性萎缩性胃炎时血及尿中的胃蛋白酶原含量减少。

(3)血清胃泌素测定：胃窦部黏膜的G细胞分泌胃泌素。A型慢性萎缩性胃炎患者血清胃泌素常明显增高；B型慢性萎缩性胃炎患者胃窦黏膜萎缩，直接影响G细胞分泌胃泌素功能，血清胃泌素低于正常。

(4)免疫学检查：壁细胞抗体(PCA)、内因子抗体(IFA)、胃泌素分泌细胞抗体(GCA)测定可作为慢性萎缩性胃炎及其分型的辅助诊断。

(5)血清维生素B_{12}浓度和维生素B_{12}吸收试验：维生素B_{12}吸收有赖于内因子，只需少量内因子即可保证维生素B_{12}在回肠末端的吸收。正常人空腹血清维生素B_{12}的浓度为300～900ng/L，若＜200ng/L可肯定有维生素B_{12}吸收不良。维生素B_{12}吸收试验(Schilling试验)能检测维生素B_{12}在回肠末端吸收情况。方法是用^{58}Co和^{57}Co标记的氰钴素胶囊同时口服，^{57}Co氰钴素胶囊内加有内因子，口服后收集24h尿液，分别测定^{58}Co和^{57}Co的排除率。正常时两者的排除率均应＞10%；恶性贫血患者因缺乏内因子，尿中^{58}Co排除率＜10%，而^{57}Co排除率则正常。

2.影像学检查

胃肠X线钡餐检查，大多数萎缩性胃炎患者无异常发现。气钡双重造影可显示胃体黏膜皱襞平坦、变细，胃大弯的锯齿状黏膜皱襞变细或消失，胃底部光滑，部分胃窦炎胃黏膜可呈锯齿状或黏膜粗乱等表现。

3.胃镜及活组织检查

胃镜检查及活检是最可靠的诊断方法。胃镜诊断应包括病变部位、萎缩程度、肠化生及异型增生的程度。肉眼直视观察萎缩性胃炎内镜所见有2种类型，即单纯萎缩和萎缩伴化生成。前者主要表现为黏膜红白相间以白为主、血管显露、皱襞变平甚至消失；后者主要表现为黏膜呈颗粒或小结节状。

4.幽门螺旋杆菌检查

包括有创检查和无创检查。有创检查主要指通过胃镜检查获得胃黏膜标本的相关检查，包括快速尿素酶试验、病理HP检查(HE或warthin-statry或gi-emsa染色)、组织细菌培养、组织PCR技术。无创检查指不需要通过胃镜获得标本，包括血清抗体检测，^{13}C或^{14}C尿素呼气试验、粪HP抗原检测等方法。

(六)诊断

慢性萎缩性胃炎在临床上无特异性表现，故诊断慢性萎缩性胃炎需要临床表现结合相关辅助检查，尤其是胃镜检查及胃黏膜活组织检查。胃镜及黏膜活检是确诊本病的唯一可靠方法。胃镜检查，镜下胃黏膜色泽红白相间，以白为主，或局部灰白色，胃黏膜变薄，黏膜下血管网透见。做胃镜时在胃部典型炎症部位取活体组织，胃黏膜腺体萎缩1/3为轻度萎缩性胃炎，萎缩2/3为中度萎缩性胃炎，重度为大部分腺体萎缩。

(七)鉴别诊断

主要鉴别的疾病有消化性溃疡、胃癌、功能性消化不良、胆囊炎、胆石症、慢性肝炎、慢性胰腺疾病等。

(八)治疗

慢性萎缩性胃炎的治疗原则是消除或削弱攻击因子，增强胃黏膜防御，改善胃动力，防止胆汁反流，改善萎缩和预防胃癌的发生。轻度无症状的萎缩性胃炎患者可不服药；有症状者，予药物对症治疗。中度以上，尤其是重度萎缩伴有重度肠上皮异型增生或化生者，因癌变可能性增大，要高度警惕，积极治疗，密切随访。

1. 一般治疗

慢性萎缩性胃炎患者不论其病因如何，均应戒烟、忌酒，避免使用损害胃黏膜的药物如NSAIDs等，以及避免对胃黏膜有刺激性的食物和饮品(如过于酸、甜、咸、辛辣和过热、过冷食物，浓茶、咖啡等)，饮食宜规律，少吃油炸、烟熏、腌制食物，不食腐烂变质的食物，多吃新鲜蔬菜和水果，所食食品要新鲜并富于营养，保证有足够的蛋白质、维生素(如β胡萝卜素、维生素C及叶酸等)及铁质摄入，精神上乐观，生活要规律。

2. 对症治疗

(1)根除HP治疗：对慢性萎缩性胃炎来说，中至重度萎缩或中至重度肠上皮化生或异型增生或有胃癌家族史者应给予根除HP治疗。根除HP治疗能使很多患者改善症状，大量研究证实根除HP可使胃黏膜活动性炎症消失，且多数研究表明根除HP可防止胃黏膜萎缩和肠化的进一步发展，但萎缩、肠化是否能得到逆转尚待更多研究证实。对HP感染有效的药物包括铋剂、阿莫西林、克拉霉素、四环素、甲硝唑、替硝唑、呋喃唑酮(痢特灵)等。质子泵抑制剂对HP有较强的抑制作用，能加强抗菌药物的杀菌活性。临床常用的一线根除HP的治疗方案包括铋剂+2种抗生素和质子泵抑制剂+2种抗生素两种，一线治疗失败后可选择铋剂+质子泵抑制剂+2种抗生素的四联治疗方案。

(2)保护胃黏膜：加强胃黏膜屏障，避免黏膜损害，对于萎缩性胃炎的治疗尤为重要，可给予硫糖铝、胶体铋剂、前列腺素E(米索前列醇)、替普瑞酮(施维舒)、吉法酯(惠加强G)、谷氨酰胺类(麦滋林S)、瑞巴派特(膜固思达)等药物。长期服用维酶素对黏膜保护可能有一定的积极作用。吉法酯能增加胃黏膜更新，提高细胞再生能力，增强胃黏膜对胃酸的抵抗能力，达到保护胃黏膜的作用。

(3)抑制胆汁反流促动力药：如多潘立酮可防止或减少胆汁反流；胃黏膜保护剂，特别是有结合胆酸作用的铝碳酸镁制剂，可增强胃黏膜屏障、结合胆酸，从而减轻或消除胆汁反流所致的胃黏膜损害。考来烯胺(消胆胺)可络合反流至胃内的胆盐，防止胆汁酸破坏胃黏膜屏障，方法为每次3～4g，每日3～4次。

(4)改善胃动力：上腹饱胀或恶心、呕吐的发生可能与胃排空迟缓相关，促动力药如多潘立酮、马来酸曲美布丁、莫沙必利、盐酸伊托必利等可改善上述症状。具体应用方法：多潘立酮10mg，每日3次；莫沙比利5mg，每日3次。

(5)抑酸或抗酸治疗：对于慢性萎缩性胃炎伴有胃黏膜糜烂或以胃灼热、反酸、上腹饥饿痛等症状为主者，根据病情或症状严重程度，选用抗酸剂、H_2受体阻滞剂或质子泵抑制剂。

(6)抗抑郁药或抗焦虑治疗：可用于有明显精神因素的慢性胃炎伴消化不良症状患者，同时应予耐心解释或心理治疗。

(7)消化治疗：对于伴有腹胀、纳差等消化不良症而无明显上述胃灼热、反酸、上腹饥饿痛症状者，可选用含有胃酶、胰酶和肠酶等复合酶制剂。

(8)改善萎缩和预防胃癌的发生：某些具有生物活性功能的部分抗氧化维生素和硒可降低胃癌发生的危险度。叶酸具有预防胃癌的作用，可能与改善萎缩性胃炎有关。维生素C、维生素 E、茶多酚、大蒜素亦具有一定的预防胃癌的作用。维生素 A 类衍生物对胃癌可能有一定的预防作用。硒对胃癌的预防有一定作用。

(9)其他对症治疗：包括解痉止痛、止吐、改善贫血等。对于贫血，若为缺铁，应补充铁剂。大细胞性贫血者根据维生素 B_{12} 或叶酸缺乏分别给予补充。方法是维生素 B_{12} 50～100μg/d，连用 20～30d；叶酸 5～10mg，每日 3 次，直至症状和贫血完全消失。

3. 中医中药治疗

常用的中成药有温胃舒胶囊、阴虚胃痛冲剂、养胃舒胶囊、虚寒胃痛冲剂、三九胃泰、猴菇菌片、胃乃安胶囊、胃康灵胶囊、养胃冲剂、复方胃乐舒口服液。

4. 手术治疗

中年以上慢性萎缩性胃炎患者，如在治疗或随访过程中出现溃疡、息肉、出血，或即使未见明显病灶，但胃镜活检病理中出现中、重度异型增生者，结合患者临床情况，可以考虑做部分胃切除，从这类患者的胃切除标本中可能检出早期胃癌。

5. 疗效评价

目前尚未有统一的疗效评价标准。建议疗效评判标准：显效，症状消失或基本消失，体征显著好转，黏膜组织学改变由萎缩性转变为浅表性；有效，症状明显减轻，体征改善，黏膜组织学改变减轻或病变范围缩小；无效，治疗前后症状、体征无显著变化，黏膜组织学无变化或加重。

(九)预后

慢性萎缩性胃炎绝大多数预后良好，少数可癌变，目前认为慢性萎缩性胃炎若早期发现、及时积极治疗，病变部位萎缩的腺体是可以恢复的，其可转化为浅表性胃炎或被治愈，改变了以往人们对慢性萎缩性胃炎不可逆转的认识。单纯萎缩性胃炎尤其是轻、中度萎缩性胃炎癌变率低；而重度萎缩性胃炎伴中、重度肠上皮化生及异型增生者，或伴癌胚抗原阳性的患者，癌变率高，应引起高度重视，定期随访，每 3～6 个月复查胃镜一次，有条件者可查细胞 DNA 含量及肿瘤相关抗原；手术后萎缩性残胃炎者因其长期受胆汁反流的刺激，癌变率亦较高，应积极采取措施，减轻碱性反流液的刺激，预防癌变的发生。

第四节　胃癌

胃癌是全世界及我国最常见的恶性肿瘤。近年来，胃癌发病率在世界范围内有明显下降的趋势，多数国家胃癌发病率下降 40%以上。尽管近年来胃癌发病率有所下降，但在各种恶性肿瘤中仍居首位。我国是胃癌的高发区，由于广大医务工作者的不懈努力，在胃癌的理论基础、临床诊断和治疗研究等方面均取得了长足的进步，其 5 年和 10 年生存率逐渐提高。胃癌生存率主要依赖于各种诊断技术的进步和治疗方法的改进，综观国内各大医院胃癌切除术后五年生存率，差距甚大，一般综合性医院约为 30%，而某些专科医院可高达 50%。因此，如何提高胃癌手术的根治性，开展合理的综合治疗，推广较成熟的治疗方案，有待临床工作者共同努力。

一、诊断要点

胃癌起病隐匿，早期诊断困难，待出现明显的临床症状再作出诊断时，大多已为进展期，胃癌的早期诊断是提高治疗效果的关键。因为早期胃癌无特异性临床症状，所以临床医师应高度重视患者的非特异性症状，对于以下症状应及早进行相关检查：慢性胃炎患者的症状近期内加重，40 岁以上无胃病史，近期内出现上腹疼痛不适、呕血、黑便、消瘦等症状，患有慢性萎缩性胃炎伴肠上皮化生、胃息肉、胃溃疡、糜烂性胃炎以及手术后残胃，尤其有胃癌家族史。

(一)临床症状表现

早期胃癌多无症状，或者仅有一些非特异性的消化道症状，因此仅凭临床症状，诊断早期胃癌十分困难。

进展期胃癌最早出现的症状是上腹痛，常同时伴有纳差、厌食、体重减轻。腹痛可急可缓，开始仅为上腹饱胀不适，餐后更甚，继之有隐痛不适，偶呈节律性溃疡样疼痛，但这种疼痛不能被进食或服用抑酸药缓解。患者常有早饱感及软弱无力。早饱感或呕吐是胃壁受累的表现，皮革胃或部分梗阻时这种症状尤为突出。

胃癌发生并发症或转移时可出现一些特殊症状。贲门癌累及食管下段时可出现吞咽困难，并发幽门梗阻时可有恶心呕吐，溃疡型胃癌出血时可引起呕血或黑便，继之出现贫血。胃癌转移至肝可引起右上腹痛、黄疸和(或)发热，转移至肺可引起咳嗽、呃逆、咯血，累及胸膜可产生胸腔积液而发生呼吸困难，侵及胰腺时，可出现背部放射性疼痛。

(二)体征

早期胃癌无明显体征，进展期在上腹部可扪及肿块，有压痛。肿块多位于上腹偏右相当于胃窦处。如肿瘤转移至肝可使肝大及出现黄疸，甚至出现腹水。腹膜有转移时也可发生腹水，出现移动性浊音。侵犯门静脉或脾静脉时有脾大。有远处淋巴结转移时可扪及 Virchow 淋巴结，质硬不活动，肛门指检在直肠膀胱凹陷可扪及一板样肿块。一些胃癌患者可以出现伴癌综合征，包括反复发作的表浅性血栓静脉炎及过度色素沉着、黑棘皮病、皮肌炎、膜性肾病，累及感觉和运动通路的神经肌肉病变等。

(三)胃癌的X线诊断

1. 胃钡餐造影

X 线征象主要有龛影、充盈缺损、黏膜皱襞改变、蠕动异常及梗阻性改变。

2. 胃双重造影法

早期胃癌可见表面不光滑、边缘清晰，小的充盈缺损。龛影底部呈结节状，周边黏膜集中或仅表现为胃小区融合。

(四)胃癌的内镜诊断

1962 年日本内镜学会提示早期胃癌的概念，后被国际公认，其定义指癌组织浸润深度仅限于黏膜层或黏膜下层，而不论有无淋巴结转移，也不论癌灶面积大小。如符合上述条件伴癌灶直径 5.1～10mm 称为小胃癌(SGC)，直径小于 5mm 者为微小胃癌(MGC)。原位癌系指癌灶仅限于腺管内，未突破腺管基底膜，如内镜活检证实为胃癌无误，但手术切除标本病理连续切片米发现癌为“一点癌”。内镜下胃癌最后诊断的确定均有赖于病理诊断，因此内镜下取活检更为重要。

(五)胃癌的超声波诊断

Yasudak 于 1995 年报道 641 例胃癌用超声内镜做术前检查的经验。经术后手术标本的病理检查复核，对浸润深度诊断的正确率为 79.6%。其中早期胃癌的诊断准确率达 84.9%，而对转移的区域淋巴结的检出率为 55%，认为应用超声内镜检查有助于决定对早期胃癌是否施行内镜下切除术。

(六)胃癌的 CT 诊断

胃癌在 CT 表现与胃癌各型的大体病理形态改变基本上是一致的。与钡餐和胃镜相比较 CT 既能显示肿瘤腔内生长情况，又能显示肿瘤向腔外生长侵犯周围器官和远处转移的情况。

(七)胃癌生化免疫检查

常用的肿瘤标志物有 CEA、CA19-9、CA125、CA72-4，但经过多年的临床实践，证实上述标志物检查阳性常见于肿瘤较大或有远处转移的进展期胃癌，对早期胃癌的诊断阳性率＜5%，在可切除的病例中其阳性率也不超过 23%。

二、病理学分型及临床分期

(一)大体类型

根据胃癌大体形态，临床上可分为早期胃癌和进展期胃癌。

1. 早期胃癌(early gastric carcinoma，EGC)

凡是病变仅侵及黏膜或黏膜下层，不论病灶大小和有无淋巴结转移均称为早期胃癌。癌灶直径 5.1～10mm 的早期胃癌称为小胃癌，约占早期胃癌的 15%，癌灶直径在 5mm 以下的早期胃癌称为微小胃癌，约占早期胃癌的 10%，一点癌(或称为超微小胃癌)是指胃镜检查黏膜活检证实为癌，而在手术后切除的胃标本上未能找到癌的病例。直径大于 40mm 的早期胃癌称为浅表广泛型早期胃癌，此型胃癌的定性诊断与病变范围的确定同等重要，因为容易造成手术切缘的癌残留。

2. 进展期胃癌(advanced gastric carcinoma，AGC)

又称中晚期胃癌，是指病变超过黏膜下层，侵犯肌层甚至更远。进展期胃癌常有淋巴结转移、邻近组织器官的浸润或远隔脏器转移，分期较晚。Borrmann 分型法将 AGC 分为 4 型。

(1)Borrmann Ⅰ型(结节型或巨块型)：较为少见，约为进展期胃癌的 6%～8%。突入胃腔的癌肿外形呈结节状、巨块状、菌伞状或菜花状，亦为隆起型进展期胃癌。癌肿具有明显的局限性。癌肿边界清楚，癌周胃壁浸润范围亦较小，镜检观察，一般多在 10mm 以内。

(2)Borrmann Ⅱ型(溃疡局限型)：本型约占进展期胃癌的 30%～40%。癌肿呈略隆起的溃疡型，癌周为环堤，呈局限型。癌肿基底与健胃界限亦很清楚。镜检观察，癌周胃癌浸润范围不超过 20mm。

(3)Borrmann Ⅲ型(溃疡浸润型)：此型最常见，约占进展期胃癌的 45%～48%。癌中心为溃疡，癌周环堤有明显的癌组织向周围浸润，环堤为边缘不清楚的斜坡状。环堤基底与健胃界限不清楚。

(4)Borrmann Ⅳ型(弥漫浸润型)：约占进展期胃癌的 15%。癌细胞与胃壁各层弥漫型浸润生长，胃壁增厚，不向胃腔内隆起亦不形成溃疡。肿瘤组织与健胃界限不清楚。临床上很难确定，当肿瘤组织浸润累及全胃时，整个胃壁肥厚，胃腔缩小而僵硬，呈皮革状，称为皮革状胃癌（皮革胃）。本型胃癌恶性程度高，较早发生淋巴转移。

3. Borrmann Ⅴ型

为不能分型的胃癌，少见。主要包括两种类型的肿瘤：其一为不能列入 Borrmann Ⅰ～Ⅳ型中的任何一型的胃癌，形态特征为癌腔向胃腔内突出，呈结节型，但其基底部有浸润，顶部可有浅表溃疡。另一种为类似早期胃癌的进展期胃癌，即在术前胃镜、术后大体标本观察时，均诊断为早期胃癌。但病理组织学检查确诊为进展期胃癌，罕见的向胃外生长的胃癌亦应列入此型。

（二）组织学类型

在组织学上，有若干不同的分类方法，主要有以下几种。

1. 世界卫生组织分类（WHO）分类法（1990）

（1）乳头状腺癌。

（2）管状腺癌。

（3）低分化腺癌。

（4）黏液腺癌。

（5）印戒细胞癌。

（6）未分化癌。

（7）特殊型癌，包括类癌、腺鳞癌、鳞状细胞癌、小细胞癌等。

目前我国胃癌的组织学分型也多采用上述分类方法。

2. 芬兰 Lauren 分类

（1）肠型胃癌。

（2）弥漫性胃癌。

（3）混合型胃癌。

（三）临床分期

TNM 分期

我国现在胃癌的分期标准参照 1986 年年初在夏威夷 UICC、AJCC 及 JRS 共同召开的部分国家代表参加的联席会议通过的胃癌分期标准。这一分期主要特点是：强调肿瘤的浸润深度，转移淋巴结至原发癌边缘的距离，以及将 12、13、14、16 组等淋巴结转移（N_3、N_4）作为远处转移（M）。

T：肿瘤浸润深度。

T_1：浸润至黏膜或黏膜下。

T_2：浸润至肌层或浆膜下。

T_3：穿透浆膜层。

T_4：侵及邻近结构或腔内扩展至食管、十二指肠。

N：淋巴结转移状况。

N_0：无淋巴结转移。

N_1：距肿瘤边缘 3cm 以内的淋巴结转移。

N_2：距肿瘤边缘 3cm 以外的胃周淋巴结转移，包括胃左、肝总、脾及腹腔动脉周围淋巴结转移。

M：远处转移的状况。

M_0：无远处转移。

M_1：有远处转移，包括第 12、第 13、第 14、第 16 组淋巴结转移。

如原发肿瘤局限于黏膜层而未累及黏膜固有层者为原位癌，以 Tis 表示，当肿瘤为 Tis N_0M_0 时即为原位癌，也可称为 0 期。

根据上述定义，各期划分如下。

Ⅰ期：

$Ⅰ_a$：$T_1N_1M_0$。

$Ⅰ_b$：$T_2N_0M_0$、$T_1N_1M_0$。

Ⅱ期：$T_3N_0M_0$、$T_2N_1M_0$、$T_2N_0M_0$。

Ⅲ期：

$Ⅲ_a$：$T_4N_0M_0$、$T_3N_1M_0$、$T_2N_2M_0$

$Ⅲ_b$：$T_4N_1M_0$、$T_3N_2M_0$

Ⅳ期：$T_4N_2M_0$、TNM_1。

三、治疗原则、程序与方法选择

(一)可手术切除的胃癌

目前治疗胃癌的手术方法有：内镜黏膜切除术(EMR)，腹腔镜胃切除术，胃癌改良根治术 A 和 B(MG-A、MG-B)、标准胃癌根治术(D_2)、扩大胃癌根治术(D_3 或 D_4)，对于各期胃癌治疗应利用个体化治疗原则，遵循一定程序，选择正确手术方式方法(表 2-1)。

(二)Ⅳ期胃癌的治疗

大多数Ⅳ期胃癌(除 N_3 或 T_4N_2)病例不能只依靠手术获得根治性治疗。对于Ⅰ期患者没有证据表明除手术以外的方法能够延长患者的生存时间，但是一些方法能延长生命，减轻症状，对肿瘤缩小有益。一些一般情况较好、但不能手术切除的患者可实施化疗、放疗、免疫治疗、心理治疗，尽量减少手术。而对有严重症状，如出血、狭窄、营养不良的患者可行姑息手术，包括部分切除、旁路手术、胃造口术、肠造口术。

表 2-1　胃切除类型

术式	切除范围	淋巴结清扫范围
MC-A	小于 2/3	D_1+No.7
MC-B	小于 2/3	D_1+No.7，8a，9
标准根治术	大于或等于 2/3	D_2
扩大根治术	大于或等于 2/3 联合切除	D_2 或 D_3

四、外科手术治疗

外科手术治疗是治疗胃癌的主要手段，也是目前能治愈胃癌的唯一方法。因此，胃癌一经诊断，即应按照胃癌分期及个体化原则制订治疗方案，争取及早手术治疗。进展期胃癌复发率、转移率高，仍以手术为主，辅以化疗、放疗及免疫综合治疗。

(一)适应证

(1)经内镜、钡餐检查后确诊为胃癌。

(2)临床检查锁骨上淋巴结没有肿大，无腹水，直肠指诊直肠膀胱(子宫)窝未触及肿物。

(3)无严重的心、肺、肝、肾功能不全，血清蛋白35g/L以上。

(4)术前BUS及CT检查无肝脏或肺部等远处转移。

(5)剖腹手术探查未发现肝转移，无腹膜淋巴结弥漫性种植转移，肿瘤未侵犯胰腺、肠系膜上动脉，无腹主动脉旁淋巴结转移。

(二)禁忌证

(1)临床证实有远处转移，如锁骨上淋巴结转移，直肠指诊直肠膀胱(子宫)窝有肿物，BUS、CT或胸片证实有肝或肺转移。

(2)剖腹手术探查发现腹壁已有弥漫性种植转移，肝脏有转移灶，肿瘤已侵犯胰腺实质或已累及肠系膜上动脉，盆腔有肿物种植，腹主动脉旁已有淋巴结转移。

出现以上情况的已属不可能行根治性切除范围，可酌情行姑息性手术，包括姑息性胃部切除术或姑息性胃空肠吻合术。

(三)术前准备

(1)纠正贫血、腹水和低蛋白血症，可酌情给予输血、血浆或人血蛋白，以及短期的静脉营养，改善营养状况。

(2)对伴有不全幽门梗阻者应禁食或仅进流质饮食，同时给予3～5d的洗胃。

(3)术前常规进行肠道清洁准备。

(4)术前1d常规进行上腹部及周围皮肤清洁准备。

(5)手术日晨放置鼻胃管。

(6)手术日晨静脉给予甲硝唑0.5g和抗生素。

(四)常用的手术方式

1.与胃癌手术治疗有关的概念

(1)胃周淋巴结清除的范围以D(disscection)表示，如胃切除、第一站淋巴结(N_1)未完全被清除者为D_0胃切除术。第一站淋巴结(N_1)已被清除者为D_1胃切除术，第二站淋巴结(N_2)完全被清除者为D_2胃切除术，依次为D_3胃切除术和D_4胃切除术。

(2)胃癌手术的根治程度分为A、B、C三级，A级手术是指被清除的淋巴结站别需超越已有转移的淋巴结的站别，即$D>N$，胃切除标本的手术切缘1cm内无癌组织浸润。B级手术是指被清除的淋巴结站别与已转移的淋巴结站别相同，即$D=N$，手术切除1cm内有癌细胞的浸润。C级手术是指切除除了部分原发灶和部分转移病灶，尚有肿瘤残留。

2.早期胃癌的外科治疗

(1)胃镜下胃黏膜切除术(EMR)：施行该手术的前提条件是胃周淋巴结无转移。适用于分化较好的黏膜内癌，直径在2cm以下，而且病灶表面无溃疡形成。尤其适合于年老体弱不能耐受开腹手术或拒绝开腹手术的患者。

(2)胃局部切除术：适应证与胃镜下胃黏膜切除术相同，对于EMR切除术有困难或切除不彻底者更为适合。手术前需对病灶部位注射染料定位。

(3)胃大部分切除术：D_1(或D_1^+)淋巴结清除术。对诊断为分化型胃黏膜内癌(隆起型癌直径＜4cm，凹陷型或隆起+凹陷型癌直径＜2cm)，并且不伴有溃疡者，可行胃大部分切除，D_1淋巴结清除术或D_1+N_0。

已侵犯黏膜下层的早期胃癌，其淋巴结转移率较高，合并有溃疡或瘢痕形成的黏膜内癌多为低分化型癌，如直径＞2.0cm，则不宜缩小手术切除范围。

3. 进展期胃癌的外科治疗

(1)根治性切除手术：彻底切除胃癌原发病灶，转移淋巴结及受侵犯的组织脏器，包括根治性的胃次全切除术和根治性的全胃切除术。近年来对胃的切除范围界定基本趋向一致，即胃切线离肿瘤肉眼边缘不少于5cm。远侧部胃癌应切除十二指肠第一部3～4cm，近测部胃癌应切除食管下段3～4cm。淋巴结清扫方面，多数人推荐D_2。

近年来，多数人主张，对脾门和脾动脉干淋巴结有明显转移或者肿瘤已侵及胰体尾和脾脏者，可行尾侧半胰和脾切除术，或保留胰腺的脾动脉和脾切除术。

对胃癌直接蔓延及肝脏或肝脏转移病灶局限在肝的一叶内的少数病灶或孤立病灶，胃周淋巴结尚可彻底清除，而且患者全身情况良好，可行胃癌根治性切除合并肝切除术。

对于BorrmannⅡ、Ⅲ型胃癌，溃疡基底部浸入胰腺组织中，仅发生第Ⅰ、第Ⅱ站淋巴结转移或癌累及十二指肠第一段或出现转移淋巴结累及胰头，全身情况良好，可行胰头、十二指肠切除术。

左上腹脏器切除术主要应用于胃上、中部癌，其手术适应证为：胃浆膜受侵犯，肿瘤和胃周组织和脏器以及大小网膜、横结肠系膜等处有少量播散者。其手术切除范围包括：全胃及周围淋巴结、横结肠及其系膜、胰体尾、脾脏以及部分食管、肝左叶、膈肌、左肾及左肾上腺。

(2)胃癌的姑息性手术：胃癌的姑息性切除术可有效解除疼痛、出血和梗阻等症状，减轻癌中毒与免疫负荷，可使患者的精神状态好转，改善预后。姑息性手术包括两类：一类是切除原发病灶的各种短路手术；另一类是切除原发病灶的姑息性切除术。对于不能行根治性切除，但原发肿瘤切除不很困难，已发生胰脏播散或肝脏转移，全身状况尚可者，可行姑息性切除术。

五、放射治疗

以往一直认为胃癌不适合放射治疗，理由是胃癌大多数为腺癌，而腺癌具有对放射不敏感及容易远处转移的特点，同时正常胃黏膜及周围重要器官难以耐受杀灭癌细胞的根治剂量，故对胃癌很少采用放射治疗。虽然随着放射生物学的进展和放射治疗设备技术的改进，人们对放射治疗胃癌的效果进行了重新评价，并逐步开展了术前、术中和术后放射治疗，收到了积极地效果，但迄今为止尚无研究证明放射治疗在胃癌治疗中的好处。胃癌放射治疗的目的仍只是姑息性的和辅助性的。

1. 放射治疗在胃癌治疗中的应用

胃癌对放射治疗不敏感，在综合治疗中主要作为一种补救措施。尤其是对于中晚期胃癌的放射治疗具有一定价值。提高手术切除率可行术前放射治疗，术中放射治疗有助于控制不能切除的癌灶或残留亚临床灶，术后放射治疗是姑息切除术及术后残存癌灶的重要辅助治疗。

2. 放射治疗技术

(1)晚期胃癌。手术探查或姑息手术，胃未切除者，设前、后 2 野加左侧野照射。①野界。上界：平 T_{10} 椎体(约相当于贲门上 2cm)，右侧界：过中线右侧 3～4cm，左侧界：胃大弯外 2cm(包括脾门淋巴结)，下界：L_2～L_3 之界。②侧野。后界：椎体前缘，前界：胃充盈影前 2cm，缩野追加的靶区：主要针对 GTVO。③剂量：45Gy/5 周，每次 1.8Gy，每周 5 次；缩野追加 10～15Gy。

(2)术前放射治疗。①适应证：适用于估计手术切除困难，而且病理组织学相对敏感的Ⅱ期、Ⅲ期患者。②设野：原则同上。③剂量：35～40Gy/4 周，放射治疗后 2～3 周手术为宜。

(3)术中放射治疗。①适应证：术中放射治疗是一种有效清除腹腔内手术野亚临床转移灶的方法，适用于Ⅰ期以外的胃癌患者，其原发灶已被切除且无远处转移。②设野：胃癌已被切除，尚未吻合前，在保护腹内重要脏器的情况下，对手术野进行一次大剂量照射。③剂量：一次性用电子线照射 15～20Gy。

(4)术后放射治疗。①适应证：术后病变残留或残端有癌的患者。②设野：原则上应该参考术前情况(如 X 线钡餐、CT 及超声检查等)，充分包括瘤床及相应淋巴引流区。应当在术中对残留病变区域留置银夹标志。③剂量：50～60Gy/(5～6)周，术后 3 周开始放射治疗。

3. 放射治疗副作用及处理

放射性肾损伤，常规分次照射发生放射性肾病的 $TD_{5/5}$ 为 20Gy，表现为高血压肾病。放射性肾损伤目前尚无特效办法，主要是对症处理。临床上肾在放射治疗时至少要保护一侧全肾。其他较常见的并发症还有疼痛、出血和放射性肠炎等。采用高能 X 射线，各野每天照射，以及增加分割次数可进一步降低并发症发生率。

六、化学药物治疗

由于受诊断水平的局限，目前临床收治的大部分是进展期胃癌，单纯手术疗效甚微。作为肿瘤综合治疗的重要组成部分，化疗是除手术以外治疗胃癌重要的手段。20 世纪 50 年代初，国内已开始用氟尿嘧啶、亚硝胺等药物治疗晚期胃癌，取得了一定的成效。20 世纪 70 年代初，随着对细胞动力学理论研究的深入，进一步了解了各类抗癌药物对细胞增殖周期的不同作用，而且同一增殖群细胞并非处于相同的增殖周期，因而同时应用不同作用时相的抗癌药物可发生协同作用，增强了疗效，同时减少了癌细胞耐药性的产生，联合化疗逐渐替代了单药化疗。

(一)单药化疗

氟尿嘧啶是单一药物治疗胃癌研究最多的一种药物，有效率在 20%左右，主要不良反应有黏膜炎、腹泻、骨髓抑制，手足综合征(见于持续滴注)。丝裂霉素 C 是一种抗肿瘤抗生素，特别是在日本被广泛地应用于胃癌的治疗中，有效率 30%，主要毒性反应是延迟性、累积性骨髓抑制。阿霉素是一种蒽环类抗生素，是治疗胃癌的主要药物之一，该药单药有效率 17%，剂量限制性毒性是心肌损害。顺铂是近几年对胃癌治疗评价较高的药物之一，单药有效率 19%。奥沙利铂是第三代铂类抗癌药，细胞毒作用比顺铂更强，且与顺铂及卡铂无交叉耐药，于 20 世纪 90 年代末开始广泛应用于胃癌的治疗中。紫杉类药物作用靶点是微管，通过抑制微管的聚集与拆散的平衡，抑制癌细胞分裂，单药有效率在 20%以上。近几年已较多地应用于晚期胃癌的治疗。对于胃癌一般公认的结果是，单一给药疗效较联合化疗差，毒性较轻，因此单一药物化疗主要适用于病症较轻或不适宜联合化疗者。目前常用单一药物有效率一般在 15%～20%，低于 10%的药物不能参与联合方案。

(二)联合化疗

1. 辅助化疗

临床表明，即使是治愈性手术且无淋巴结转移的胃癌患者(T_3、N_0、M_0)，至少 50%的患者可能在 1 年内复发转移并死于本病。一旦有淋巴结转移，则疗效更差。因此，对于有潜在转移倾向的患者术后辅助化疗是必要的。辅助化疗是对已接受手术治疗可能治愈(如已将病灶整块切除，无肿瘤远处转移，手术切缘未见癌细胞)的患者的附加治疗，部分术后残留有大量癌细胞或切缘有癌细胞患者的术后治疗不应称为辅助性的治疗。

胃癌辅助化疗的目的，主要是消除手术后存在的亚临床病灶。以巩固手术的目的，减少术后复发。早期胃癌根治术后原则上不需要化疗，有以下高危因素时要求辅助化疗：①病理类型恶性程度高。②病灶面积大于 5cm。③有淋巴结转移。④有脉管癌栓。⑤多发癌灶。⑥年轻患者(40 岁以下)。对以上高危因素仅存在其中一项，可考虑术后单药辅助化疗，有两项以上者，应行联合化疗，对癌灶侵犯肌层以下的进展期胃癌，术后应行联合化疗。

对于手术后何时开始化疗，各国在执行起来差异很大。在一些肿瘤中心，尤其在日本，胃癌的化疗是在术后立即开始，而在美国一般在术后 4～6 周开始。从理论上讲，手术后应尽快开始辅助化疗，大量的临床研究表明，原发灶切除后，肿瘤转移标记指数增加了(意味着增加了细胞杀伤潜能)。因此，一些研究者强调，辅助性治疗应在术后立即开始，拖延至 4～8 周开始全身治疗，则可能使转移病变长成病灶，消除起来更加困难。目前我国专家建议一般手术后 3 周开始术后辅助化疗，连续 4～6 个周期。

2. 新辅助化疗

指对高危的胃癌患者在手术前进行联合化疗，其目的是降低临床分期，提高手术切除率。一般在手术前行 2～3 个周期的联合化疗，然后再行手术治疗。新辅助化疗对胃癌的治疗目前还未广泛开展，到目前为止的临床资料显示，新辅助化疗并未增加手术的并发症和死亡率。由于术前对一些肿瘤的分期判定较困难，化疗效果只能估计分期降低。最新的研究结果表明，只要将化疗药物剂量仔细调整，其毒性是可以耐受的，且并未增加术后并发症的发生率和死亡率。

(三)特殊形式化疗

1. 腹腔内化疗

胃癌腹膜和肝脏的转移十分常见，Kelsen 等报道，进展期胃癌根治术后有 50%的患者 5 年内出现局部复发和(或)远处转移。常见的复发转移部位是切除部位、肝脏和腹膜表面。如果以上部位的复发减少或得到控制，胃癌患者的生存期和生存质量将会得到改善。有动物模型试验研究表明，剖腹术后，腹膜肿瘤种植或腹腔内立即扩散的危险性增加了。因此，手术后发生腹膜种植和腹腔内播散的危险性很高，术后早期进行腹腔内化疗是合理的。

腹腔内化疗直接作用于上述复发和转移部位，使腹膜表面与腹腔内药物充分接触，药物对腹膜表面微小转移灶的缓解率达到100%。从肿瘤细胞增殖动力学方面看，此时肿瘤负荷最小，瘤细胞增殖迅速，对化疗药物治疗敏感性高。因此，腹腔内化疗对预防胃癌术后的腹腔内复发和转移有一定的疗效，且能增加局部疗效而不影响全身治疗。

胃癌腹腔内化疗常用药物有氟尿嘧啶、MMC、DDP和ADM等。Yu等对248例患者术后进行前瞻性随机对照研究，试验组患者术后早期给予MMC和氟尿嘧啶腹腔灌注，对照组单做手术。结果显示，Ⅰ、Ⅱ期患者的五年生存率无显著差异，而Ⅲ期患者的五年生存率分别是49.1%和18.4%，有显著性差异(P=0.011)。因此认为，Ⅲ期胃癌术后行腹腔内化疗可明显改善生存期。

2. 持续性腹腔温热灌注化疗

在胃癌术后转移的诸多部位中，腹膜种植性转移约占50%，而且是患者致死的直接因素。近10年来，许多国家开展了持续性腹腔内温热灌注化疗，以期能降低胃癌的腹腔内转移率。常用药物为氟尿嘧啶、DDP、MMC等。CHPP是一种毒性小而又有效的治疗方法，凡是胃癌患者无重要脏器转移，且原发灶已切除，有下列情况之一者，均需作CHPP治疗。①肿瘤已侵犯至浆膜或浆膜外。②发现肉眼可见的腹膜种植较小或已被切除者。③术后腹膜转移伴有中少量腹水者。然而需要说明的是，CHPP仅对小的腹膜癌灶有效。目前CHPP还有许多未解决的问题，如治疗方案的优化、疗程的确定、疗效的评价、给药装置和载体的改进等均需进一步探索。

七、胃癌的免疫治疗

常用于胃癌的免疫治疗药物有PSK(Polysaccharide)、OK432香菇多糖等。PSK是一种从草益菌属杂色菌中提取的多糖，其作用机制尚不完全清楚。PSK单独应用效果不明显，但与化疗合用时可提高疗效。OK432是Su株链球菌加热并经青霉素处理后菌体的冻干粉末，可增加NK细胞、自身肿瘤杀伤细胞(ATK)和粒细胞的活性，促进淋巴因子分泌。香菇多糖是由香菇子实体中分离并纯化的一种抗肿瘤多糖，能促进免疫活性细胞、淋巴因子分泌，与化疗合用可提高疗效，可明显延长晚期无法切除或复发的胃癌患者的生存期，且生活质量也明显改善。

第五节　消化性溃疡

消化性溃疡(peptic ulcer，PU)通常是指发生在胃和(或)十二指肠的黏膜缺损，其发生与胃酸和(或)胃蛋白酶的消化作用有关。溃疡是一个病理学定义，指黏膜缺损的深度超过黏膜肌层，深入黏膜下层或者更深的层次，如果缺损深度未超过黏膜肌层，且无明显边界者，则称之为糜烂。严格说来，消化道中任何部位由于暴露在胃酸和(或)胃蛋白酶中而导致的溃疡都应归入消化性溃疡的范畴。例如胃食管反流病患者可并发食管的消化性溃疡；Meckel憩室中由于有泌酸性胃黏膜的覆盖，因而可引发远端回肠的PU。

一、病因

(一)胃酸和胃蛋白酶

1. 胃酸在 PU 发病中的作用

PU 的定义源于溃疡的发生，与胃酸、胃蛋白酶的自身消化有关。尽管当今幽门螺杆菌在溃疡病发病机制中占重要地位，但传统的“无酸无溃疡”理念至今仍沿用不衰。

2. 胃蛋白酶、胃蛋白酶原与消化性溃疡

胃蛋白酶对胃黏膜具有侵袭作用，酸加胃蛋白酶比单纯酸更容易形成溃疡，由此说明胃蛋白酶在溃疡发生中起重要作用。胃蛋白酶的作用与酸密切相关，其生物活性取决于胃液 pH 值。因胃蛋白酶原的激活需要酸性环境，且对 H^+有依赖性。

3. 十二指肠溃疡中胃酸高分泌

DU 中的胃酸高分泌是由于：①壁细胞总数(PCM)增多，壁细胞基底膜胆碱能、胃泌素和组胺 H_2 受体的活性增加，在 H^+-K^+-ATP 酶的作用下，使 H^+分泌增加，导致胃液中酸度增高，迷走神经的张力也相应增高，胃酸增多而激活胃蛋白酶，从而发生上消化道黏膜的自身消化。②G 细胞分泌胃泌素增加。

4. 胃溃疡中胃酸正常或低于正常

有关胃溃疡形成的原因有 2 种说法：一种是胃黏膜抵抗力减弱；另一种是胃排空延迟，以至胃内食物淤积。长时间的食物滞留可以引起胃窦机械性膨胀，并持续与胃窦黏膜相接触，导致一过性胃泌素和胃酸的分泌大量增加，损害黏膜而形成溃疡。

(二)幽门螺杆菌(HP)

1. HP 是 PU 的重要病因

HP 是 PU 的主要病因已达成共识，其理由包括：①HP 在 PU 患者中有极高的检出率，GU 中的检出率通常在 70%以上，DU 在 90%～100%，尤其后者绝大多数为 HP 相关性溃疡。②大量临床研究表明，根除 HP 可促进溃疡愈合，显著降低或预防溃疡的复发。单纯抗 HP 感染即可促使溃疡愈合，且疗效与 H_2 受体拮抗剂相当。部分难治性溃疡在根除 HP 后溃疡得以愈合。关于 PU 的转归，目前已有新认识，“愈合”和“治愈”是两个不同的医学术语。传统的单纯抑酸治疗只能使溃疡“愈合”，达到近期治疗目标，且容易屡治屡发，而根除 HP 后则常能改变溃疡病的自然病程，达到远期“治愈”目标。③PU 与慢性胃炎几乎合并存在，而在 PU 前必先有慢性胃炎。流行病学研究表明，胃炎的分布部位、严重程度、进展情况与胃酸分泌及 DU 的发生有关。HP 感染是慢性胃炎的主要病因已被认可，这表明 HP 感染、慢性胃炎及 PU 之间存在着密切关系。有研究发现，HP 感染人群发生溃疡的危险性为无 HP 感染者的 9 倍以上。④许多研究资料表明，PU 只与某些特异的 HP 菌株相关，如 HP 空泡细胞毒素 A(VacA)和细胞毒素相关基因 A(CagA)等。

2. HP 感染对胃酸分泌和调节的影响

(1)HP 感染引起高胃泌素血症：一方面，HP 分泌大量尿素酶水解尿素产生氨，从而使胃上皮表面 pH 值升高，干扰了正常胃酸对胃泌素的反馈抑制，促使 G 细胞大量分泌胃泌素；另一方面，HP 感染导致胃黏膜炎症并释放出炎症介质，也促使 G 细胞释放胃泌素。研究显示，HP 阳性的 DU 患者血中胃泌素水平明显高于 HP 阴性的 DU 患者。

(2)HP 感染可致生长抑素及其 mRNA 的表达明显减少：HP 水解尿素产生氨，使 pH 值升高，减少了胃酸对分泌生长抑素的 D 细胞的刺激作用，导致 D 细胞功能低下和萎缩。胃窦部炎症产生的细胞因子影响胃窦部神经内分泌功能。HP 感染产生的 N 甲基组胺是一种 H_3 受体激动剂，可刺激 D 细胞上的 H_3 受体，从而抑制生长抑素释放，使胃泌素分泌增加，根除 HP 后，生长抑素水平可升高甚至恢复正常。

(三)遗传因素在 PU 发病中的作用

1. 溃疡病患者家族的高发病率

DU 患者的子女溃疡发病率较无溃疡病者的子女高 3 倍。GU 患者后代易罹患 GU，DU 患者后代易罹患 DU，提示这两种溃疡病的遗传是互相独立的，是两种不同的基因遗传病。对孪生儿的观察表明，单卵双胎发生溃疡的一致性概率高达 53%；双卵双胎发病的一致性也高达 36%。在一些罕见的遗传综合征如多发性内分泌腺病、系统肥大细胞增多症、Neuhauser 综合征中，PU 都是其主要临床表现之一。高胃蛋白酶原 I(PGI)血症属于常染色体显性遗传病。但近年来由于 HP 感染而发生的家庭聚集现象，使得溃疡病遗传因素的假说有所动摇，但这仅是一种初步研究，尚不足以否定遗传因素的作用。

2. PU 与血型的关系

O 型血者溃疡发生率高于其他血型。近年发现 HP 的特异定植是由于其黏附因子与胃上皮细胞上特异的受体相结合，在 O 型血者胃上皮细胞表面，这种特异的黏附受体表达较多。

3. PU 与 HLA 的关系

HLA-B5、HLA-B12、HLA-BW35 型人群易罹患 DU。

(四)精神因素在 PU 发病中的作用

1. 精神因素对胃分泌的影响

精神因素可使胃酸分泌增加，但其对胃酸分泌的影响存在个体差异。

2. 精神因素对胰腺外分泌及胃排空的影响

急性应激会影响胰腺外分泌功能。有研究报道，应激状态下胰腺外分泌量下降，低于正常值。应激状态还可使胃排空率下降，使胃、十二指肠运动发生改变。

3. 精神因素与 PU

PU 的发病常与精神因素有关。慢性情绪波动及恐惧刺激与溃疡的发生明显相关。有学者设想心身因素与 PU 发生的关系：①许多 PU 患者发病前常处在长期精神冲突、焦虑、情绪紧张等心理状态中。②这些慢性情绪紧张、兴奋状态可引起胃酸分泌增加及胃、十二指肠黏膜抵抗力减弱，使得 PU 易感性增加。③一旦有加重上述两项因素的事件发生，常于 4～7d 内促发 PU 的发生。精神因素对溃疡愈合和复发也有影响。无精神因素、无应激事件者的溃疡愈合率明显高于有应激事件者，且溃疡愈合速度前者明显高于后者。

(五)其他因素

PU 的病因众多，可以某一因素为主或由多项因素综合作用所致。除上述主要因素外，还有其他一些相关因素的参与。

1. 环境因素

本病具有一定的地理位置差异和明显的季节性差异，但地理、环境、气候在溃疡发生中所起的作用尚无确切定论。

2. 吸烟

吸烟可抑制胰液和碳酸氢盐的分泌从而减弱十二指肠液对胃酸的中和作用，并通过降低幽门括约肌的功能促进十二指肠液的反流；吸烟能增加胃酸、胃蛋白酶的分泌和减少前列腺素 E 的分泌，从而增加溃疡病的发病率并影响溃疡的愈合。

3. 饮食因素

如酒精、咖啡、浓茶、辛辣调料等，以及不良饮食习惯，如不规则饮食、暴饮暴食等，都可使胃肠黏膜受到物理和化学损伤，导致黏液和黏膜屏障功能下降，使溃疡的易感性增加。

4. 伴随疾病

如肝硬化、慢性肺部病变、冠心病、胰腺外分泌功能减退者及慢性肾功能不全等，其溃疡病发病率增加。

二、病理生理

胃黏膜有抵御各种物理和化学损伤的功能。黏膜屏障有上皮前、上皮及上皮后三道防线保护黏膜的完整性；当这些防御机制都受到损伤时，上皮固有的修复机制还能恢复黏膜的完整性；如果防御和修复机制都受损，就会在基底膜层形成创口，此时经典性创口愈合机制开始发挥作用重塑基底膜，并最终使上皮再生。因此，只有在创口愈合机制也失效的情况下，才会有 PU 的发生。近 10 年来已经认识到，除了极少数患者，上述黏膜防御、黏膜修复及创口愈合机制只有在外源性因素的作用下才会被破坏。而导致 PU 发生的最常见的两个外源性因素就是服用阿司匹林及其他 NSAIDs 和 HP 感染。

三、发病机制

许多药物可损伤胃、十二指肠黏膜，如解热镇痛药、抗癌药、某些抗生素、肾上腺皮质激素等。NSAIDs 可通过 2 个主要机制损害黏膜：①NSAIDs 多系脂溶性药物，能直接穿过黏膜屏障，导致 H^+反弥散，聚积的大量 H^+干扰黏膜细胞内的代谢活动，使得细胞膜和溶酶体膜发生破裂，并进而导致细胞死亡和上皮细胞层完整性的破坏。同时，这种局部酸性的环境也不利于上皮细胞层的新生更替，从而导致黏膜屏障功能受损。现临床使用的 NSAIDs 肠溶制剂和前药制剂可减少药物对黏膜的局部损害作用。②抑制前列腺素的合成，削弱黏膜的保护机制。NSAIDs 的系统作用是抑制环氧合酶(COX)。COX 是花生四烯酸合成前列腺素的关键催化酶，有两种异构体，BP 结构型 COX-1 和诱生型 COX-2。COX-1 在组织细胞中恒量表达，催化生理性前列腺素合成并参与维持细胞数量相对稳定和调节机体生理功能；而 COX-2 主要在病理情况下由炎症刺激等诱导产生，促进炎症部位前列腺素的合成，对胃肠道的细胞屏障也有一定的保护作用。传统的 NSAIDs，如阿司匹林、吲哚美辛等在抑制 COX-2 减轻炎症反应的同时，也抑制了 COX-1，导致胃肠黏膜生理性前列腺素 E 合成不足，使前列腺素 E 促进黏液和碳酸氢盐分泌、促进黏膜血流量、增强细胞保护等黏膜防御和修复功能减弱。同时，由于内源性前列腺素合成受阻，大量花生四烯酸通过脂肪加氯酸途径合成为白三烯，局部诱导了中性粒细胞黏附和血管收缩，使胃肠黏膜微循环障碍；被黏附的中性粒细胞很快被激活并释出氧自由基，直接干扰细胞的代谢和引起细胞分裂，破坏血管内皮细胞，从而进一步加重胃肠黏膜微循环障碍。

目前认为 HP 致 PU 的发病机制为：HP 的毒素引起胃黏膜损害、宿主对 HP 感染的免疫应答介导胃黏膜损伤及HP感染致胃酸分泌和调节异常。HP导致PU的机制目前主要有5种学说。①漏屋顶学说：把有炎症的胃黏膜比喻为漏雨的屋顶，意思是说无胃酸(雨)就无溃疡。在给予抗胃酸分泌药物后溃疡可愈合，但这只能获得短期的疗效。如果能根除HP，则溃疡的复发率可降至5%左右。②胃泌素-胃酸相关学说：HP可使胃窦部pH值升高，胃窦部胃泌素反馈性释放增加，继而胃酸分泌增加，这在DU的形成中起重要作用。③胃上皮化生学说：HP定植于十二指肠内的胃化生上皮，引起黏膜损伤，导致PU形成。在十二指肠内，HP仅在胃上皮化生部位附着定植是这一学说的一个有力证据。④介质冲洗学说：HP感染导致多种炎症介质的释放，这些炎症介质在胃排空时进入十二指肠，从而导致十二指肠黏膜损伤。这一学说解释HP主要存在于胃窦，却可导致PU的发生。⑤免疫损伤学说：HP通过免疫损伤机制导致溃疡形成。但是以上任何一种学说都不能充分解释溃疡病发病的全部机制，只能从不同角度阐明机制的某一部分，因此HP的致病机制还有待进一步深入研究。

四、临床表现

PU的典型症状可表现为节律性、周期性发作的上腹部烧灼性疼痛，饭后2～4h或夜间空胃时发生，可因抗酸剂及进餐而缓解，数月中常有起伏，特别是季节更迭时易发生，如有以上症状就可以考虑溃疡可能。这种情况即所谓“胃酸性消化不良”，因为它是在胃酸未被缓冲时发生的，而中和胃酸或抑制胃酸分泌，则可使之缓解，是主要的酸相关性疾病之一。人们曾经认为，溃疡病患者大多有上腹疼痛，但根据上消化道内镜资料，现已获悉约70%上腹痛患者并无活动性溃疡证据，而有活动性溃疡的患者中无腹痛症状的多达40%。此外，患者还可以溃疡并发症(特别是长期服用NSAIDs者的出血)为首要表现而无前驱症状。不过上腹痛症状虽不敏感又无特异性，但如有此症状，特别是饭后和夜间烧灼感，并可因进食及抗酸剂而缓解，仍提示存在PU的可能。

五、并发症

(一)上消化道出血

PU是上消化道出血最常见的病因，15%～20%患者会在溃疡病程中发生出血，患者可出现呕吐咖啡色液体或鲜血，亦可以黑便为主要表现。因服用NSAIDs所致上消化道出血的比例还在不断上升，因为此类药物的临床应用逐年增多，而HP感染的流行率则在减低。

PU合并上消化道出血提示预后不良的临床特征主要包括：年龄65岁以上、呕血、曾经出现休克症状、需要多次输血的严重出血以及合并存在其他处于临床活动期的病变(如心血管系统、呼吸系统、肝脏疾病及恶性肿瘤等)。

(二)穿孔

溃疡穿孔的发生率为(2～10)/10万，男性多于女性，为(4～8)：1。但是随着目前中老年妇女中NSAIDs应用的逐渐增多，男女发生比例也开始随之变化。最常见的起病表现是突发性剧烈腹痛，继之出现腹膜炎体征。典型患者呈急性重病容，呼吸浅促，上腹部压痛明显，腹肌痉挛呈板样腹表现。外周血白细胞迅速增多，血清淀粉酶可轻度增高。如发现腹腔游离气体，诊断即可成立，但应注意以立位胸片或左侧卧位腹片最易发现，优于腹部平片检查。

(三)梗阻

约2%溃疡患者可并发胃流出道梗阻，其中有90%是幽门管溃疡合并既往或现有活动期十二指肠球部溃疡引起的。患者可出现频繁呕吐、腹痛及上腹部胃蠕动型。梗阻的原因主要包括溃疡周围的炎症性肿胀、溃疡附近的肌痉挛，以及瘢痕狭窄和纤维化等。炎症水肿引起的幽门梗阻经治疗后可缓解，由瘢痕收缩引起者则需手术治疗。

六、相关检查

（一）内镜与胃肠钡餐造影检查

根据病史和体检只能怀疑溃疡病的诊断，确诊须通过胃镜或钡剂胃肠造影，内镜诊断通常比常规放射检查更为准确。上述两种诊断方法一般只需择其一而行之，但在有些情况下例如放射学检查发现的损害（如 GU），尚需继以内镜活检。DU 绝大部分为良性，故一般无须活检及反复内镜检查以判断其是否愈合。而 GU 可有良、恶性之分，内镜下表现似为良性的病灶中约 4%可为恶性病变，因此 GU 都应多点取材活检。有关 GU 患者经内科治疗 8～12 周后是否仍需内镜复查则尚有争议，但一般均赞成复查胃镜，如溃疡已愈合，则于瘢痕处再取活检，以排除恶性病变的假性愈合。

（二）测定血清胃泌素和胃分泌功能

难治性溃疡病和考虑 Zollinger–Ellison 综合征（胃泌素瘤）的患者应测定空腹和经胰泌素激发的血清胃泌素水平。一般而言，GU 患者无论基础还是激发胃酸分泌，都比正常人为低，而 DU 者的酸分泌则增高或为正常高水平（＞12mmol/h）。HP 相关性 DU 患者，基础和食物刺激后胃酸分泌以及血清胃泌素水平皆增高，HP 清除后可恢复正常。胃分泌试验由于临床很少利用，已不再用于诊断，除非是高胃泌素血症以及考虑胃泌素瘤或其他病因所致胃酸分泌亢进患者。

（三）HP 的诊断试验

由于 HP 能产生大量尿素酶，故可由呼吸试验（^{14}C–尿素或 ^{13}C–尿素）、黏膜活检释氨（NH_3）以及微生物组织学鉴定或培养等法检测其存在。HP 还能诱导免疫学反应，故亦能由 ELISA 及快速血清学试验进行诊断。尿素呼吸试验是监测 HP 是否根治的最合适方法。但患者在接受检测前应停用一切抑制 HP 的药物（抗生素、铋、质子泵抑制剂等）4 周以上，以免假阴性的结果。

七、治疗

PU 的治疗目的是缓解症状，促使溃疡愈合，取得根治（HP 溃疡）或预防复发（NSAIDs 溃疡）。溃疡患者如无 HP 感染，就不必给予抗生素治疗，因为这样的治疗只能带来风险而不会收到效益，特别是可能破坏机体的正常微生态平衡，导致耐药菌株的增殖。治疗溃疡患者 HP 感染的步骤是检测、治疗和确认根治。现在非介入性检查方法（如血清学及尿素呼吸试验等）已广泛应用，因此治疗前检测甚易进行。

1. 抗酸治疗

无论溃疡病因为何，抗酸治疗是促进溃疡愈合的基本药物。现有的 H_2 受体拮抗剂主要包括西咪替丁、雷尼替丁、法莫替丁和尼扎替丁等。其主要差别在作用强弱和功效上：西咪替丁 800mg 相当于雷尼替丁/尼扎替丁 300mg 或法莫替丁 40mg。西咪替丁可使华法林、茶碱和苯妥英钠代谢延长，因其均经相同的肝脏细胞色素 P450 酶代谢，故这些药如与西咪替丁同时服用，剂量应酌情做相应调整。质子泵抑制剂奥美拉唑（20mg/d）、兰索拉唑（30mg/d）、潘妥拉唑(40mg/d)和雷贝拉唑是最有效和最常用的抑酸药，它们均通过抑制 H^+-K^+-ATP 酶发挥作用，其主要缺点是价格较高。近有慢代谢型的奥美拉唑(40mg/d)问世，其优越性还有待时间来证实。米索前列醇是目前仅有的合成前列腺素，它是一种较弱的抗酸药，200μg 米索前列醇的作用相当于西咪替丁 300mg。本品不是 PU 的一线治疗用药，主要用于 NSAIDs 治疗者的溃疡及其并发症的预防。上述药物的疗程，DU 为 4～6 周，GU 为 6～8 周，约 90% 以上的溃疡均可愈合。

2. 抗 HP 治疗

HP 是革兰阴性螺杆菌，体外试验对多种抗菌药物敏感。现有多种有效疗法，其中以 3～4 种药物联合治疗疗效最佳。可用于联合治疗的药物包括枸橼酸铋、质子泵抑制剂、四环素、替硝唑、甲硝唑、阿莫西林和克拉霉素等。质子泵抑制剂在体内也有一些抗 HP 作用，可能比 H_2 受体拮抗剂效益更佳，因为它们对 pH 值的调控作用更强。抑酸治疗与抗生素联合应用的理由是当 pH 值减至＜7.4 时，很多抗生素的作用将不断增强，抗生素治疗最短疗程持续多久，尚未明确。美国和欧洲的研究证明 14 日疗程的治愈率比 7 日及 10 日疗程皆好。

HP 感染治疗效果的评估必须延迟到任何残余细菌都有机会在胃内重建群体时再为进行。现已肯定，可靠结果应在抗菌治疗结束后 4 周以上取得。^{13}C 或 ^{14}C 标记的尿素呼吸试验是评估根除与否的较好方法。质子泵抑制剂抑制 HP 生长，故在检测是否成功前须至少停药 1 周。H_2 受体拮抗剂对培养、组织学检查及 ^{13}C-尿素呼吸试验皆无不利影响，故如病情所需，整个随访期间仍可继续应用。但受体拮抗剂对 ^{14}C-尿素呼吸试验有不利影响，如选用该试验检测治愈与否，必须停用。

3. NSAIDs

服用 NSAIDs 者现有资料提示，继续服用 NSAIDs 会使溃疡愈合推迟。因此在溃疡治疗期间应停用 NSAIDs，并以抗分泌药促使溃疡愈合。既服用 NSAIDs，又已感染 HP 的患者，也应接受 HP 根除治疗。很多高龄患者因骨关节炎而接受较大剂量的 NSAIDs，他们实际要求的只是镇痛。停用 NSAIDs 构成另一方面的治疗难题，此时医生应权衡得失，考虑患者是否确实仍需继续服用 NSAIDs。很多患者改用对乙酰氨基酚成作用更弱的小剂量非处方 NSAIDs 如布洛芬 200mg，疗效一样很好。因类风湿关节炎而需小剂量服用泼尼松(5～10mg/d)的患者，一般对溃疡愈合不产生明显不利影响。待溃疡愈合后，如疾病仍需 NSAIDs 治疗者可恢复应用，并应合并使用米索前列醉或质子泵抑制剂。

4. 外科治疗

现在以择期手术方式治疗 PU 的患者已极为少见，择期手术的唯一指征是：HP 虽已根除，并已经过多个疗程的药物治疗，但溃疡仍顽固未愈，而且相关临床症状对患者生活质量产生不利影响者。因发生溃疡并发症而需急症手术的患者则相对较为多见，主要包括穿孔、出血和胃出口梗阻经内科治疗无效者。

第六节　炎症性肠病

炎症性肠病(inflammatory bowel disease，IBD)是一种特发性肠道炎症性疾病，包括溃疡性结肠炎(ulcerative colitis，UC)和克罗恩病(Crohn’s disease，CD)，以慢性、反复复发为其特征。溃疡性结肠炎是结肠黏膜层和黏膜下层连续性炎症，疾病先通常累及直肠，逐渐向全结肠蔓延，克罗恩病可累及全消化道，为非连续性全层炎症，最常累及部位为末端回肠、结肠和肛周。

一、流行病学

IBD 首先在北欧和北美洲人群中发现，以后在西欧、南欧、日本等世界各地均有报道。在美国，UC 发病率为 11/10 万，CD 为 7/10 万，约有 20 万～40 万人罹患此病，每年新增约 3 万左右患者，性别在 UC 发病中无差别，CD 则女性高于男性。IBD 发病呈双峰分布，15～30 岁为第一发病高峰，60～80 岁为第二个较低的发病高峰。近年来我国发病率有逐渐上升趋势。

二、病因和发病机制

目前尚未完全明确，是近年来研究极其活跃的领域，目前认为本病是多因素相互作用的结果，主要包括遗传、感染、环境和免疫因素等。

(一)感染因素

微生物感染与 IBD 发病之间的关系一直是人们长期关注的目标。有报道显示 CD 肠黏膜中检测出副结核分枝杆菌和麻疹病毒，UC 则可能与表达特异黏附分子的大肠杆菌有关，与双链球菌、志贺菌、RNA 病毒有关，肠道感染可能是疾病的一种诱发因素，但至今并未发现直接特异性的病原体。目前更关注于肠腔内环境改变，特别是菌群的改变。菌群紊乱可能通过抗原刺激、肠上皮细胞受损、黏膜屏障通透性增加，影响肠黏膜的免疫系统而产生肠道持续性炎症。IBD 动物模型处于无菌状态时，均不能诱导肠道炎症，恢复正常菌群后，则出现肠道炎症，使用抗生素后，又可减少肠道炎症的发生。提示肠道菌群含有的抗原可引起和启动 IBD 的异常免疫反应。

(二)遗传因素

有明显家族聚集性和种族差异，是一种多基因遗传性疾病。通常 IBD 一级亲属中发病率是普通人群 30～100 倍。对英国和丹麦 322 对双胞胎的调查中发现单卵双生子比双卵双生子易发病，UC 发病率分别为 10%和 3%；CD 则为 30%和 7%，表明 IBD 发病有一定遗传倾向，但事实上并非 100%单卵双生子均发病，提示非遗传因素也起着重要作用。调查示 IBD 发病同种族有关，白种人发病率较高，而黑种人、黄种人则较低；犹太人较非犹太人高 3～6 倍。

近年来随着遗传连锁分析和候选基因关联研究，筛选出约 10 个连锁基因，主要是免疫调节和炎症因子的相关基因。其中位于 16q12 的 IBD1 位点上存在的 NOD2 基因与 CD 易感性密切相关，其编码蛋白为一种细菌脂多糖(LPS)结合蛋白或是一种识别受体，与 LPS 结合，通过 NF-kB 对细菌成分活化途径，介导机体对病原体的抵抗，参与黏膜对肠道微生物的先天免疫。NOD2 基因突变引起免疫激活异常，调节机制异常，抑制炎症作用降低，导致组织和细胞发生持续性损伤。约 30%CD 被检测出异常的 NOD2 基因。HLA 基因研究较广泛，HLA DRB1 *0103 阳性者在正常人群中比例 0.2%～3.2%，UC 者中 6%～10%，病变广泛者中 15.8%，重症需手术者达 14.1%～25%，阳性者常伴有肠外症状。但基因表达有明显种族差异，日本人 UC 者与 HLADRB1*1502 相关，而在白种人中此基因表达极少。

(三)环境因素

在社会经济较发达的国家IBD发病率较高，以北欧和北美洲人群多见。随着经济的发展，我国也呈现上升趋势。脑力劳动者IBD发病率明显高于体力劳动者，因此环境因素起着一定的作用。随着环境条件的改善，人们接触致病菌的机会减少，婴儿期肠黏膜缺乏足够微生物刺激，引起肠上皮表面积减少，削弱黏膜屏障防御作用，黏膜中IgA减少，以致针对病原菌不能产生有效的免疫应答。

在环境因素中，吸烟与IBD的发病关系密切，吸烟对UC者似乎起保护作用，但CD吸烟者临床表现及预后均较非吸烟者差，提示UC和CD的发病机制可能有所不同，机制有待进一步研究。口服避孕药者患CD的危险性增高，与用药时间呈正比，与UC发病率影响结论不一致。阑尾切除者和母乳喂养者患IBD的危险性低于对照组，快餐、奶油、咖啡、酒精、水果等饮食结构与IBD的关系尚未取得统一结果。流行病学统计亚洲人群移民至高发病率地区后。IBD发病率增高，而我国近年来IBD发病率呈上升趋势，可能与生活习惯和生活方式改变有关。

(四)免疫因素

IBD者肠黏膜固有层中有大量淋巴细胞、巨噬细胞及免疫系统的其他细胞浸润，免疫激活主要限于胃肠道，且处于反应持续状态。其中由于T细胞功能失调，对Th_1、Th_2反应的不平衡已有大量报道，UC者固有层T细胞反应低下，有Th_2型反应特征，CD者T细胞效应功能明显增强，表现为一种Th_1活性增加的免疫，非干酪性样肉芽肿是细胞免疫的结果。在免疫反应过程中，肠黏膜局部分泌的调节黏膜微环境的细胞间子失平衡，如促炎细胞因子(IL-1、IL-6、IL-8、TNF-α、IFN-β等)增高，抗炎细胞因子(IL-1ra、IL-4、IL-10、TGF-γ等)减少，细胞间黏附分子、趋化因子、集落刺激因子等表达增加，反应氧代谢产物、一氧化氮等对肠道的毒性作用等因素间相互影响，形成扩大的肠道炎症反应和免疫反应。由于参与免疫炎症过程中因子和介质相当多，相互作用间重要致病因子和信息传递待进一步探讨。

三、临床表现

一般起病缓慢，少数急骤。病情轻重不一。易反复发作，发作的诱因有精神刺激、过度疲劳、饮食失调、继发感染等。

(一)腹部症状

1.腹泻

血性腹泻是UC最主要的症状，粪中含血、脓和黏液：轻者每日2～4次，严重者可达10～30次，呈血水样；CD腹泻为常见症状，多数每日大便2～6次，糊状或水样，一般无脓血或黏液，与UC相比，便血量少，鲜红色少。

2.腹痛

UC常为局限于左下腹或下腹部阵发性痉挛性绞痛，疼痛后可有便意，排便后疼痛暂时缓解。绝大多数CD均有腹痛。性质多为隐痛、阵发性加重或反复发作，部位以右下腹多见，与末端回肠病变有关，其次为脐周或全腹痛。餐后腹痛与胃肠反射有关。少数因急腹症手术，发展为克罗恩病肠梗阻或肠穿孔。

3. 里急后重

因直肠炎症刺激所致。

4. 腹块

部分CD可出现腹块，以右下腹和脐周多见，因肠粘连、肠壁和肠系膜增厚、肠系膜淋巴结肿大所致，内瘘形成以及腹内脓肿等均可引起腹块。

5. 肛门症状

CD偶有肛门内隐痛，可伴肛旁周围脓肿、肛瘘管形成。

6. 其他表现

由恶心、呕吐、食欲缺乏等并发症引起的临床表现。

(二)全身症状

1. 贫血

常有轻度贫血，疾病急性暴发时因大量出血，致严重贫血。

2. 发热

急性重症病例有发热伴全身毒血症状，1/3 CD患者可有中等热或低热，间歇出现，因活动性肠道炎症及组织破坏后毒素吸收引起。

3. 营养不良

因肠道吸收障碍和消耗过多，常引起患者消瘦、贫血、低白蛋白血症等表现，年幼患者伴有生长受阻的表现。

(三)体征

UC轻型者或在缓解期可无阳性体征。重型可有发热、脉速的表现，左下腹或全腹部可有压痛，伴肠鸣音亢进，常触及如硬管状的降结肠或乙状结肠。若出现腹部膨隆、叩诊鼓音，触诊腹肌紧张和压痛，伴发热、脱水、心动过速与呕吐，应考虑中毒性巨结肠。直肠指检常有触痛，肛门括约肌痉挛，急性中毒症状较重的患者可松弛，伴指套染血。CD者腹部可扪及腹块，可有急性或慢性胃肠道梗阻、肠穿孔和消化道出血体征，可有肛门周围炎症的体征。

四、实验室及辅助检查

(一)血液检查

贫血常见，主要由失血引起，也可能与溶血有关。急性期常有中性粒细胞增多。CD者贫血与铁、叶酸和维生素B_{12}等吸收减少有关。由于血浆第Ⅴ、Ⅶ、Ⅷ因子的活性增加和纤维蛋白原增加，血小板数常明显升高，可引起血栓性栓塞现象，尤以肺栓塞和内脏血栓形成较为多见。严重者白蛋白降低与疾病活动有关。血沉增快，C-反应蛋白升高，疾病缓解时显著下降。血清钾、钠、钙、镁等也可下降。

(二)粪便检查

肉眼检查常见血、脓和黏液。涂片镜检可见红、白细胞。

(三)免疫学检查

血清中抗中性粒细胞核周胞质抗体(perinuclear antineutrophil cytoplasmic antibodies，pANCA)和抗酿酒酵母菌抗体(Anti-Saccharomyces cerevisiae antibodies，ASCA)在临床上应用于诊断IBD，但由于诊断敏感性不强，应用价值受一定限制。$pANCA^{+}$/ASCA诊断UC阳

性率为 50%～70%，明显高于正常人群 3%～4%，但胶原性结肠炎、嗜酸性粒细胞性结肠炎等其他肠道炎症性疾病也可为阳性。PANCA⁻/ASCA⁺对 CD 有较高特异性，但白塞病、原发性硬化性胆管炎等也可阳性。故不推荐应用血清标志物对 IN 患者筛选。血清 TNF-α和其他细胞因子(IL-1、IL-6、IL-8 等)升高与疾病的活动性相关。

(四)影像学检查

UC 早期钡剂灌肠检查可见结肠黏膜紊乱、结肠袋形加深、肠壁痉挛、溃疡所引起的外廓小刺或锯齿形阴影；晚期见结肠袋形消失、管壁强直呈水管状、管腔狭窄、结肠缩短、息肉引起的充盈缺损等。但急性期及重型患者应暂缓进行，以免穿孔。腹部平片有助于发现中毒性巨结肠等严重并发症。钡剂灌肠检查对 CD 诊断具有重要作用，特别是肠腔狭窄使内镜检查无法到达者。表现有胃肠道的炎性病变，如僵硬、裂隙状溃疡、黏膜皱襞破坏、卵石征、假息肉、瘘管形成等，病变呈节段性分布，单发或多发性不规则狭窄和扩张。全消化道造影可以了解末端回肠或其他小肠的病变和范围。X 线腹部平片可见肠袢扩张和肠外块影。腹部 CT、磁共振检查对确定是否有肠壁增厚且相互分隔的肠袢、腹腔内脓肿等诊断有一定价值。腹部超声检查可见不同程度的肠蠕动减弱、肠壁增厚与狭窄，近端肠腔扩张。

(五)内镜检查

对本病诊断有重要价值，但在急性期重型患者应暂缓进行，以防穿孔。UC 结肠镜中表现：病变多从直肠开始，呈连续性、弥漫性分布；黏膜血管模糊、充血、水肿及附有脓性分泌物，呈细颗粒状；病变严重处见弥漫性糜烂和多发性浅溃疡；慢性病变见假性息肉，结肠袋变钝或消失。CD 内镜下表现为节段性、非对称性分布的黏膜炎症，纵向或阿弗他溃疡，鹅卵石样增生，肠腔狭窄僵硬等改变，而周围黏膜正常。胶囊内镜对发现早期小肠损伤有积极意义，双气囊小肠镜可取活检助诊，超声内镜有助于确定病变深度，发现腹腔内肿块和脓肿。

(六)黏膜病理活检

UC 活动期时黏膜组织中大量中性粒细胞、嗜酸性粒细胞和慢性炎细胞浸润，可有隐窝炎和脓肿形成，黏膜中杯状细胞减少，黏膜表层糜烂、溃疡形成和肉芽组织增生。缓解期中性粒细胞消失，隐窝结构紊乱，腺上皮和黏膜肌层间隙增宽、潘氏细胞化生。CD 典型病理改变包括裂隙状溃疡和阿弗他溃疡、非干酪样性肉芽肿、固有膜炎性细胞浸润，黏膜下层增宽、淋巴细胞聚集、淋巴管扩张，而隐窝结构大多正常，杯状细胞不减少。手术切除的肠段可见穿透性炎症，肠壁水肿、纤维化以及系膜脂肪包绕，局部淋巴结有肉芽肿形成。

五、诊断

诊断 IBD 主要手段包括病史采集、体格检查、实验室检查、影像学、内镜检查和组织细胞学特征。

(一)UC 诊断标准

若有典型临床表现疑诊 UC 患者，应安排进一步检查；根据临床表现和结肠镜或钡剂灌肠检查中一项，可为拟诊 UC 者，若有病理学特征性改变，可以确诊；初发病例、临床表现和结肠镜改变均不典型，应密切随访；对结肠镜检查发现的轻度直、乙结肠炎不能等同于 UC，需认真检查病因，观察病情变化。

UC诊断中应包括疾病类型、病情程度、活动性、病变范围、并发症和肠外表现，以便选择治疗方案，用药途径和评估预后。

1.临床类型

分为初发型、慢性复发型、慢性持续型和暴发型。

2.临床病情

程度分为轻度、中度、重度。

(1)轻度：最常见，起病缓慢，排便次数增加不多，粪便可成形，血、脓和黏液较少，腹痛程度较轻，全身症状和体征少。

(2)中度：介于轻度和重度之间。但可在任何时候发展为重度，甚至发生急性结肠扩张和穿孔。

(3)重度：起病急骤，有显著腹泻、便血、贫血、发热、心动过速、厌食和体重减轻，甚至发生失水和虚脱等毒血症状。常有严重腹痛、满腹压痛，甚至发展成中毒性巨结肠。白细胞增多，血沉加速，低白蛋白血症。

3.病变范围

分为直肠炎、直肠乙状结肠炎、左半结肠炎、广泛性结肠炎以及全结肠炎。

4.并发症

(1)中毒性巨结肠：见于急性暴发型，病情凶险，累及横结肠或全结肠，结肠内大量充气致腹部膨隆，肠鸣音减弱或消失。在结肠扩张易引起溃疡穿孔并发急性弥漫性腹膜炎。可能由于钡剂灌肠(检查前肠道准备)、低钾或应用抗胆碱能药物或麻醉剂等因素诱发，也可能自发发生。

(2)结肠狭窄和肠梗阻：修复过程中大量纤维组织形成瘢痕引起，多见于结肠远端。

(3)结肠息肉和结肠癌：由于反复肠道炎症刺激，使肠黏膜细胞增生，形成息肉。炎性息肉一般不需要摘除，但腺瘤样息肉一旦确诊应摘除。UC病变的范围和时间长短与腺瘤癌变机会相关，病史长，病变范围广的UC患者更应密切随访。

(4)肠外表现：不多见(<10%)，与自身免疫有关。常见的有：①皮肤、黏膜表现：结节性红斑、多形红斑、口疮性溃疡、坏疽性脓皮病等。②眼损害：可有结膜炎、虹膜炎、眼色素层炎等。③一过性游走性关节痛：偶尔有强直性脊椎炎。④肝病：脂肪肝、慢性活动性肝炎、胆管周围炎、硬化性胆管炎等。⑤血液系统的表现：可有贫血、血栓性栓塞现象。⑥肾病变：肾盂肾炎和肾石病在本病中发生较多。⑦生长和发育：儿童患者可受影响。

(二)CD诊断标准

有典型临床表现为疑诊CD患者，若符合结肠镜或影像学检查中一项，可拟诊为CD；若有非干酪样性肉芽肿、裂隙状溃疡和瘘管及肛门部病变特征性改变之一，可以确诊；初发病例、临床表现和结肠镜改变均不典型，应密切随访；如与肠结核鉴别困难，可按肠结核作诊断性治疗4～8周，观察疗效。

CD诊断内容应包括临床类型、严重程度、病变范围、肠外表现和并发症，以利于制订全面的治疗方案。

1. 临床类型

分为狭窄型、穿透型和炎症型(非狭窄型和非穿透型)，各型间有交叉或互相转化。

2. 临床病情程度

可分为轻、中、重度。无全身症状、腹部压痛、包块与梗阻者为轻度；有腹痛、腹泻及全身症状和并发症者为重度，介于两者间为中度。

3. 病变范围

分为小肠型、结肠型、回结肠型，此外消化道其他部位也可累及，如食管、十二指肠等，需标明。

4. 并发症

40%以上病例有程度不等的肠梗阻，且可反复发生。急性肠穿孔占10%～40%。可有肛门区和直肠病变、瘘管、脓肿、出血和癌变等。

5. 肠外表现

关节痛(炎)、口腔疱疹性溃疡、结节性红斑、坏疽性脓皮病、炎症性眼病、慢性活动性肝炎、脂肪肝、胆石症、硬化性胆管炎和胆管周围炎、肾结石、血栓性静脉炎、强直性脊椎炎、淀粉样变性、骨质疏松和杵状指等。

六、鉴别诊断

IBD 内镜诊断中由于肠黏膜组织活检受到取材广度和深度的限制，病理诊断有很大困难，因此诊断有时建立在排除诊断的基础上。UC 应与感染性肠炎(细菌、病毒、真菌性肠炎，肠结核，慢性阿米巴肠炎，血吸虫病，出血坏死性肠炎，抗生素相关性肠炎)，缺血性肠炎，放射性肠炎，过敏性紫癜，胶原性结肠炎，白塞病，结肠息肉病，结肠憩室炎，艾滋病感染合并结肠炎，结肠癌和肠道激惹综合征等相鉴别。CD 应与肠结核、肠淋巴瘤、白塞病、药物性肠病、嗜酸性细胞肠炎、Meckel 憩室和结肠癌等相鉴别。对于一些难于与 IBD 鉴别的疾病，为明确诊断推荐进行 3～6 个月密切随访。

(一)UC 与急性自限性结肠炎

各种致病菌感染，如痢疾杆菌、沙门菌、耶尔森菌、空肠弯曲菌和阿米巴滋养体等，通常在 4 周后均能恢复正常。急性发作时可有发热、腹痛、腹泻、黏液血便，虽然粪便检查分离致病菌阳性率低于 50%，但致病菌检查有助于诊断，同时抗生素治疗有良好疗效。内镜中炎症分布多不均匀，可见片状充血水肿、糜烂或溃疡，结肠黏膜隐窝结构通常正常，固有层以多形核细胞浸润为主。

(二)UC 和 CD 的鉴别

两者临床表现、内镜和组织学特征均明显不同，特别是裂沟、瘘管、穿透性炎症、肛门病变和非干酪样性肉芽肿具有重要的鉴别诊断价值。对于 10%难于诊断的结肠炎症，尚不符合 UC 和 CD 的诊断标准，临床诊断为未定型结肠炎(indeterminate colitis，IC)，在随访过程中可能最终能诊断 UC 和 CD。但仍有部分 IC 患者临床特点与 UC 和 CD 不同，且 ANCA 和 ASCA 检测阴性，使 IC 诊断更加困难，也可能代表 IBD 分型中未定义的亚型，有待进一步验证。

(三)其他需鉴别的疾病

有缺血性结肠炎、放射性结肠炎、药物性肠病、Meckel 憩室、嗜酸性细胞肠炎、淋巴瘤等。

七、治疗

治疗是通过阻断炎症反应和调节免疫功能进行的。在治疗前，首先对病情进行综合评估，包括病变累积范围、部位，病程的长短、疾病严重程度以及患者的全身情况，根据病情给予个体化、综合化的治疗。原则上应尽早控制疾病的症状，促进缓解，维持治疗，防止复发，防治并发症和掌握手术治疗时机。

(一)一般治疗

由于慢性疾病常伴有营养不良，一般主张给予高糖、高蛋白、低脂、低渣饮食，适当补充叶酸、维生素和微量元素，要素饮食适合家庭内营养，而全肠外营养适用于重症患者及有中毒性巨结肠、肠瘘、短肠综合征等并发症者。营养治疗有利于纠正营养不良，能控制疾病的活动性，延长疾病缓解时间。必要时予以输血。

(二)UC 治疗

氨基水杨酸类药和肾上腺皮质激素是目前控制本病最有效的药物。水杨酸偶氮磺胺吡啶(sulfasalazine，SASF)在结肠内由细菌分解为 5-氨基水杨酸(5-aminosalicylic acid，5-ASA)和磺胺。5-ASA 是治疗的有效成分，作用机制是通过对肠黏膜局部花生四烯酸代谢多个环节进行调节，抑制前列腺素、白三烯的合成，清除氧自由基，抑制免疫反应。由于磺胺长期应用可出现磺胺类药物相关的不良反应，如胃肠道症状和白细胞减少、皮疹和精液异常而导致不育等，故 5-ASA 的应用越来越广泛。常用的 5-ASA 制剂有美沙拉嗪(me-salamine，5-ASA)、奥沙拉嗪(olsalazine，5-ASA 偶氮二聚体)和巴柳氮(balsalazide，5-ASA 偶氮异二聚体)等。奥沙拉嗪和巴柳氮在小肠均无吸收，美沙拉嗪由丙烯酸树脂包裹，即 Eudragit-s 或 Eudragit-L，分别在回肠末端 pH 值 5～7 时溶解释放，但仍大部分进入结肠，用 Eudragit-s 和 Eudragit-L 控制两种多聚体配比包裹的美沙拉嗪，即艾迪莎(etiasa)能进一步控制药物的释放。颇得斯安(pudesian)将美沙拉嗪掺入乙基纤维素微颗粒中，以 pH 值依赖方式水解，逐步释放活性成分。糖皮质激素适用于需要快速见效或对美沙拉嗪治疗无效者，根据病情应答逐渐减量，一般在 8 周左右，通常不建议长期使用。慢性活动性激素依赖者可应用硫唑嘌呤(AZA)1.5～2.5mg/(kg・d)或 6-巯基嘌呤(6-MP)0.75～1.5mg/(kg・d)治疗。

1. 活动期治疗

轻度或中度 UC 选用 SASP 制剂 3～4gAI，或相当剂量 5-ASA 分次口服。对直肠和乙状结肠病变可用 SASP 栓剂 0.5～1g，每日 2 次，或 5-ASA 灌肠液 1～2g/d，或氢化可的松 100～200mg，或布地奈德 2mg 保留灌肠，每晚一次。也可中药保留灌肠。中度 UC 对水杨酸类制剂反应不佳者，可加用糖皮质激素，泼尼松 30～40mg/d。

重度 UC 由于病变范围较广，病情发展迅速，要密切观察，处理及时。口服或静脉予泼尼松或泼尼松龙 40～60mg/d，观察 7～10d；若已使用糖皮质激素，可静脉滴注泼尼松龙 48mg/d 或氢化可的松 300mg/d。激素治疗无效者，可考虑环孢素 2～4mg/(kg・d)，静脉滴注 7～10d，同时严格检测血药浓度。慎用解痉剂和止泻剂，避免诱发中毒性巨结肠。若发现中毒性结肠扩张，药物疗效不佳，全身症状越来越重，应外科手术治疗。

2. 缓解期治疗

除初发病例、轻症远段结肠炎患者症状缓解后，可停药观察外，所有患者均应维持治疗3年，甚至更长时间。糖皮质激素无维持治疗的效果，症状缓解后减量，用氨基水杨酸2～3g/d接替激素治疗，硫唑嘌呤和6-巯基嘌呤等用于氨基水杨酸不能维持或对激素依赖者，但用药后需3～6个月才能显效。

3. 手术治疗

有大出血、肠穿孔、中毒性巨结肠等内科治疗无效且伴有严重毒血症状者，应行紧急外科手术治疗。对长期依赖激素和硫唑嘌呤者，特别是发生不良反应者，采用全结肠切除术和回肠造瘘术。直肠回肠小袋吻合术，既切除全结肠又保留了患者的肛门排便功能。慢性UC并发结肠癌的发生率报道不一，欧美国家报道的癌变率为5%～10%，在临床上应引起重视，选择择期手术。

(三)CD的治疗

常用药物与UC用药基本相仿，但是药物疗效差，疗程更长。免疫抑制剂、抗生素与生物治疗较普遍。

1. 活动期治疗

(1)氨基水杨酸类药：柳氮磺胺吡啶(SASP)仅对轻、中型活动型CD患者，且病变局限于结肠者有一定疗效。5-ASA控释剂对结肠和末端回肠有疗效。而小肠型CD需应用激素和5-ASA控释药物。在控制CD活动性和缓解期维持治疗时存在剂量效应，初始治疗剂量需足够，用法同UC的治疗。

(2)糖皮质激素：是治疗和诱导CD缓解作用最快、疗效较好的药物。常用剂量泼尼松0.5～0.75mg/(kg·d)，严重病例可达1mg/(kg·d)，2个月左右病情缓解，可在治疗初期即开始使用糖皮质激素。推荐使用布地奈德(budesonide)，它是一种16α-羟泼尼松龙，分子量大，在肠道局部浓度高，吸收后肝迅速代谢的激素类药物，仅10%的活性成分进入全身血液循环中，常用剂量为9mg/d，其对内源性激素的影响明显低于泼尼松40mg/d，2个月缓解率在43%～60%，缓解期维持剂量为3～6mg/d。

肠道细菌感染与CD发病、疾病的严重性及复发有密切关系，细菌的过度生长，特别是有并发症者，如脓肿、瘘管、盲袢等会致疾病恶化。甲硝唑能对抗厌氧菌破坏肠黏膜的作用，对难治性肛周脓肿10～20mg/(kg·d)，治疗12个月，80%伤口愈合良好，但减量后易复发。对手术切除者应用甲硝唑，虽然复发率无明显差异，但CD的活动指数明显降低。由于甲硝唑长期应用不良反应多，患者难以耐受，采用环丙沙星、克拉霉素也有报道。肠道益生菌在IBD治疗中起着积极意义，有报道显示对SASP和5-ASA过敏和不能耐受者使用肠道益生菌，12个月后75%患者仍可保持缓解状态，粪便中乳酸杆菌和双歧杆菌等有益菌群含量增高，pH值明显下降。但由于结肠内细菌较多，微生物作用复杂，应用价值尚需深入研究。

近年来生物治疗是IBD治疗中发展极其活跃的领域。英夫利昔是肿瘤坏死因子(TNF-α)抑制剂，一种人一鼠嵌合型单克隆抗体，用于经传统治疗即激素治疗及免疫抑制剂治疗无效或不能耐受者；合并肛瘘、皮瘘和直肠阴道瘘经传统治疗(抗生素、免疫制剂和外科引流)无效者。推荐静脉注射5～10mg/(kg·d)在0、2、6周作为诱导缓解，滴注时间不短于2h，随后每隔8周给予相同剂量维持缓解。治疗期间原来用激素者在临床缓解后将激素减量至停用。单次使用英夫利昔5mg/kg，有效率可达58%，对肛周和腹腔内瘘管者使用英夫利昔3次后，55%CD瘘管愈合。不良反应主要有：①过敏反应。②诱导自身抗体，如抗核抗体、抗双链DNA抗体，但诱发药物性狼疮者较少。③有诱发非霍奇金淋巴瘤和风湿性关节炎的报道。④感染率明显升高，如败血症，结核等，故治疗前应行结核菌素试验或胸部X线检查。针对IBD免疫和炎症反应的不同缓解，多种生物制剂正在被开发，如adalimumab、sargramostim等。蝶虫疗法在新近的一项开放性临床研究中显示服食猪鞭虫卵可减轻CD患者肠道免疫反应及炎症。由于免疫调节的生物制剂治疗IBD的针对性强，不良反应少，临床应用前景十分广阔。

2. 缓解期治疗

药物治疗取得缓解后，可用5-ASA维持缓解；反复复发及病情严重者在使用激素诱导缓解后应加用AZA或6-MP维持缓解，不能耐受者改用小剂量MTX；使用英夫利昔诱导缓解者定期使用维持缓解，最好与其他免疫制剂一起使用，用药时间一般为3～5年甚至更长。

3. 手术治疗

CD患者若有完全性肠梗阻、瘘管与脓肿形成、急性穿孔、不能控制的大出血和癌变等并发症时可行手术治疗。行手术切除病变肠段后，CD患者维持治疗十分重要，术后给予5-ASA 2～3g/d，1年后临床症状出现的复发率为18%～25%，低于对照组的41%～45%。AZA或6-MP在易于复发高危患者中使用，预防用药推荐在术后2周开始，持续时间不少于2年。

IBD的发病率在我国呈逐渐上升的趋势，因此受到人们越来越多的重视。UC首次发病时治疗效果较好，此后病情长期缓解和长期持续者各占10%，余者病情缓解与反复间歇发作交替。病程冗长、病变广泛的活动性病例有并发结肠癌的危险性。而CD以慢性渐进型多见，部分自行缓解，但常有反复，大多数患者经治疗后，可获得某种程度的缓解。急性重症病例常有严重毒血症和并发症，预后较差。随着对IBD研究的深入，新药、新疗法的不断问世，期待IBI的预后也将会不断改善。

第七节　克罗恩病

一、概述

克罗恩病是一种病因尚不十分清楚的慢性非特异性消化道炎症性疾病，可累及从口腔到肛门的消化道各个部位，以末段回肠及其邻近结肠的累及最常见，多呈节段性、非对称性分布；消化道以外脏器也时常累及，如肝脏、皮肤、关节等。组织学表现以慢性非干酪性肉芽肿性炎症为特征。临床主要表现为腹痛、腹泻、瘘管、肛周病变等消化道症状，关节炎、皮疹、肝功能损害等肠外表现，以及发热、消瘦等不同程度的全身症状。克罗恩病和溃疡性结肠炎（UC）及未定性肠炎（IC）或炎症性肠病未分型（IBDU）都称为炎症性肠病（IBD）。

二、流行病学

流行病学克罗恩病的发病率、患病率因地区及人种而异。全球发病率以北美和北欧最高，达到7/10万人；中南欧、非洲及澳大利亚次之，为(0.9～3.1)/10万人；南美、亚洲发病率最低，为0.08/10万人。种族差别表现在犹太人患病率最高，白种人次之，西班牙人、亚洲人最低。但近年来亚洲的患病率有上升趋势。患者男女性别比为(1.1～1.8)：1，多集中于15～25岁和60～80岁两个年龄段。城市发病率高于乡村。高收入阶层高于低收入阶层。克罗恩病患者的吸烟率较正常人群高，吸烟者的治疗效果不佳。

三、病因

尽管病因不明，遗传背景在克罗恩病发病过程中的作用还是得到公认。患者的一级亲属中10%～15%患病；一级亲属的发病率是正常人群的30～100倍。孪生子研究表明，杂合孪生子的共患率与普通兄弟姐妹相同，为8%，而同卵孪生子的共患率可达67%。同一家族患者的病变部位、临床表现有一定的相似性。15%克罗恩病患者NOD2/CARD15基因发生突变。但亚洲患者中没有发现与北美洲、欧洲类似的突变。

另一个可能的病因是肠道病原体。对类结核分枝杆菌、副黏病毒和某些螺杆菌的研究表明，这些病原体与克罗恩病的发生、发展可能有关。许多病原菌如沙门菌、志贺菌、弯曲杆菌等感染能诱发疾病。用甲硝唑、环丙沙星等抗生素治疗可缓解病情也支持肠道感染参与疾病发生的假设。遗憾的是，迄今为止没有分离出明确的致病菌。

社会心理因素也与疾病有关。离婚或分居、亲属患病或死亡、人际关系紧张等事件会加重疾病症状。

四、发病机制

病因不明，发病机制也不清楚。目前比较一致的看法是，正常人消化道在受到致病抗原刺激后发生炎症反应，免疫调节功能能够控制炎症反应，使其逐步消退，从而达到组织修复的目的。而具有某种遗传缺陷背景的个体，如NOD2/CARD15基因突变者，本身对肠道细菌免疫功能存在缺陷，当这类人受到某些抗原如致病菌甚至可能是正常肠道菌群的刺激时，消化道炎症反应失去控制，大量淋巴细胞、巨噬细胞等炎症细胞持续存在，活化的Th1持续产生IFN-γ、IL-1、IL-6和TNF-α等炎症因子，导致疾病持续存在。

五、病理

病变累及胃肠道各个部位的概率不等。30%～40%仅累及小肠，40%～55%同时累及小肠和结肠，15%～25%单独累及结肠。小肠病变中90%有末端回肠的累及。其他较少累及的部位包括口腔、食管、胃和十二指肠等近段消化道。1/3患者有肛瘘、肛裂、脓肿、狭窄等肛周病变，肝、胰也可累及。

手术切除标本和内镜中可见到阿弗他溃疡(口疮样溃疡)，这是克罗恩病的早期表现。随着疾病的进展，溃疡增大，逐渐融合，形成与肠管纵轴平行或不规则形溃疡。与溃疡性结肠炎连续分布的表浅溃疡相比，克罗恩病的溃疡深，底部可穿透肌层到浆膜层，形成瘘管；炎症可累及肠壁全层，引起肠管节段性增厚、僵硬，管腔狭窄；病灶间黏膜往往正常；肠系膜水肿、增厚。透壁的炎症使肠管粘连成襻，甚至形成内瘘。纵行溃疡、铺路石样外观(cobblestone appearance)与病灶节段性分布都是克罗恩病较具特征性的表现。

炎症部位可以有假性息肉形成。

显微镜下可见黏膜和黏膜下层淋巴细胞增生、聚集，巨噬细胞有聚集倾向。非干酪性肉芽肿不仅可在肠壁各层检出，也可在肠外的淋巴结、肝、胰等部位发现。克罗恩病非干酪性肉芽肿检出率低，手术切除标本只有约50%，内镜活检组织的检出率更低，增加活检块数可显著提高检出率。非干酪性肉芽肿是克罗恩病的病理特征，但非克罗恩病所特有。克罗恩病的肉芽肿往往以数个、十余个组织细胞聚集在一起形成的微肉芽肿多见。临床工作中如能把握微肉芽肿的特点，可提高检出率。

克罗恩病也可以发生局灶性隐窝脓肿，但较溃疡性结肠炎少见。

六、临床表现

多数患者起病隐匿，呈现慢性发生、发展过程，病程中活动期与缓解期交替。克罗恩病可累及消化道的任何部位及肠外的肝、胰等脏器，累及部位不同，临床表现也不同，个体间差异大。有些患者以并发症为首发。多样化或不典型的表现往往延误诊断。

1. 消化道表现

腹痛、腹泻为消化道最常见的症状，常为反复发作的腹部隐痛和间断性腹泻。腹痛部位和病变位置有关。回肠末段和回盲部最常累及，腹痛多位于右下腹，有时餐后明显，便后缓解。右下腹痛如有局部压痛，易误诊为阑尾炎。腹泻多为不成形稀便，排便次数较平时略有增多，如病变位于结肠尤其是直肠，排便次数明显增多，粪便中可伴有黏液脓血，并出现排便紧迫感和里急后重。末端回肠严重受累、病变范围较大及末段回肠切除过多者可出现脂肪泻和胆汁性腹泻。肠道细菌过度生长可加重腹泻。

腹块多位于右下腹，为增厚的肠襻、肠系膜、肿大淋巴结甚至脓肿，发生率为10%～20%。

瘘管分内瘘和外瘘。内瘘可以在消化道与消化道之间，也可以在消化道与膀胱、输尿管、阴道等空腔脏器之间；外瘘多为消化道通向皮肤，以肛瘘的发生率最高。

肛门/直肠周围病变包括肛瘘、肛周脓肿、肛裂等，较常见。如肛门周围病变持续不愈，应考虑到克罗恩病可能而安排进一步检查。

2. 全身表现

几乎所有患者都会有不同程度的体重下降，营养障碍也时常发生。低白蛋白血症最常见；缺铁可引起贫血；维生素D缺乏、低钙血症和长期使用激素可导致骨质疏松，甚至骨折；烟酸缺乏表现为糙皮病；维生素B_{12}吸收不良可引起贫血及神经系统症状。疾病活动时可伴发热。

3. 肠外表现

肠外表现包括多系统多脏器病变，如强直性脊柱炎、骶髂关节炎、硬化性胆管炎、胆石症、脂肪肝、脓皮病、结节性红斑、结膜炎、葡萄膜炎、巩膜外层炎、泌尿系统结石、血栓栓塞、淀粉样变性及胰腺炎等。临床上以关节炎和皮肤损害较多见。

七、并发症

1. 瘘管形成

20%～40%患者发生。大多数表现为肠一肠瘘、肠一腹壁瘘，少数表现为肠一膀胱瘘、肠一阴道瘘、肠一胃瘘。肠一肠瘘通常合并细菌过度生长。肠一膀胱瘘表现为排尿困难、反复膀胱炎，以及气尿、粪尿、性交困难、阴道分泌物恶臭、夹带粪质提示肠一阴道瘘。肠一胃瘘时可呕吐粪质。肠外营养或免疫调节剂治疗有可能使瘘管闭合，但停药后常复发。手术可以切除受累病灶。

2. 肠梗阻

为克罗恩病患者最常见的手术指征，多发生在小肠。肠壁增厚、痉挛、瘢痕形成以及粘连可引起梗阻，进食纤维素含量多的食物可加重或诱发梗阻。不完全性梗阻可选用口服造影剂、钡剂灌肠或结肠镜证实；完全性梗阻经立位腹部平片肯定梗阻后，应立即胃肠减压，静滴类固醇激素治疗。如缓解，可采用胃肠道造影或内镜发现梗阻部位；如不缓解，应剖腹探查；手术前可试用 CT 或 MRI 估计梗阻部位。炎症急性活动引起的梗阻，经激素治疗可缓解。如果激素及保守治疗无效，必须手术治疗。

3. 肛周病变

病变累及肛管，形成局部脓肿、瘘管。肛周脓肿的疼痛因排便、行走、坐位而加重，影响生活质量。瘘管可开口于肛周、腹股沟及外阴部。肛周病变迁延不愈，可破坏括约肌功能，引起排便失禁。治疗目的在于减轻症状，保留肛门括约肌功能。高锰酸钾粉及甲硝唑坐浴、外引流都是可行的治疗手段。

4. 脓肿形成

为常见并发症，15%～20%的患者发生。病变累及肠壁全层后，肠内容物漏出肠外，形成脓肿，多见于回肠末段。典型表现为发热、局部腹痛和腹块(多位于右下腹)、压痛，外周血白细胞升高。CT 及超声检查可以确诊。广谱抗生素治疗有效。穿刺引流能改善症状，但肠腔与脓肿间有交通，效果往往不理想，最终还是需要手术切除病变肠段。

5. 肠穿孔

发生率为 1%～2%，部位多在回肠。患者突然发生剧烈腹痛，体检有腹部压痛，立位腹部平片显示膈下游离气体，提示穿孔发生。中毒性巨结肠也可并发穿孔。应立即手术，切除穿孔肠段。

6. 肿瘤形成

结肠累及的克罗恩病患者结/直肠肿瘤的发生率明显增加，必须结肠镜随访。如发现异型增生或肿瘤，应手术治疗。此外，还要警惕非霍奇金淋巴瘤、皮肤鳞癌及小肠肿瘤的发生。

八、辅助检查

1. 实验室检查

无特异性。贫血常见；活动期外周血白细胞轻度升高，升高明显提示脓肿或细菌感染发生。血沉和 C 反应蛋白升高可用来随访疾病的活动性。可以有低蛋白血症、低钙血症、低镁血症及凝血障碍。

血清 pANCA 和 ASCA 的联合检测可能有助于区别克罗恩病和 UC，其特异性可达 97%。pANCA 阳性率在 UC 患者为 60%～70%，CD 患者为 5%～10%，正常人群为 2%～3%；ASCA 阳性率在克罗恩病患者、UC 患者及正常人群中分别为 60%～70%、10%～15%和＜5%。

2. 影像学表现

与疾病活动没有相关性。X 线检查可见黏膜皱襞增粗紊乱、溃疡、铺路石样表现、息肉、狭窄和瘘管等，以及肠壁增厚、相邻肠管管腔间距离增宽、病灶节段性分布。由于病变肠段激惹或痉挛，钡剂很快通过，不能停留，称跳跃征；钡剂通过后遗留线形影，呈“线样征”。阿弗他溃疡表现为散在钡剂残留，边缘有透光晕。

CT、MRI及超声检查有助于评价脓肿、淋巴结肿大、腹水形成及肠壁增厚程度。目前CT、MRI的清晰度越来越高，而这些影像学检查本身对患者的要求不高，体弱、老人、伴肠梗阻者均可使用，因此关于CT、MRI的研究非常活跃。

食管、胃、十二指肠病变可以通过胃/十二指肠气钡双对比造影，结肠病变可以通过钡剂灌肠，小肠病变可以通过胃肠钡餐或小肠钡餐检查发现病灶。克罗恩病为肠壁全层炎，X线不仅能完成全消化道检查，还能显示肠壁及肠壁外病变，钡剂造影比内镜更能发现瘘管，因此影像学检查在克罗恩病的诊断中不可缺少。其不足之处在于显示病变间接，不能取活检；在内镜广泛开展、操作水平不断提高的前提下，多用于内镜检查不能到达或不能耐受的情况，其中以小肠病变的检查应用最多。

3. 内镜表现

可直接显示阿弗他溃疡、纵向溃疡、炎性息肉、肠腔狭窄、铺路石样改变及正常的溃疡间或病灶的节段性分布。溃疡可以向纵行或横行融合扩大，呈地图状、不规则形，溃疡间正常黏膜消失，此时与溃疡性结肠炎鉴别困难。直肠可以受累。溃疡性结肠炎中常见的弥漫性充血水肿、颗粒样病变在克罗恩病中很少看到。

近年来内镜检查发展迅速，胃镜、肠镜已成为胃肠病科常用的检查手段，用于检查十二指肠降部以上和回肠末段以下的病灶；十二指肠降部以下和回肠末段之间的小肠以往只有小肠钡餐检查，现在胶囊内镜可以无痛苦地通过，双气囊小肠镜可以从口腔或肛门两个方向进入，直观地完成全小肠的检查，并取活检，其图像较胶囊内镜清晰。目前此两种方法已为越来越多的患者所接受。

九、诊断

克罗恩病的诊断是排除性诊断，首先必须排除有类似表现和明确病因的疾病，再结合临床症状、体征、实验室检查、组织病理学、影像学、内镜表现，做出初步诊断。长期随访中观察药物的治疗反应、有无新症状或体征的出现，对确定诊断非常重要。

十、鉴别诊断

克罗恩病的鉴别诊断必须在诊断确立前完成。

1. 溃疡性结肠炎

确切病因不明，也需要进行排除性诊断，因此与克罗恩病的鉴别经常发生困难，目前仅能从临床表现、实验室检查、组织病理学、影像学、内镜等方面的表现与克罗恩病不同而进行鉴别。当鉴别有困难时，长期随访非常重要。随访中部分患者可出现新的临床或内镜、影像学表现，使诊断确立；仍无法诊断的患者可考虑以下可能。

(1)未定性肠炎(IC)：指结肠已切除，经病理医生彻底检查仍无法确定是UC或CD。

(2)炎症性肠病未分型(IBDU)：指临床和内镜表现显示慢性炎症性肠病，有结肠而无小肠累及，无明确的病理或其他证据支持UC或CD的诊断。此时应首先排除感染性肠炎。

治疗药物与克罗恩病相似，主要是水杨酸类、类固醇激素或免疫调节类药物。

2. 肠道感染性炎症

各种能引起肠道感染的细菌(包括结核杆菌)、真菌、病毒、寄生虫等病原体都可有类似克罗恩病的表现。在中国，回盲部肠结核与克罗恩病的鉴别尤其重要。肠结核的患者多有肺结核病史，可以伴有结核毒血症的表现，结核菌素试验阳性，肠镜中溃疡没有纵行和节段性分布的特点，活检组织中检出的肉芽肿有干酪性坏死。如果鉴别困难，可以先行诊断性抗结核治疗 1～3 个月，考察疗效；个别患者甚至需要手术探查，切除肠段进行病理检查后才能获得确诊。

3. 肠道非感染性炎症

包括缺血性肠炎、憩室炎、直肠孤立性溃疡、阑尾炎、放射性肠炎、嗜酸细胞性胃肠炎、Behcet 病、胶原性肠炎、淋巴细胞性肠炎等，可以通过病史、内镜表现和组织学检查鉴别。

4. 肠道肿瘤

淋巴瘤、肠道腺癌、肠道转移性肿瘤等及各种结/直肠息肉，组织学检查可以确诊。

5. 药物或化学性物质

非甾体消炎药、泻药、金制剂、口服避孕药、可卡因及化疗药物都可以出现类似表现。采集病史时应仔细询问药物服用史。

十一、治疗

治疗目标：控制发作，维持病情缓解。在改善生活质量的同时，注意药物长期使用的副作用。

(一)营养支持

多数患者存在各种营养成分经胃肠道丢失和摄入不足的状况，必要的营养支持是治疗的组成部分，尤其对于伴肠梗阻者和生长发育中的儿童。研究表明，全胃肠外营养和要素饮食都可以减轻肠道的炎症反应，其中要素饮食有利于保存肠道功能，没有全胃肠外营养副作用。

(二)药物治疗

1. 水杨酸类制剂

适用于轻、中度结肠或回、结肠克罗恩病的治疗。常用制剂为柳氮磺胺吡啶和 5-氨基水杨酸(5-ASA)。

口服柳氮磺胺吡啶在结肠内经细菌分解成磺胺吡啶和 5-ASA。5-ASA 不被吸收，直接在肠腔内起作用。作用机制不完全清楚，可能通过抑制花生四烯酸代谢过程中的某一环节，减少白三烯、前列腺素的合成而发挥消炎作用。疗效与剂量相关，治疗剂量≥4g/d。服药后 2～3 周起效，某些患者需要观察 4 周或更长时间。剂量相关的副作用如头痛、恶心、呕吐和腹部不适等与血清磺胺吡啶浓度有关，而超敏反应如皮疹、发热、白细胞减少、肝炎、再生障碍性贫血、胰腺炎、肾毒性及自身免疫性溶血等与药物浓度无关。柳氮磺胺吡啶可引起精子数量及形态改变，造成可逆性不育。它还会影响叶酸的吸收，因此推荐补充叶酸 1～2mg/d。

新型水杨酸类制剂包括以无毒副作用的载体取代磺胺，如苯丙氨酸，2 个 5-ASA 分子通过氮键连接，进入结肠后被细菌分解起效。5-ASA 控释剂可控制药物作 pH 值＞7 的结肠及末端回肠释放；缓释剂在小肠内释放 35%，在结肠内释放余下的 65%。

5-ASA 也可用于灌肠或作为栓剂使用，直接口服迅速失效。

2. 肾上腺皮质激素

轻、中度患者口服，中、重度患者静脉使用。标准初始剂量为泼尼松 40～60mg/d，起效后逐渐减量。开始减量较快，4～5 周内可由 40mg/d 减至 20mg/d，此后约每 2 周减 5mg，数月后停药。减药到某个剂量，有些患者出现病情反复，称为激素依赖。对大多数患者而言，上午顿服泼尼松和分开服药同样有效。合并未引流脓肿者禁用。疾病缓解期激素维持不能预防复发。激素使用过程中必须注意全身副作用。布地奈德是一种不被吸收的新型制剂，全身副作用轻，治疗效果略逊于泼尼松龙，适用于回、盲肠克罗恩病患者。

3. 免疫调节剂

最常用的是硫唑嘌呤(AZA)及其代谢产物巯嘌呤(6-MP)，不仅可控制克罗恩病的活动性，而且可维持缓解。标准起始剂量分别为 2.0～2.5mg/kg 和 1.0～1.5mg/kg，起效时间通常需要数周到数月。这类药物用于激素治疗无效或依赖者。与激素同时使用，激素减量时作用显现。如果用来诱导缓解，则可以维持用药数年。毒副作用多见，骨髓抑制引起外周血白细胞减少发生率最高，其他有胰腺炎(3%～4%)、恶心、发热、皮疹、肝炎，是否增加淋巴瘤的发生率尚有不同看法。

甲氨蝶呤肌注或皮下注射 25mg/周，可诱导克罗恩病缓解，减少激素用量。15mg/周可用于维持缓解。副作用主要有外周血白细胞减少和肝纤维化。其他免疫调节剂还有环孢素、他克莫司、沙利度胺、阿达木单抗、那他珠单抗等。

4. 抗生素

如果克罗恩病合并脓肿等感染情况，引流的同时必须使用敏感抗生素治疗。常用于克罗恩病的抗生素有甲硝唑(每日 10～20mg/kg)和环丙沙星(500mg，每日 2 次)等。这些抗生素不仅具有抗感染作用，可能还通过目前尚不知道的途径消除克罗恩病的炎症。

5. TNF-α单克隆抗体

最常用的是英夫利昔单抗，第 0、2、6 周 5～10mg/kg 诱导缓解，有效者以后每 8 周输注 1 次。适用于水杨酸类、糖皮质激素、免疫调节剂均无效或合并瘘管的克罗恩病患者。与免疫调节剂合用，减少机体因种属不同而产生的抗体。禁用于合并梗阻、感染和结核者。副作用有过敏反应、关节痛、发热、肌痛、疲倦等。

(三)外科手术

适应证为药物治疗无效、合并肠梗阻、瘘管形成、脓肿、预防或并发肿瘤者。与溃疡性结肠炎不同，克罗恩病病变部位复杂，手术后无法取得治愈效果，并且有重复手术的可能，因此对手术时机、手术方式、切除范围必须慎重考虑。

(四)分期治疗

1. 活动期

轻、中度结肠、回肠、结肠病变首选水杨酸类药物，可同时使用抗生素；如果无效，且能排除脓肿等严重感染，加用糖皮质激素。小肠型 CD 首选糖皮质激素。激素起效后逐渐减量，先快后慢。如果减量过程中症状反复，必须加量，此时最好加用免疫调节剂，激素继续减量至停用。对于免疫调节剂也无效者，可试用英夫利昔单抗。如果经积极内科治疗仍不能控制疾病活动性且有手术指征者，应考虑手术治疗。只要患者肠道条件许可，鼓励胃肠道要素饮食，否则考虑全胃肠外营养。

2. 缓解期

通过糖皮质激素或手术缓解病情的患者需口服水杨酸类药物维持治疗。激素依赖或免疫调节剂诱导缓解者，需维持免疫调节剂治疗。英夫利昔单抗诱导缓解者继续使用维持治疗。糖皮质激素不用于维持治疗。

十二、预防和预后

克罗恩病的自然史随着治疗策略的改善而不断变化，每个患者对治疗的反应不同，预后也不尽相同，因此无法预测。经治疗症状控制者，若1～2年内复发，则接下来的5年内也容易复发。

结肠克罗恩病与溃疡性结肠炎的结肠癌罹患率同样明显升高，因此需随访结肠镜。有报道5-ASA能预防结肠癌的发生，机制不明。

克罗恩病的死亡率比正常人群轻度升高。大多数死亡发生在起病最初5年内。近端小肠受累者死亡率高，回肠或回盲肠受累者较低。

第八节　溃疡性结肠炎

溃疡性结肠炎是一种慢性非特异性的结肠炎症性疾病。病变主要累及结肠的黏膜层及黏膜下层。临床表现以腹泻、黏液脓血便、腹痛和里急后重为主，病情轻重不一，呈反复发作的慢性过程。

一、流行病学

该病是世界范围的疾病，但以西方国家更多见，亚洲及非洲相对少见。不过，近年我国本病的发病率呈上升趋势。该病可见于任何年龄，但以20～30岁最多见，男性稍多于女性。

二、病因及发病机制

该病病因及发病机制至今仍不清楚，可能与下列因素有关。

1. 环境因素

该病在西方发达国家发病率较高，而亚洲和非洲等不发达地区发病率相对较低；在我国，随着经济的发展，生活水平的提高，该病也呈逐年上升趋势，这一现象提示环境因素的变化在UC发病中起着重要作用。其可能的解释是：生活水平的提高及环境条件的改善，使机体暴露于各种致病原的机会减少，致使婴幼儿期肠道免疫系统未受到足够的致病原刺激，以至于成年后针对各种致病原不能产生有效的免疫应答。此外，使用非甾体抗炎药物，口服避孕药等均可促进UC的发生；相反，母乳喂养、幼年期寄生虫感染、吸烟和阑尾切除等均能不同程度降低UC的发病率。这些均提示环境因素与UC的发生发展有关。

2. 遗传因素

本病发病呈明显的种族差异和家庭聚集性。白种人发病率高，黑人、拉丁美洲人及亚洲人发病率相对较低，而犹太人发生UC的危险性最高。在家庭聚集性方面，文献报道29%的UC患者有阳性家族史，且患者一级亲属发病率显著高于普通人群。单卵双胎共患UC的一致性也支持遗传因素的发病作用。近年来遗传标志物的研究，如抗中性粒细胞胞质抗体(anti-neutrophil cytoplasmic antibodies，p-ANCA)在UC中检出率高达80%以上，更进一步说明该病具有遗传倾向。不过该病不属于典型的孟德尔遗传病，而更可能是多基因遗传病。近年对炎症性肠病易感基因位点定位研究证实：位于16号染色体上的CARD 15/NOD_2基因与克罗恩病的发病有关，而与UC的发病关系不大，提示遗传因素对炎症性肠病的影响，在克罗恩病中较UC中更为明显。

3. 感染因素

微生物感染在UC发病中的作用长期受到人们的关注，但至今并未发现与UC发病直接相关的特异性病原微生物的存在。不过，近年动物实验发现大多数实验动物在肠道无菌的条件下不会发生结肠炎，提示肠道细菌是UC发病的重要因素。临床上使用抗生素治疗UC有一定疗效也提示病原微生物感染可能是UC的病因之一。

4. 免疫因素

肠道黏膜免疫反应的异常目前被公认为在UC发病中起着十分重要的作用，包括炎症介质、细胞因子及免疫调节等多方面。其中，各种细胞因子参与的免疫反应和炎症过程是目前关于其发病机制的研究热点。人们将细胞因子分为促炎细胞因子(如IL-1、IL-6、TNF-α等)和抗炎细胞因子(如IL-4、IL-10等)。这些细胞因子相互作用形成细胞因子网络参与肠黏膜的免疫反应和炎症过程。其中某些关键因子，如IL-1、TNF-α的促炎作用已初步阐明。近年采用抗TNF-α单克隆抗体治疗炎症性肠病取得良好疗效更进一步证明细胞因子在UC发病中起着重要作用。参与UC发病的炎症介质主要包括前列腺素、一氧化氮、组胺等，在肠黏膜损伤时通过环氧化酶和脂氧化酶途径产生，与细胞因子相互影响形成更为复杂的网络，这是导致UC肠黏膜多种病理改变的基础。在免疫调节方面，T细胞亚群的数量和类型的改变也起着重要的作用，Th1/Th2比例的失衡可能是导致上述促炎因子的增加和抗炎因子下降的关键因素，初步研究已证实UC的发生与Th2免疫反应的异常密切相关。

三、病理

病变可累及全结肠，但多始于直肠和乙状结肠，渐向近端呈连续性、弥漫性发展及分布。

1. 大体病理

活动期UC的特点是：①连续性弥漫性的慢性炎症，病变部位黏膜充血、水肿、出血，呈颗粒样改变。②溃疡形成，多为浅溃疡。③假息肉形成，并可形成黏膜桥。缓解期UC的特点为：黏膜明显萎缩变薄，色苍白，黏膜皱襞减少，甚至完全消失。

2. 组织病理学

活动期UC炎症主要位于黏膜层及黏膜下层，较少深达肌层，所以较少发生结肠穿孔、瘘管或腹腔脓肿等。最早的病变见于肠腺基底部的隐窝，有大量炎症细胞浸润，包括淋巴细胞、浆细胞、单核细胞等，形成隐窝脓肿。当数个隐窝脓肿融合破溃时，便形成糜烂及溃疡。在结肠炎症反复发作的慢性过程中，肠黏膜不断破坏和修复，导致肉芽增生及上皮再生，瘢痕形成，后期常形成假息肉。慢性期黏膜多萎缩，黏膜下层瘢痕化，结肠缩短或肠腔狭窄。少数患者可发生结肠癌变。

四、临床表现

(一)症状和体征

多数起病缓慢，少数急性起病，病情轻重不等，病程呈慢性经过，表现为发作期与缓解期交替。

1. 消化系统症状

(1)腹泻：见于大多数患者，为最主要的症状。腹泻程度轻重不一，轻者每天排便3～4次，重者可达10～30次。粪质多呈糊状，含有血、脓和黏液，少数呈血水样便。当直肠受累时，可出现里急后重感。少数患者仅有便秘，或出现便秘、腹泻交替。

(2)腹痛：常有腹痛，一般为轻度至中度，多局限于左下腹或下腹部，亦可涉及全腹，为阵发性绞痛，有疼痛-便意-便后缓解的规律。

(3)其他症状：可有腹胀、厌食、嗳气、恶心和呕吐等。

2. 全身症状

中重型患者活动期常有低热或中度发热，重度患者可出现水、电解质平衡紊乱，贫血、低蛋白血症、体重下降等表现。

3. 体征

轻中型患者或缓解期患者大多无阳性体征，部分患者可有左下腹轻压痛，重型或暴发型患者可有腹部膨隆、腹肌紧张、压痛及反跳痛。此时若同时出现发热、脱水、心动过速及呕吐等应考虑中毒性巨结肠、肠穿孔等并发症。部分患者直肠指检可有触痛及指套带血。

4. 肠外表现

UC患者可出现肠外表现，常见的有骨关节病变、结节性红斑、皮肤病变、各种眼病、口腔复发性溃疡、原发性硬化性胆管炎、周围血管病变等。有时肠外表现比肠道症状先出现，常导致误诊。国外UC的肠外表现的发生率高于国内。

(二)临床分型与分期

1. 临床类型

(1)初发型：指无既往史的首次发作。

(2)慢性复发型：发作期与缓解期交替出现，此型临床上最多见。

(3)慢性持续型：症状持续存在，可有症状加重的急性发作。

(4)暴发型：少见，急性起病，病情重，血便每日10次以上，全身中毒症状明显，可伴中毒性巨结肠、肠穿孔、脓毒血症等。

上述各型可互相转化。

2. 严重程度

(1)轻度：腹泻每日4次以下，便血轻或无，无发热，脉搏加快或贫血，血沉正常。

(2)中度：介于轻度与重度之间。

(3)重度：腹泻每日6次以上，伴明显黏液血便，有发热(体温＞37.5℃)，脉速(＞90次/min)，血红蛋白下降(＜100g/L)，血沉＞30mm/h。

3. 病情分期

分为活动期及缓解期。

4. 病变范围

分为直肠、乙状结肠、左半结肠(脾曲以远)、广泛结肠(脾曲以近)、全结肠。

(三)并发症

1. 中毒性巨结肠

见于暴发型或重度UC患者。病变多累及横结肠或全结肠，常因低钾、钡剂灌肠、使用抗胆碱能药物或阿片类制剂等因素而诱发。病情极为凶险，毒血症明显，常有脱水和电解质平衡紊乱，受累结肠大量充气致腹部膨隆，肠鸣音减弱或消失，常出现溃疡肠穿孔及急性腹膜炎。本并发症预后极差。

2. 结肠癌变

与UC病变的范围和时间长短有关，且恶性程度较高，预后较差。随着病程的延长，癌变率增加，其癌变率病程20年者为7%，病程35年者高达30%。

3. 其他并发症

有结肠息肉、肠腔狭窄和肠梗阻、结肠出血等。

五、实验室及其他检查

1. 血液检查

中重度UC常有贫血。活动期常有白细胞计数增高，血沉加快和C反应蛋白增高，血红蛋白下降多见于严重或病情持续病例。

2. 粪便检查

肉眼检查常见血、脓和黏液，显微镜下可见红细胞和白细胞。

3. 免疫学检查

文献报道，西方人血清抗中性粒细胞胞质抗体(p-ANCA)诊断UC的阳性率约为50%～70%，是诊断UC较特异的指标。不过对中国人的诊断价值尚需进一步证实。

4. 结肠镜检查

可直接观察肠黏膜变化，取活检组织行病理检查能确定病变范围，是诊断与鉴别诊断的最重要手段。但对急性期重度患者应暂缓检查，以防穿孔。活动期可见黏膜粗糙呈颗粒状，弥漫性充血、水肿、血管纹理模糊、易脆出血、糜烂或多发性浅溃疡，常覆有黄白色或血性分泌物。慢性病例可见假息肉及桥状黏膜、结肠袋变钝或消失、肠壁增厚，甚至肠腔狭窄。

5. X线检查

在不宜或不能行结肠镜检查时，可考虑行X线钡剂灌肠检查。不过对重度或暴发型病例不宜做钡剂灌肠检查，以免加重病情或诱发中毒性巨结肠。X线钡剂灌肠检查可见结肠黏膜紊乱，溃疡所致的管壁边缘毛刺状或锯齿状阴影，结肠袋形消失，肠壁变硬呈水管状，管腔狭窄，肠管缩短。低张气钡双重结肠造影则可更清晰显示病变细节，有利于诊断。

六、诊断和鉴别诊断

(一)诊断

由于该病无特异性的改变，各种病因均可引起与该病相似的肠道炎症改变，故该病的诊断思路是：必须首先排除可能的有关疾病，如细菌性痢疾、阿米巴痢疾、慢性血吸虫病、肠结核等感染性结肠炎以及结肠克罗恩病、缺血性肠病、放射性肠炎等，在此基础上才能做出本病的诊断。目前国内采用2007年中华医学会消化病分会制定的UC诊断标准，具体如下。

1. 临床表现

有持续或反复发作的腹泻、黏液脓血便伴腹痛、里急后重和不同程度的全身症状，病程多在4～6周以上。可有关节、皮肤、眼、口和肝胆等肠外表现。

2. 结肠镜检查

病变多从直肠开始，呈连续性、弥漫性分布，表现为：①黏膜血管纹理模糊、紊乱或消失、充血、水肿、易脆、出血和脓性分泌物附着，亦常见黏膜粗糙，呈细颗粒状。②病变明显处可见弥漫性、多发性糜烂或溃疡。③缓解期患者可见结肠袋囊变浅、变钝或消失以及假息肉和桥形黏膜等。

3. 钡剂灌肠检查

①黏膜粗乱和(或)颗粒样改变。②肠管边缘呈锯齿状或毛刺样，肠壁有多发性小充盈缺损。③肠管短缩，袋囊消失呈铅管样。

4. 黏膜组织学检查

活动期和缓解期的表现不同。活动期：①固有膜内有弥漫性、慢性炎症细胞和中性粒细胞、嗜酸性粒细胞浸润。②隐窝有急性炎症细胞浸润，尤其是上皮细胞间有中性粒细胞浸润和隐窝炎，甚至形成隐窝脓肿，可有脓肿溃入固有膜。③隐窝上皮增生，杯状细胞减少。④可见黏膜表层糜烂、溃疡形成和肉芽组织增生。缓解期：①中性粒细胞消失，慢性炎症细胞减少。②隐窝大小、形态不规则，排列紊乱。③腺上皮与黏膜肌层间隙增宽。④Paneth细胞化生。

可按下列标准诊断：①具有上述典型临床表现者为临床疑诊，安排进一步检查。②同时具备以上条件1和2或3项中任何一项，可拟诊为本病。③如再加上4项中病理检查的特征性表现，可以确诊。④初发病例、临床表现和结肠镜改变均不典型者，暂不诊断为UC，需随访3～6个月，观察发作情况。⑤结肠镜检查发现的轻度慢性直、乙状结肠炎不能等同于UC，应观察病情变化，认真寻找病因。

(二)鉴别诊断

1. 急性感染性结肠炎

包括各种细菌感染，如痢疾杆菌、沙门菌、直肠杆菌、耶尔森菌、空肠弯曲菌等感染引起的结肠炎症。急性发作时发热、腹痛较明显，外周血白细胞增加，粪便检查可分离出致病菌，抗生素治疗有效，通常在4周内消散。

2. 阿米巴肠炎

病变主要侵犯右半结肠，也可累及左半结肠，结肠溃疡较深，边缘潜行，溃疡间黏膜多属正常。粪便或结肠镜取溃疡渗出物检查可找到溶组织阿米巴滋养体或包囊。血清抗阿米巴抗体阳性。抗阿米巴治疗有效。

3. 血吸虫病

有疫水接触史，常有肝脾肿大，粪便检查可见血吸虫卵，孵化毛蚴阳性。急性期直肠镜检查可见黏膜黄褐色颗粒，活检黏膜压片或组织病理学检查可见血吸虫卵。免疫学检查亦有助鉴别。

4. 结直肠癌

多见于中年以后，直肠指检常可触及肿块，结肠镜和 X 线钡剂灌肠检查对鉴别诊断有价值，活检可确诊。须注意 UC 也可引起结肠癌变。

5. 肠易激综合征

粪便可有黏液，但无脓血，镜检正常，结肠镜检查无器质性病变的证据。

6. 其他

出血坏死性肠炎、缺血性结肠炎、放射性肠炎、过敏性紫癜、胶原性结肠炎、白塞病、结肠息肉病、结肠憩室炎以及人类免疫缺陷病毒(HIV)感染合并的结肠炎应与本病鉴别。此外，应特别注意因下消化道症状行结肠镜检查发现的轻度直肠、乙状结肠炎，需认真检查病因，密切观察病情变化，不能轻易做出 UC 的诊断。

七、治疗

活动期的治疗目的是尽快控制炎症，缓解症状；缓解期应继续维持治疗，预防复发。

1. 营养治疗

饮食应以柔软、易消化、富营养少渣、足够热量、富含维生素为原则。牛乳和乳制品慎用，因部分患者发病可能与牛乳过敏或不耐受有关。对病情严重者应禁食，并予以完全肠外营养治疗。

2. 心理治疗

部分患者常有焦虑、抑郁等心理问题，积极地心理治疗是必要的。

3. 对症治疗

对腹痛、腹泻患者给予抗胆碱能药物止痛或地芬诺酯止泻时应特别慎重，因有诱发中毒性巨结肠的危险。对重度或暴发型病例，应及时纠正水、电解质平衡紊乱。贫血患者可考虑输血治疗。低蛋白血症患者可补充人血白蛋白。对于合并感染的患者，应给予抗生素治疗。

4. 药物治疗

氨基水杨酸类制剂、糖皮质激素和免疫抑制剂是常用于 IBD 治疗的三大类药物，对病变位于直肠或乙状结肠者，可采用 SASP、5-ASA 及激素保留灌肠或栓剂治疗。

在进行 UC 治疗之前，必须认真排除各种“有因可查”的结肠炎，对 UC 做出正确的诊断是治疗的前提。根据病变部位、疾病的严重性及活动度，按照分级、分期、分段的原则选择治疗方案。

5. 手术治疗

手术治疗的指征为：①大出血。②肠穿孔。③肠梗阻。④明确或高度怀疑癌变。⑤并发中毒性巨结肠经内科治疗无效。⑥长期内科治疗无效，对糖皮质激素抵抗或依赖的顽固性病例。手术方式常采用全结肠切除加回肠造瘘术。

6. 缓解期的治疗

除初发病例，轻度直肠、乙状结肠 UC 患者症状完全缓解后可停药观察外，所有 UC 患者完全缓解后均应继续维持治疗。维持治疗时间目前尚无定论，可能是 3～5 年或终身用药。糖皮质激素无维持治疗的效果，在症状缓解后应逐渐减量，过渡到氨基水杨酸制剂维持治疗。

SASP 和 5-ASA 的维持剂量一般为控制发作剂量的一半，并同时口服叶酸。免疫抑制剂用于 SASP 或 5-ASA 不能维持或糖皮质激素依赖的患者。

八、预后

初发轻度 UC 预后较好，但大部分患者反复发作，呈慢性过程。急性暴发型，并发结肠穿孔或大出血，或中毒性巨结肠者，预后很差，死亡率高达 20%～50%。病程迁延漫长者有发生癌变的危险，应注意监测。

第九节　小肠菌群紊乱

一、小肠菌群过度生长综合征

小肠菌群过度生长综合征(enteric bacterial over-growth syndrome，EBOS)系指由于近端小肠内细菌数目增加而引起消化吸收障碍的一种疾病。因本病多发生于空肠憩室、狭窄及外科所致的盲袢，过去亦称盲袢综合征、小肠淤滞综合征或淤积袢综合征。临床主要表现为慢性腹泻和小肠吸收不良。

(一)病因和发病机制

正常人的小肠近端常是无菌的，这是因为胃及小肠内存在调控正常菌群分布的机制，如胃酸、胆汁和胰液的杀菌作用、胃肠黏膜的正常保护机制、肠内细菌之间的生存竞争机制及回盲瓣的解剖学作用等均可抑制细菌过度生长。如果上述因素发生改变，则可导致小肠内细菌过度生长。小肠憩室、小肠远端狭窄及小肠结肠瘘等小肠结构异常亦是小肠菌群过度生长的原因之一。某些引起小肠动力障碍的疾病也可引起小肠细菌过度生长，如假性肠梗阻、糖尿病、系统性硬化症、淀粉样变性等。

(二)临床表现

临床上多以腹泻、吸收不良、低蛋白血症为首发症状。腹泻可为脂肪泻或水样泻，多伴腹胀、腹痛。其他症状还有消瘦、水肿、贫血、毛发脱落、夜盲、黏膜出血及低钙血症等。

(三)实验室检查及特殊检查

(1)实验室检查：血常规可有贫血，多为巨细胞性贫血。血清白蛋白、胆固醇、甘油三酯、微量元素及矿物质等均可降低。口服柳氮磺胺吡啶或多巴胺，经肠内细菌分解为磺胺吡啶或间羟苯乙酸，尿中可见这两种物质增多。

(2)呼气试验：患者口服某种药物后，该物质可在肠道内由细菌分解，其产物由口中呼出。通过测定分解产物的含量可间接判断肠内细菌的数量。

(3)小肠液检查：该检查是小肠菌群过度生长综合征的最直接最可靠的一种诊断方法，可明确细胞内感染的情况，通过小肠插管从肠管中吸出小肠液进行细菌学检查，并可测定间接胆汁酸和挥发性脂肪酸，有助于小肠菌群过度生长的判断。

(4)其他检查：消化道钡餐透视及小肠活组织检查亦有助于诊断。

(四)诊断和鉴别诊断

对于有胃肠手术史、胃酸缺乏、糖尿病、硬皮病等病史的患者，如出现脂肪泻、吸收不良、贫血、低蛋白血症、体重减轻等症状时即应怀疑本病。进一步行相关辅助检查，可做出初步诊断。本病需与菌群失调、小肠吸收不良综合征、短肠综合征等相鉴别。

(五)治疗

小肠细菌过度生长综合征的治疗原则：①积极消除病因，纠正可能存在的结构或生理异常。②纠正营养缺乏。③应用抗生素抑制细菌过度生长。

1. 一般治疗

存在小肠结构异常者，如肠瘘、小肠憩室可行手术治疗，恢复小肠正常功能。饮食上以高蛋白、高热量、低脂肪食物为宜，少量多餐，同时注意维生素、微量元素及矿物质的补充。必要时可行全胃肠外营养(TPN)。

2. 药物治疗

(1)抗菌药物：对小肠内过度生长的细菌，原则上选用敏感性高、不良反应小、抗菌谱广、对需氧菌和厌氧菌都有效的抗生素，如头孢菌素、青霉素、甲硝唑、左氧氟沙星等。疗程为7～10d。

(2)促胃肠动力药：促胃肠动力药可有助于肠道细菌的清除，如甲氧氯普胺、莫沙必利等。对于常规的促胃肠动力药物效果不明显时，可应用奥曲肽及其类似物，50μg，睡前注射，每天1次。

(3)微生态制剂：微生态制剂是一类活的细菌制剂，对肠道菌群失调引起的腹泻有较好疗效，如金双歧、培菲康、整肠生、米雅BM等。一般不宜与抗生素同时服用。

本病经有效抗生素治疗后，预后较好。

二、抗生素相关性小肠炎

抗生素相关性小肠炎，亦称假膜性肠炎是一种主要发生于结肠、小肠的急性肠黏膜纤维素渗出性炎症，黏膜表面有假膜形成。临床上常发生于应用抗生素治疗之后。现已有证据表明，抗生素相关性小肠炎的病原体是艰难梭菌。

(一)病因和发病机制

本病的致病菌是艰难梭菌，该菌为革兰阳性菌，其产生的肠毒素是主要的致病因子，引起局部肠黏膜血管通透性增加，炎性细胞浸润、出血和坏死，黏液分泌增加。

随着近年来抗生素应用越来越广泛，抗生素相关性肠炎的发生也相应增加，其机制可能为：①对肠道黏膜的直接刺激和损害，引起肠黏膜充血、水肿、糜烂、出血和坏死，发生的部位主要在十二指肠。②抗生素，如林可霉素、阿莫西林、第3代头孢菌素等的不合理应用，使肠道正常微生物的生长受到抑制，而使另一些微生物，特别是艰难梭菌过度增殖，最终导致肠道菌群失调。艰难梭菌产生肠毒素，引起一系列的病理生理改变而致病。③抗生素尚可引起血管和凝血功能的改变，继而造成肠道黏膜异常。

(二)临床表现

一般发生于50岁以上人群，女性多于男性。发病急，患者多有胃肠手术或其他严重疾患病史，并有长期或近期应用抗生素史。

本病最主要的症状是腹泻，90%～95%为水样便，程度和次数不等，多者10～20次/d，少者可1～2次/d。轻者可于停用抗生素后自愈，重者粪便中可见斑片状或管状假膜排出。

多有下腹部疼痛，可为钝痛、绞痛或胀痛，伴腹胀、恶心等。腹部可有压痛、反跳痛和腹肌紧张，易误诊为急腹症。部分患者可出现毒血症症状，如发热、谵妄、低血压、休克，年老体弱者常常发生脱水、电解质酸碱平衡紊乱等。

（三）实验室检查及特殊检查

（1）实验室检查：血常规显示周围血白细胞升高，多在 $20 \times 10^9/L$，以中性粒细胞为主。大便常规可见脓细胞和白细胞，隐血实验呈阳性，但肉眼血便少见。疑诊病例应至少送两份大便标本，进行细菌的培养，毒素鉴定为致病菌可确诊。

（2）内镜检查：内镜检查能直接明确病变的性质、范围和程度。急性期内镜检查应注意预防肠黏膜出血和穿孔，动作应轻柔、谨慎小心。抗生素相关性肠炎内镜下表现为肠壁充血水肿、糜烂，黏膜表面坏死、斑点状或地图状假膜形成，不易脱落，部分假膜脱落后可形成浅表溃疡。

（3）活组织检查：可见肠黏膜上黏液附着，炎症区有炎性细胞浸润、出血和坏死。伪膜由纤维素样物质、坏死细胞、多核白细胞及细菌菌落组成。血管腔内可见血栓形成。

（4）影像学检查：腹部平片可见无特殊发现，部分可见肠扩张、积气，由于结肠增厚水肿，可出现广泛而显著的指印征。气钡灌肠双重对比造影有助于诊断，但可加重病情，有发生肠穿孔的危险，故一般不主张施行。

（四）诊断和鉴别诊断

根据胃肠手术及抗生素应用的病史，临床上出现腹泻、腹痛、发热等症状，结合实验室和辅助检查，可做出初步诊断。本病需与溃疡性结肠炎、克罗恩病、艾滋病性肠炎及真菌性肠炎等相鉴别。

（五）治疗

抗生素相关性肠炎的治疗包括停用相关抗生素，给予支持对症治疗，促进肠道正常菌群生长，应用抗艰难梭菌药物治疗。

1. 一般治疗

立即停用相关抗菌药物，同时避免应用抑制肠蠕动的药物，减少毒素的吸收。加强支持对症治疗，给予静脉营养支持，纠正水电解质失衡。

2. 药物治疗

对于中、重度病例，应给予抗艰难梭菌抗生素治疗。本病首选万古霉素或甲硝唑。万古霉素或去甲万古霉素，1.0～2.0g/d，口服。甲硝唑每次 0.25～0.5g，每日 3～4 次，口服，疗程均为 7～10d，大多数患者治疗反应良好。杆菌肽，亦可用于本病，25000U，4 次/d，口服 7～10d。应用微生态制剂可恢复肠道正常菌群，如金双歧、乳酸杆菌片、培菲康等。

3. 其他治疗

对于内科保守治疗无效或出现严重并发症，如肠梗阻、中毒性巨结肠、肠穿孔时，应考虑行手术治疗。

（六）预后

大多数病例经治疗后可获痊愈，轻症病例在停用相关抗生素后，有的可自愈，个别患者经治疗后仍可再度发生腹泻。重症病例，如出现严重并发症如肠梗阻、肠穿孔时，病死率可达 16%～22%。

第十节　肠易激综合征

肠易激综合征为一种与胃肠功能改变有关，以慢性或复发性腹痛、腹泻、排便习惯和大便性状异常为主要症状而又缺乏胃肠道结构或生化异常的综合征，常与胃肠道其他功能性疾病如胃食管反流性疾病和功能性消化不良同时存在。临床上根据其症状可分为：①腹泻型。②便秘型。③腹泻－腹胀型。④腹泻－便秘交替型。主要以前两种为主。

一、流行病学

IBS 在世界各地的发病率差别很大。据西方统计，IBS 约占成年人群的 14%～22%，男女比例 1∶1.1～1∶2.6，其中只有 50%的 IBS 患者就医。另有资料显示欧美人群的患病率约为 7.1%～13.6%。在我国的发病率为 0.8%～5.6%，18～30 岁是高发患者群，目前认为与学习和工作压力过大、生活节奏过快有关，50 岁以上发病率减少。其发病普遍女性多于男性；白种人发病高于有色人种，犹太人高于非犹太人。学生、知识分子和领导干部高于工人、农民，城市患者明显多于农村。

二、病因和发病机制

病因尚不明确，与精神神经因素、肠道刺激因素包括食物、药物、微生物(贺氏杆菌)等有关。目前认为，IBS 的病理生理学基础主要是胃肠动力学异常和内脏感觉异常，肠道感染后和精神心理障碍是 IBS 发病的重要因素。

(1)胃肠动力学异常：最近一些研究显示 IBS 患者结肠电慢波及小肠电慢波与正常人无显著差异，结肠电慢波主频率为 3～5r/min，小肠电慢波主频率为 9～12r/min。但是对 IBS 患者的肛门直肠测压结果显示 IBS 患者的直肠运动和压力有异常改变。腹泻型 IBS(D-IBS)患者的直肠肛管静息压和最大缩榨压升高，便秘型 IBS(G-IBS)患者的最大缩榨压降低，为 IBS 直肠动力异常提供了新的依据。

(2)内脏感知异常：IBS 患者除腹泻便秘症状外同时可伴有腹痛及腹部不适，单纯用胃肠动力异常解释不了。IBS 患者的结肠肌肉在轻微的刺激下就会发生痉挛，结肠敏感性以及反应性均比正常人高。

(3)精神因素：心理应激对胃肠运动有明显影响。大量调查表明，IBS 患者存在个性异常，焦虑、抑郁积分显著高于正常人，应激事件发生频率亦高于正常人。

(4)分泌异常：IBS 患者小肠黏膜对刺激性物质的分泌反应增强，结肠黏膜分泌黏液增多。

(5)感染：越来越多的研究提示部分患者 IBS 症状发生于肠道感染治愈之后，其发病与感染的严重性与应用抗生素的时间有一定相关性。

(6)脑－肠作用：近年来，对 IBS 更多的关注在脑肠轴研究方面，IBS 的发病机制是否与肠神经系统或中枢神经系统的生理或生化异常有关，有报道 C-IBS 患者肠壁内一氧化氮能神经成分增加，D-IBS 患者减少；最近更发现感染后肠道肌层神经节数量减少，内分泌细胞增多，这种变化持续 1 年以上，并引起 IBS 的一系列症状。精神心理因素在 IBS 发病机制中的作用也被认为是IBS脑一肠作用机制的证据之一。

(7)其他：约1/3患者对某些食物不耐受而诱发症状加重。

三、临床表现

(一)肠道症状

(1)腹痛、腹部不适：常沿肠管有不适感或腹痛，可发展为绞痛，持续数分钟或数小时，排气排便后可缓解。腹痛可为局限性或弥散性，多位于左侧腹部，以左下腹为重，无反射痛，患者多难以准确定位腹痛部位。腹痛不进行性加重，睡眠时不发作。

(2)腹泻或不成形便：常于餐后，尤其是早餐后多次排便。亦可发生在其余时间，但不发生在夜间。大便最多可达10次以上。腹泻或不成形便与正常便或便秘相交替。

(3)便秘：每周排便1～2次，偶尔10余天1次。早期多间断性，后期可持续性而需服用泻药。

(4)排便过程异常：患者常出现排便困难、排便不尽感或便急等症状。

(5)黏液便：大便常常带有少量黏液，偶尔有大量黏液或者黏液管型排出。

(6)腹胀：肠道气体有3个可能的来源：①进食或嗝逆时吞入的气体。②肠道细菌产气，IBS患者特殊的肠道菌群增多。③结肠黏膜吸收减少。腹胀白天明显，夜间睡眠后减轻，一般腹围不增大。

(7)非结肠性胃肠道症状：包括消化不良、上腹烧灼样痛、胃灼热症、恶心呕吐等。

(二)肠外症状

纤维肌痛综合征、非心源性胸痛、腰背痛、慢性疲劳综合征、痛经、尿频或排尿困难、性交困难、偏头痛等，特别是泌尿功能失调表现较突出，可用于支持诊断。以上症状出现或者加重与精神因素和一些应激状态有关。

(三)体征

胃肠和乙状结肠常可触及，盲肠多呈充气肠管样感觉；乙状结肠常呈条样痉挛肠管或触及粪便。所触肠管可有轻度压痛，但压痛不固定，持续压迫时疼痛消失，部分患者肛门指检有痛感，且有括约肌张力增高的感觉。行肠镜检查时，患者对注气反应敏感，肠道极易痉挛而影响操作。在体查时，患者由于迷走神经紧张性增强而有乏力、多汗、失眠、脉快、血压升高等自主神经功能紊乱的表现。

四、辅助检查

(一)实验室检查

粪便呈水样便、软便或硬结，可有黏液，无其他异常。

(二)X线钡剂灌肠检查

常无异常发现，少数病例因肠管痉挛出现“线征”，其他无特异性的表现，也有结肠袋加深或增多等。

(三)乙状结肠镜、纤维结肠镜检查

肉眼观察黏膜无异常，活检也无异常，但在插镜时可引起痉挛、疼痛，或在充气时引起疼痛，如疑有脾区综合征，也可在检查时慢慢注入100～200mL气体，然后迅速将镜拔出，嘱患者坐起，在5～10min后可出现左上腹痛，向左肩反射，这可作为脾区综合征的指标。

（四）测压检查

（1）肛管直肠测压：常见的方法有气囊法、导管灌注法和固态压力传感器法。目前临床应用较普遍的是 Amdofer 系统导管灌注法。

（2）结肠测压：这是目前应用最多的检测结肠运动功能的方法，可以采用液体灌注导管体外传感器法和腔内微型压力传感器法及气囊法进行检测，以前者最为常用。

（五）其他相关检查

（1）结肠转运试验：这是检验结肠动力异常第 1 线检查方法，通过将不被肠道吸收的物质引入到结肠内，随着结肠的蠕动而向前传送，在体外连续监测整个过程，计算局部或整段结肠通过时间，以评估结肠的运转和排空功能是否异常。

（2）结肠肌电图：这是间接反应结肠运动状况的功能性检查手段。因此在 IBS 患者的应用中需与结肠运转试验、直肠测压等检查方法配合。

（3）功能性脑成像：包括正电子体层扫描术（PET）和功能性磁共振成像技术（fM-RI）。

（4）超声检查：由于 IBS 多发于女性，容易产生骨盆痛，可经阴道超声检查乙状结肠支持诊断 IBS，这是新的 IBS 诊断方法。

五、治疗

治疗 IBS 应在以下前提下进行：①确诊。②患者诊疗程序的考虑。③药物与安慰剂均须经过严格的评估。④应用食物纤维。⑤持续照料。⑥分级治疗。

（一）心理治疗

心理学因素在本病发病中十分重要，且常是促使患者就诊的直接原因。亲切询问患者，可使问诊进入患者的生活，而为治疗提供重要线索。瑞典一项研究表明，心理治疗 8 个月后，患者的症状、躯体病态、心理状况的改善较对照组明显，且疗效可持续 1 年以上。而这种心理治疗无须特殊条件和心理医生的参与。可选用地西泮 10mg，3 次/d，或多塞平 25mg，3 次/d。

（二）调整食物中纤维素的含量

使用富含纤维类的食物治疗便秘应予重视。结合我国具体状况，市售燕麦片具有降脂、营养与促进肠蠕动的作用；水果中的香蕉、无花果，特别是猕猴桃富含维生素 C，也有通便作用，亦可食用黑面包，杂粮面包，均应足量方有效。

（三）药物治疗

能治疗本病的药物很多，但总的说来并无过硬的证据证实任何药物在 IBS 总体治疗中有效。根据临床经验，一些药物在缓解患者各种症状、提高生活质量上有所裨益，主要是根据症状来选择药物，并尽量做到个体化。

（1）解痉药品：抗胆碱能药物：如阿托品 0.3mg 3～4 次/d 治疗以腹痛为突出症状者，有时也引起腹胀加重。钙通道阻滞剂：如匹维溴铵 40mg 3 次/d。选择性作用于胃肠道，可解除胃肠道平滑肌的痉挛，减弱结肠张力，对腹痛、腹泻、排便不畅、便急、排便不尽感和由于痉挛引起的便秘有效。吗啡衍生物：如曲美布汀，可松弛平滑肌，解痉止痛。

（2）胃肠动力相关性药物：西沙必利 5～10mg 3 次/d 通过对 5-HT_4 受体的激动增加肌间神经丛后纤维的乙酰胆碱释放，对全胃肠道动力起促进作用，对便秘型 IBS 治疗有效。红霉素强效衍生物，可能有类似西沙必利促动力作用。洛派丁胺又名易蒙停，此药作用于肠壁的阿片受体，阻止乙酰胆碱与前列腺素的释放，故不仅减缓肠蠕动，减少小肠的分泌，还增强肛门括约肌的张力，且不透过血脑屏障，如非假性腹泻，此药不会造成反应性便秘。成人开始剂量为2粒，5岁以上儿童为1粒，以后调节维持量至每日解便1～2次即可。此药不宜用于5岁以下的儿童。一旦发生便秘、腹胀甚至不全性肠梗阻，应立即停药。对腹泻型IBS有效。

(3)激素和胃肠肽制剂：如生长抑素、CCK拮抗剂、5-HT受体拮抗剂等正在研究中，有报道可减慢运动，减轻疼痛等。

(4)消除胃肠胀气剂：如二甲硅油和活性炭，可吸收气体，减轻肠胀气，大豆酶可有助于寡糖的吸收，减少某些碳水化合物产气。

(5)泻药：以便秘为主要症状的IBS患者，不主张用刺激性泻剂(如酚酞类、大黄、番泻叶等)，因刺激肠道运动可加重便前腹痛，久用则肠道自主运动功能减弱，反而使便秘加重。高渗性泻药(如山梨醇、乳果糖)可加重腹胀。可选用液状石蜡等润滑性泻剂以及中药麻仁丸、四物汤治疗。另吸附性止泻药思密达，具有双八面体蒙脱石组成的层状结构，有广阔的吸附面，可以吸附水分及致病菌并能提高肠道黏膜保护力，促进其修复，还能调整结肠运动功能，降低其敏感性，适用于腹泻伴腹胀患者，常用量为3g，3次/d。

(6)双歧因子：部分IBS患者存在肠道菌群紊乱，补充肠道主菌群的双歧杆菌，有时能收到好的疗效。对于腹泻型有一定疗效。

(7)精神药物：对有抑郁、精神紧张、焦虑等精神因素者，可给予三环类抗抑郁药(tricyclic antidepressant，TCA)，即使腹痛不明显，合用此类药物也有好处。如阿米替林25mg，睡前一次，每隔4～5d逐渐增加剂量直至出现疗效，一般很少超过100mg，此药可出现抗胆碱能或镇静的不良反应，严重心脏病、高血压、前列腺肥大、青光眼患者禁用。TCA药物由于不良反应较多，可选择使用选择性5-羟色胺再摄取抑制剂(SSRI)，代表药为盐酸氟西丁，商品名为百忧解，不良反应小。

六、预后

IBS不是致命性疾病，但是会严重降低患者的生活质量，需积极治疗。

第十一节　直肠癌

一、概述

大肠癌是消化道常见的恶性肿瘤，直肠是大肠癌好发的部位，发病率高。直肠癌病年龄多在40岁以上，但40岁以下也不少见。男女比例为2∶1～3∶1。癌肿多在直肠下2/3部位，通过直肠指检可扪及。欲提高直肠癌手术根治率和延长生存期，关键在于早期诊断和早期合理的治疗。直肠癌发病原因不甚清楚，可能与高脂肪、高蛋白、低纤维素饮食、腺瘤癌变、炎症性肠病、血吸虫病虫卵在直肠黏膜沉积等因素有关。

二、诊断

(一)临床表现

直肠癌早期可无症状，随着癌灶逐渐增大，可产生一系列症状。

(1)便血：是直肠癌最常见的症状，但常被患者所忽视。便血多为红色或暗红色，混有粪便的黏液血便或脓血便，有时伴有血块、坏死组织。上述症状是由于癌肿增殖后血运发生障碍、组织坏死糜烂、溃破感染、溃疡形成的后果。

(2)大便习惯改变：由于肿块及其产生的分泌物的刺激，可产生便意频繁、排便不尽感、里急后重等症状，但排出物多是黏液脓血状物。最初这些“假性腹泻”现象多发生在清晨起床不久，称晨起腹泻，以后次数逐渐增多，甚至晚间不能入睡，改变了往日大便习惯。

(3)肠道狭窄及梗阻现象：癌肿绕肠壁周径浸润，使肠腔狭窄，尤在直肠乙结肠交界处，多为狭窄型硬癌，极易引起梗阻现象。直肠壶腹部癌，因多是溃疡型，并且壶腹部较宽阔，一般约1～2年才引起狭窄梗阻，一般常表现为便条变细、排便困难、便秘、引起腹部不适、腹胀及疼痛。由于粪便堆积，在梗阻上段乙状结肠部位，有时在左下腹部，可扪及条索状肿块。

(4)肛门疼痛及肛门失禁：直肠下段癌如浸润肛管部可引起局部疼痛；如累及肛管括约肌则可引起肛门失禁，脓血便经常流出，污染内裤；癌肿感染或转移，可引起腹股沟部淋巴结增大。

(5)其他：直肠癌晚期如浸润其他脏器及组织，可引起该处病变症状。侵犯骶神经丛可使骶部及会阴部疼痛，类似坐骨神经部疼痛；侵犯膀胱、前列腺，可引起膀胱炎、尿道炎、膀胱直肠瘘、尿道直肠瘘；女性可引起阴道直肠瘘，阴道部排出粪便及黏液脓血；肝转移后可引起肝大、黄疸、腹水等症状；全身症状可有贫血等恶病质现象；有时还可出现急性肠梗阻、下消化道大出血及穿孔后引起弥漫性腹膜炎等症状。

(二)体格检查

直肠指检是直肠癌的首要诊断方法，90%的直肠癌可经指检检出。在手指可探及的范围内如能触到直肠肿块，应注意肿块的大小、形状、质地、活动度、位置、距肛缘的距离、侵犯肠管壁周径等。

(三)辅助检查

(1)直肠镜或乙状结肠镜检查：直肠指检后应再做直肠镜检查，在直视下协助诊断，观察肿块的形态、上下缘以及距肛门缘的距离，并取肿块组织做病理切片检查，以确定肿块性质及其分化程度。位于直肠中、上段的癌肿，手指无法触及，采用乙状结肠镜检是一种较好的方法。

(2)钡剂灌肠：可对直肠癌进行定位、筛选。

(3)腔内B超检查：用腔内探头可检测癌肿浸润肠壁的深度及有无侵犯邻近脏器，内镜超声也逐步在临床开展应用，可在术前对直肠癌的局部浸润程度进行评估。

(4)CT检查：可以了解直肠癌盆腔内扩散情况，有无侵犯膀胱，子宫及盆壁，是术前常用的检查方法。腹部CT也可扫描有无肝转移癌。

(5)肿瘤标志物：目前公认的对于大肠癌诊断和术后监测有意义的肿瘤标志物是癌胚抗原(CEA)。但认为CEA作为早期结直肠癌的诊断尚缺乏价值，其主要用于预测直肠癌的预后和监测复发。

(6)其他：低位直肠癌伴有腹股沟淋巴结肿大时，应行淋巴结活检。癌肿位于直肠前壁的女性患者应做阴道检查及双合诊检查。男性患者有泌尿系症状时应行膀胱镜检查。

三、治疗

直肠癌的治疗目前仍以外科手术为主，化疗为辅，放射治疗也有一定的作用。

(一)手术治疗

分根治性和姑息性两种。

1.根治性手术

手术方式根据癌肿在直肠的位置而定。直肠壁内有黏膜下淋巴丛和肌间淋巴丛两个系统，癌细胞在肠壁内淋巴系统的转移不多见。一旦癌细胞穿透肠壁，就向肠壁外淋巴系统扩散。一般首先累及癌肿同一水平或稍高处的肠旁淋巴结，然后向上逐渐累及与痔上动脉伴行的中间淋巴结群，终至肠系膜下动脉旁淋巴结群。上述向上方的淋巴转移是直肠癌最常见的转移方式。如癌肿位于直肠下段，癌细胞也可以横向沿肛提肌和盆壁筋膜面的淋巴管侵及闭孔淋巴结，或沿痔中动脉流至髂内淋巴结。有时癌细胞也可以向下穿过肛提肌，沿痔下动脉引流至坐骨直肠窝内淋巴结、腹股沟淋巴结，由于直肠上段癌的淋巴转移方向几乎均向上，手术切除癌肿邻近和在此平面以上的淋巴组织，即可达到根治目的，手术有保留肛括约肌的可能。直肠下段癌的淋巴转移虽然主要也是向上，但同时尚有横向转移至髂内淋巴结和闭孔淋巴结的可能，根治性手术需包括直肠肛管周围组织和肛提肌，故往往无法保留肛括约肌。具体手术方式如下。

(1)经腹会阴联合切除(Miles手术)：原则上适用于腹膜反折以下的直肠癌。切除范围包括乙状结肠及其系膜、直肠、肛管、肛提肌、坐骨直肠窝内组织和肛门周围皮肤，血管在肠系膜下动脉根部或结肠左动脉分出处下方结扎切断，清扫相应的动脉旁淋巴结。腹部做永久性结肠造口(人工肛门)，会阴部伤口一期缝合或用纱布填塞。此手术切除彻底，治愈率高。

(2)经腹直肠癌切除术(直肠前切除术，Dixon手术)：是目前应用最多的直肠癌根治术，适用于距肛缘5cm以上的直肠癌，亦有更近距离的直肠癌行Dixon手术的报道。但原则上是以根治性切除为前提，要求远端切缘距癌肿下缘3cm以上。由于吻合口位于齿状线附近，在术后的一段时间内患者往往出现便次增多，排便控制功能较差。近年来有人采用J形结肠袋与直肠下段或肛管吻合，以改善控便功能，疗效尚待评价。

(3)经腹直肠癌切除、近端造口、远端封闭手术(Hartmann手术)：适用于一般情况很差，不能耐受Miles手术或急性梗阻不宜行Dixon手术的直肠癌患者。

2.姑息性手术

如癌肿局部浸润严重或转移广泛而无法根治时，为了解除梗阻和减少患者痛苦，可行姑息性切除，如仅做乙状结肠造口，尤其适用于已伴有肠梗阻的患者。

(二)化学治疗

化疗作为根治性手术的辅助治疗可提高五年生存率，给药途径有动脉灌注、门静脉给药、

静脉给药、术后腹腔置管灌注给药及温热灌注化疗等。化疗时机，如何联合用药和剂量等依患者的情况、个人的治疗经验有所不同。

(三)放射治疗

放射治疗作为手术切除的辅助疗法有提高疗效的作用。术前的放疗可以提高手术切除率，降低患者的术后复发率。术后放疗仅适用于晚期患者、手术未达到根治或术后局部复发的患者。

(四)转移和复发患者的治疗

(1)局部复发的治疗：如果局部复发病灶范围局限，且无其他部位的复发、转移时，可予手术探查，争取切除。对于复发灶局限于会阴切口中央，两侧尚未延及坐骨结节者，可考虑行广泛切除。如会阴部结节或肿块系盆腔复发灶伸向会阴部的下极，不宜手术，因无法完全切除病灶，切开肿瘤组织，反而会遗留久不愈合的创口。盆腔内复发病灶采用放射治疗，可暂缓解疼痛症状。

(2)肝转移的治疗：近年来不少研究证实直肠癌转移灶的手术切除效果不是原来想象得那样悲观。若能在切除原发病灶的同时切除肝转移灶，则可提高生存率。凡属单个转移灶，可行肝段或楔形切除。如为多个肝转移灶而不能手术切除者，先用去动脉化措施，即结扎肝动脉，使肝瘤坏死，再通过结扎肝动脉的远端插入导管，从中注入氟尿嘧啶和丝裂霉素等；也可采用肝动脉栓塞术，使肿瘤体积明显缩小，但上述治疗禁用于伴有明显黄疸、严重肝功能异常、门静脉阻塞以及年龄超过65岁的患者。放射治疗可改善部分患者的症状。近年来有用射频高温来治疗肝转移灶的报道。

第十二节　急性胰腺炎

急性胰腺炎是胰腺的急性炎症过程，在不同程度上波及邻近组织和其他脏器系统。其临床表现为急性起病；上腹疼痛；可有呕吐，发热，心率加快，白细胞上升，血、尿和腹水淀粉酶升高以及不同程度的腹膜炎体征。急性胰腺炎的发病机制迄今未完全明确，因此给本病的治疗带来很大困难。急性胰腺炎可分为轻型和重症两型。MAP指患者可有极轻微的脏器功能紊乱，没有严重腹膜炎体征和严重的代谢功能紊乱，临床恢复顺利；SAP指患者有脏器功能障碍或衰竭、代谢功能紊乱或出现胰性坏死、脓肿、假囊肿等局部并发症，患者可出现腹膜炎体征、皮下瘀斑等。不伴有脏器功能损害的为SAPⅠ型，伴一个或一个以上脏器损害的为SAPⅡ型，患者临床经历凶险，总体死亡率达5%～10%。

一、病因及发病机制

(一)病因分类

1. 机械性

在我国，胆石症是急性胰腺炎发病的主要原因，占50%以上，又称胆源性AP。发病与胆石大小、数量及胆管粗细密切相关，直径＜5mm的微小结石，比大结石更容易引起壶腹部梗阻，从而导致胰腺炎的发生。约3%的胆石症可发生胰腺炎，胆囊切除和胆总管结石的清除可防止其复发。泥沙样胆石容易引发胆汁淤积，可以引起胰腺炎。胆石症发生胰腺炎的危险性男性高于女性，而胆源性胰腺炎女性较多见是由于女性更易患胆石症之故。

2.酒精性

酗酒在急性胰腺炎的发病中也占重要地位，英国资料显示，酗酒在AP的病因中占9%～40%。在急性胰腺炎患者中，以酗酒和胆石症为病因者可达80%。

3.创伤性

外伤和ERCP可诱发急性胰腺炎。

4.胰管梗阻

常见病因是胰管结石。其他的如奥狄括约肌功能不全导致胰管内压力增高[大于十二指肠基线5.3kPa(40mmHg)]阻止胰液排出，或胰管良恶性肿瘤引起的狭窄。少见的有十二指肠乳头旁憩室，均可引起胰管内压力增高。

5.暴饮暴食

引起胰液大量分泌，如遇梗阻因素，则排出障碍。

6.代谢性

①高脂血症：遗传性高脂血症，甘油三酯明显升高(＞1000mg/dL)。②高钙血症：如甲状旁腺功能亢进引起。

7.感染性

病毒如腮腺炎病毒、柯萨基病毒B、埃可病毒等；细菌(克雷伯氏菌、大肠杆菌等)；真菌等均可引起。

8.药物性

许多药物均与急性胰腺炎的发病有关，其中以糖皮质激素和口服避孕药，免疫抑制剂(如硫唑嘌呤、6-巯基嘌呤)最重要。

9.遗传变异

遗传性胰腺炎、囊性纤维化等。

10.特发性

所占比例世界各地报道不一。

(二)发病机制

正常情况下，胰腺腺泡细胞内酶蛋白的形成与分泌过程处于与细胞质隔绝状态。胰腺各种蛋白酶进入十二指肠前，均处于无活性或微活性的酶原状态，进入十二指肠后，由近端小肠产生的肠肽酶激活胰蛋白酶原，再由胰蛋白酶激活其他各种有关的酶原。胰液中还存在中性胰蛋白酶、α1-抗胰蛋白酶、抗糜蛋白酶等多种蛋白酶抑制剂以抑制胰液中存在的少量已激活的胰酶活性。胰腺实质与胰管、胰管与十二指肠之间均存在压力差。胰液的分泌压也大于胆汁分泌压，因此一般情况下，十二指肠液和胆汁不会反流进入胰腺。

另外，正常胰管具有黏膜屏障作用，它可以抵挡少量蛋白酶的消化作用。如胆汁中的细菌等有害因子破坏了胰管的黏膜屏障后，胰腺就有可能因各种自身酶的消化而产生炎症。上述各种病因导致胰胆管梗阻，十二指肠反流，胰腺管内压力增高，均可在胰腺内激活各种胰酶原形成急性胰腺炎。当激活的胰酶进入全身血液循环(SAP时)，引起远处脏器和全身酶系统损伤，即可产生大量炎症介质和细胞因子，引起全身炎症反应综合征和多脏器功能衰竭。这些炎症介质和细胞因子包括如下。

1. 氧衍生自由基

可直接改变线粒体膜通透性转变孔开关，导致细胞凋亡和坏死。使细胞内溶酶体释放，消化酶活化导致胰腺急性损伤。

2. 血小板活化因子

主要来源于血小板、中性粒细胞、单核巨噬细胞、肥大细胞和内皮细胞。它可使血小板聚集，中性粒细胞聚集、脱颗粒→呼吸爆发→血管通透性及氧自由基增加。

3. 白三烯

可增加血管通透性和收缩血管，与急性胰腺炎的发生及恶化有关。

4. 胰血管舒缓素、激肽系统

参与循环、血液凝固、水盐代谢、免疫活动及许多器官功能的调节。其异常激活可造成血管扩张、血压下降、凝血功能异常。

5. 肿瘤坏死因子

主要由单核巨噬细胞产生，具有重要的炎症、免疫调节反应功能，导致AP和内毒素的产生，从而使病情进一步恶化。

6. 一氧化氮(NO)

①可引起难治性血管扩张而产生胰腺低灌注，增加了胰腺腺泡的损伤。②对胰腺细胞有直接的毒性作用。③可激活胰腺或腹腔中的中性粒细胞而加重胰腺细胞损伤。

7. 补体

急性胰腺炎时补体系统被激活，活化的补体通过其细胞毒性效应以及由其作用而产生的其他因子，引起胰腺及远处器官的损伤。

二、病理

AP的病理变化表现为从水肿到出血坏死等一系列改变。从病理上可分为急性水肿型和急性出血坏死型两种。

(一)急性水肿型

约占AP的90%。大体形态为整个外形肿大；胰周组织可有少量坏死。显微镜下见间质充血、水肿和炎症细胞浸润为主，可见少量腺泡坏死，血管变化常不明显。内外分泌腺无损伤表现。

(二)急性出血坏死型

此型少见。其基本病变为：①胰实质坏死。②血管损害引起水肿、出血和血栓形成。③脂肪坏死。④伴随的炎症反应。大体形态上可见钙皂呈大小不等、稍隆起的象牙色斑点或斑块，散落在大网膜和胰腺上。

三、临床表现

AP的临床表现的轻重与其病因、病情的严重程度、治疗是否及时等因素有关。

(一)症状

1. 腹痛

95%的AP患者有腹痛，多呈突然发作，与饱餐和酗酒有关(与酗酒有关的AP的临床症状常出现在酒后12～36h）。腹痛性质为持续性刀割样；腹痛以上腹为多，其次为右或左上腹，脐周和下腹部极少见，50%患者的腹痛可向左背部放射，呈“一”字样分布；疼痛时蜷曲体位和前倾体位可使疼痛缓解。腹痛通常可持续48h，偶可超过一周。腹痛的机制主要为：①胰腺的急性水肿、炎症刺激和牵拉其包膜上的神经末梢。②胰腺的炎性渗出液刺激毗邻的腹膜和腹膜后组织，产生局限性腹膜炎。③胰腺炎症累及肠道，引起肠充气和麻痹性肠梗阻。④胰管阻塞或伴胆囊炎、胆石症引起疼痛。极少数AP患者可以没有腹痛，而仅表现为明显腹胀。

2. 发热

多为中度发热，少数为高热，一般持续3～5d。如发热不退或逐日升高，尤其持续2～3周以上者，要警惕胰腺脓肿可能。发热由胆道感染或胰腺炎症、坏死组织的吸收等引起。

3. 恶心、呕吐

多数患者有恶心、呕吐。酒精性胰腺炎患者的呕吐常于腹痛时出现，胆源性胰腺炎患者的呕吐常于腹痛发生后出现。呕吐物为胃内容物，重者可混有胆汁，甚至血液。呕吐后，患者无舒适感。恶心、呕吐的发生可能是机体对腹痛或胰腺炎症刺激的一种防御性反射，也可由肠胀气、肠梗阻或腹膜炎等引起。

4. 黄疸

病情比较轻的AP可无黄疸。如有，是因为：①胆道感染、胆石症引起胆总管梗阻。②AP时，肿大的胰头压迫胆总管。③AP合并胰腺脓肿或胰腺假囊肿压迫胆总管。④合并肝损害等情况可出现黄疸。不同原因的黄疸持续时间也不一样。

（二）体格检查

1. 压痛

MAP患者有腹部的深压痛，但与患者自觉症状不成比例；SAP可出现肌紧张、压痛、反跳痛等腹膜刺激征三联征。三联征可局限于左上腹，也可累及整个腹腔。

2. 腹块

10%～20%的患者可在其上腹部扪及块状物。块状物常为急性胰腺假囊肿或胰腺脓肿，一般见于起病后4周或4周以后。

3. 假性肠梗阻

大多数患者有持续24～96h的假性肠梗阻。

4. 皮下瘀斑

出现在SAP患者两肋部者，称为Grey-Tuner征；出现在脐部者，称为Cullen征。Grey-Tuner征是由于血性液体从肾旁间隙后面渗透至腰方肌后缘，然后再通过肋腹部筋膜流到皮下；Cullen征是由于后腹膜出血渗入镰状韧带，随后由覆盖于韧带复合体周围的结缔组织进入皮下。发生率约占SAP患者的3%。

5. 其他

如手足搐搦，气急、胸腹水等。

四、并发症

(一)局部并发症

1. 急性液体积聚

发生于AP病程的早期。位于胰腺内或胰周，无囊壁包裹的液体积聚。急性液体积聚多会自行吸收，少数可发展成急性假囊肿或胰腺脓肿。影像学上为无明显囊壁包裹的急性液体积聚。

2. 胰腺坏死

胰腺实质的弥漫性或局灶性坏死，伴有胰周脂肪坏死。根据有无感染，胰腺坏死又可分为感染性坏死和无菌性坏死。增强CT是目前诊断胰腺坏死的最佳方法。

3. 胰腺假囊肿

多见于SAP。为急性胰腺炎后形成的有纤维组织或肉芽囊壁包裹的胰液积聚。常在发病后3～4周时出现，与SAP患者饮食开放过早有一定关系。囊肿通常位于腹中部或左上腹(胰腺体尾部)。囊肿可引起压迫症状，体格检查常可扪及肿块，并有压痛，左侧胸腔可有积液或左侧肺不张，约10%的患者有黄疸，血淀粉酶常持续增高。假囊肿可破裂，造成慢性胰源性腹水，腹水中淀粉酶和脂肪酶的含量均明显增高，且可破入胸腔，进入后腹膜、纵隔，甚至颈部。

4. 胰腺脓肿

发生于急性胰腺炎胰腺周围的包裹性积脓，含少量或不含胰腺坏死组织。见于SAP的后期，发生在发病后4周或4周以后。

(二)全身并发症

通常见于SAP。

1. 低血压及休克

SAP常有低血压及休克，患者烦躁不安，皮肤苍白、湿冷，呈花斑状，脉搏细弱，血压下降，少数患者可在发病后短期内死亡。发生休克机制为：①血液和血浆大量渗出，其失液量可达血容量的30%。②呕吐丢失体液和电解质。③激肽释放酶的激活，使血液中激肽和缓激肽水平上升，引起血管扩张和血管通透性增加。④坏死的胰腺释放心肌抑制因子使心肌收缩不良。⑤并发感染或胃肠道出血。

2. 消化道出血

可表现为呕血或便血。呕血是应激性溃疡或胃黏膜糜烂，或胃黏膜下多发性脓肿引起；便血可由胰腺坏死穿透横结肠引起，便血者预后极差。

3. 细菌及真菌感染

SAP患者的机体抵抗力低下，极易发生感染。感染一般出现在起病后2周至2个月内。感染部位有胰周脓肿、腹腔脓肿、败血症及呼吸道、泌尿道、输液导管感染等。早期病原菌以革兰阴性菌为主，如大肠杆菌、克雷伯菌、变形杆菌和肠杆菌等，后期常为双重或多重细菌感染，主要细菌有铜绿假单胞菌、假单胞菌属、变形杆菌、沙雷杆菌、金黄色葡萄球菌、产气杆菌、肠球菌等。大量使用广谱抗生素造成严重菌群失调，加上明显低下的机体抵抗力，极易引起真菌感染。常见病原菌有白色念珠菌和酵母菌。感染的发生率与胰腺的坏死程度成正比，直接死于严重感染者约占 AP 的 5%～7%。

4. 慢性胰腺炎和糖尿病

慢性胰腺炎与胰腺腺泡大量破坏及胰腺外分泌功能不全有关；糖尿病与胰腺 B 细胞破坏、胰岛素分泌减少有关，其发生率约 4%。

5. 代谢异常

SAP 时可有下列代谢异常：①低钙血症：约 30%～60%的患者出现本症，血 15＜2mmol/L（8mg/dL）。当血钙＜1.75mmol/L（7mg/dL），且持续数天，预后多不良。其产生机制：磷脂酶 A 和脂肪酶的激活，产生脂肪酸，脂肪酸与血钙发生皂化作用；SAP 时，白蛋白水平的降低可使总钙的测定数值降低；SAP 时，降钙素（CT）分泌增加时血钙下降；钙－甲状旁腺轴失平衡，后者对低血钙的反应性减弱；钙被转移至脂肪、肌肉和肝组织中。②高脂血症：约 20%的患者可发生本症，此时，患者可出现血清脂质微粒的凝聚，产生脂肪栓塞。③糖代谢异常：约 50%的患者出现暂时性高血糖，30%的患者有糖尿，偶可发生糖尿病酮症酸中毒或高渗性昏迷；有 1%～5%患者并发低血糖。糖代谢异常与 AP 时胰岛素、胰高糖素、生长抑素及糖皮质激素的浓度及相互作用有关。

6. 血液学异常

包括贫血、DIC、门脉和（或）脾静脉栓塞。贫血与血液外渗和消化道出血有关。SAP 时，患者的纤维蛋白原和凝血因子Ⅷ升高，引起高凝状态，出现血栓形成和局部循环障碍，严重时可发生 DIC。凝血异常的机制还不清楚，可能与 SAP 时凝血系统、纤溶系统和肾素系统的激活有关。

7. 心功能不全或衰竭

50%的患者可有以 ST-T 改变、传导阻滞、期前收缩为主的心电图变化，但其临床意义不明。少数患者还可出现心力衰竭和严重心律失常。引起心功能不全或衰竭的可能原因有：①有效血容量不足使心肌灌注不足。②激活的胰酶可损害心肌，抑制心肌收缩，降低心脏每搏输出量和血压。③重度感染产生的毒素引起心肌损害。

8. 肾功能不全或衰竭

23%的 SAP 可出现肾衰竭，与其有关的死亡率可达 80%。发生原因与低血容量、休克和激肽－缓激肽系统的作用有关，及时补足液体和血浆及白蛋白等有助于纠正或改善这一状态。此外，SAP 时的凝血异常也会使肾缺血缺氧，引起或加重肾损害。

9. 呼吸功能不全或衰竭

这是一种最严重的并发症。气急可能是呼吸功能不全的唯一症状，如不注意观察及及时诊断治疗，患者往往会发展到急性呼吸衰竭（急性呼吸窘迫综合征，即 AKDS），此时，患者可有明显气急、发绀等，常规的氧疗法不能使之缓解；血气分析数据中，PaO_2＜8.0kPa（60mmHg）。为了减少 ARDS 的发生和及早发现、及早治疗，建议在 SAP 患者入院的初期，应每日至少做两次血气分析。本并发症发生可能原因：①有效血容量不足使肺血液灌注不足。②由于卵磷脂酶 A_2（PLA_2）分解卵磷脂，肺表面活性物质减少，引起肺泡塌陷。③游离脂肪酸增多，损伤肺泡毛细血管壁，引起肺水肿。④高凝状态致肺毛细血管栓塞，引起肺微循环障碍、肺顺应性下降、间质水肿、肺出血、肺透明膜形成等。⑤约 25%～30%的心搏出量发生右向左分流，这种分流可引起低氧血症，其发生原因可能与肺不张和血小板、白细胞形成栓子造成的肺毛细血管闭塞有关。

10. 胰性脑病

发生率约5.9%～11.9%。表现为神经精神异常，定向力缺乏，精神错乱，伴有幻想、幻觉、躁狂状态等。其发生与PLA_2损害脑细胞，引起脑灰白质广泛脱髓鞘改变有关。常为一过性，可完全恢复，也可留有精神异常。

11. 多脏器功能衰竭

多脏器功能衰竭可包括心功能不全、肾功能不全、呼吸功能不全等。而AKDS是MOF发生的一个重要因素。胰腺炎、腹膜炎、脓毒血症等被称为全身性炎症反应综合征(SIRS)，SIRS时，体内有大量炎细胞因子及中性粒细胞聚集而诱发ARDS，如不及时识别ARDS，并作相应治疗，则会发展到MOF。ARDS是一个动态过程，临床上可能出现一个ARDS先兆，它包括：①吸氧6L/min不能纠正的低氧血症。②呼吸频率，35次/min。③排除左心衰引起的肺水肿。一旦出现ARDS先兆，即予正规的抗ARDS治疗，这样可以减少ARDS的发生，降低SAP相关死亡率。

五、实验室及辅助检查

(一)实验室检查

1. 血、尿淀粉酶、同工酶及胰蛋白酶原测定

(1)血、尿淀粉酶：AP起病6h后，血淀粉酶＞500U/L(Somogyi单位)或12h后尿淀粉酶＞1000U/L(Somogyi单位)。

(2)淀粉酶同工酶：淀粉酶有腮腺型和胰腺型两种同工酶，因此，测定淀粉酶同工酶有利于AP的诊断。胰腺型胰淀粉酶同工酶的参考值，血清＜53U/L，尿液＜325U/L。

(3)血、尿胰蛋白酶原：人胰蛋白酶可分为胰蛋白酶1和胰蛋白酶2，其相应前体分别为胰蛋白酶原1和胰蛋白酶原2，AP时大量胰蛋白酶原2被释放入外周血中，造成血清免疫反应性胰蛋白酶(HVT)的升高，因此，现在测定IRT所用的RIA法主要反映了血清胰蛋白酶原2量的变化。在AP时，血清IRT值显著升高，一般较正常高10～40倍，AP发生30min IRT即开始升高，病情好转时，IRT下降缓慢，高IRT血症可维持5～7d，因此，IRT测定对AP的早期诊断、延期诊断及血淀粉酶不升高的AP患者的诊断有裨益。血清IRT水平与AP的严重程度也有一定关系。尿中主要是胰蛋白酶原2，以50μg/L作为判别值，其对AP的诊断敏感性达94%，特异性达95%。

2. 血脂肪酶

由于脂肪酶检测技术的进步，已发现AP早期就有脂肪酶水平的升高，而且与淀粉酶水平的升高呈平行状态，在诊断AP时，其敏感性和特异性均可达到100%。

3. 淀粉酶、肌酐清除率比值的测定

由于测定周期比较长，对AP的及时诊断意义不大，临床上已少有应用。

4. 血象

白细胞总数和分类均增高，重者有血细胞比容降低。

5. 血钙

AP时，血钙值的明显下降提示胰腺有广泛的脂肪坏死。血钙＜1.75mmol/L(7mg/dL)提

示患者预后不良。

6. 血清正铁血白蛋白

SAP 时，由于红细胞的大量破坏，所释出的血红素不但与球蛋白结合，而且还与白蛋白结合而出现血清正铁血白蛋白。

7. 其他

上述检测方法的敏感性和特异性仍不能令人满意，目前又发展了另外一些检查，但临床应用均不普遍。包括 G 反应蛋白，弹力酶，胰蛋白酶原激活肽，白细胞介素-6，人胰腺特异性蛋白等。

(二)辅助检查

1. 心电图

偶有 ST 段及 T 波异常，对 AP 的诊断无帮助。

2. X 线

胸、腹部平片对有无胸水、肠梗阻有帮助。

3. 超声检查

在 MAP 时，B 超扫描可显示出胰腺呈弥漫性，均匀地增大，外形饱满，界限模糊，内部回声减弱，但比较均匀，也可表现为胰腺局部肿大(如胰头、体或尾部)。SAP 时，胰腺实质肿胀，失去正常的形态，内部回声不规则，可表现为回声减弱或增强，或出现无回声区，回声的改变取决于胰腺坏死和内出血情况。可用于有无胆道结石和胰腺水肿、坏死的判断。

4. 腹部 CT

增强 CT 扫描能确切地显示胰腺的解剖结构，可确定急性胰腺炎是否存在及其严重程度以及有无局部并发症，鉴别囊性或实质性病变，判断有无出血坏死，评价炎症浸润的范围。有助于 MAP 和 SAP 的鉴别和预后判别。

5. MRI

MRI 检查对胰腺炎的诊断相似于 CT。MRI 还可通过胆胰管造影(MRCP)判断有无胆胰管梗阻。

六、诊断

对任何患有上腹疼痛、难以解释的休克或是血尿淀粉酶增高的患者，均应考虑急性胰腺炎的可能。急性胰腺炎的诊断标准为：①急性发作的上腹痛伴有上腹部压痛或加上腹膜刺激征。②血、尿和(或)腹水、胸水中淀粉酶升高达到实验室标准。③影像学(超声、CT 等)或手术发现胰腺炎症、坏死等间接或直接的改变。具有上述第 1 项在内的 2 项以上标准，并排除其他急腹症后(如消化性溃疡合并穿孔、肠系膜动脉栓塞以及异位妊娠破裂等)诊断即可成立(动态 CT 扫描具有重要诊断价值)。

胆源性 AP 的诊断依据有：①超声检查示胆总管内有结石或胆总管扩张幅度＞4mm(胆囊切除者胆总管扩张＞8mm)。②血清胆红素＞40μmol/L。③胆囊结石同时伴有 AKP 或(和) ALT 高于正常上限的 3 倍。

七、治疗

（一）MAP

以内科治疗为主。

1. 抑制胰腺分泌

（1）禁食及胃肠减压：可减少胰腺分泌。在 MAP 中，经过 4～7d，当疼痛减轻、发热消退、白细胞计数和血、尿淀粉酶降至正常后，即可先给予少量无脂流质，数日后逐渐增加低脂低蛋白饮食。若有复发表现，需再度禁食。

（2）胆碱能受体阻断剂：山莨菪碱（654-2）为最常用。每天用应根据腹痛情况而定。

（3）H_2 受体阻滞剂或质子泵抑制剂：抑制胃酸以保护胃黏膜及减少胰腺分泌。

（4）生长抑素及类似物。具有多种内分泌活性：抑制胃酸分泌；抑制胰腺的外分泌，使胰液量、碳酸氢盐、消化酶分泌减少；抑制生长激素、甲状腺素、胰岛素、胰高血糖素、胆囊收缩素等多种激素的释放；降低门脉压和脾血流量等。被认为对胰腺细胞有保护作用，可阻止急性胰腺炎的进展。在 AP 早期应用，能迅速控制病情、缓解临床症状，使血淀粉酶快速下降并减少并发症，缩短住院时间，提高治愈率。用法：生长抑素：首剂 250μg 加入 10%葡萄糖溶液 20mL 中缓慢静脉推注，继而 3～6mg 加入 10%葡萄糖溶液 500mL 中静脉滴注维持 12～24h。奥曲肽：首剂为 0.1mg 加入 10%葡萄糖溶液 20mL 静脉缓慢注射，继而 0.6mg 溶于 10%葡萄糖溶液 500mL 维持治疗 12～24h。

2. 抑制胰酶活性，减少胰酶合成

（1）抑肽酶：抑制肠肽酶，应早用，剂量宜大，参考剂量：第一天，50000U/h，总量 100000～250000U，随后 10000～20000U/h，疗程 1～2 周。

（2）加贝脂（gabexate mesilate）：为一种非肽类蛋白分解酶抑制剂，该药为从大豆中提取的小分子膜酶拮抗剂，对胰蛋白酶、血管舒缓素、磷脂酶 A_2 等均有极强的抑制作用，另外对奥狄括约肌有松弛作用。用法：100mg 加入 250mL 补液内，1 次/8h，3d，症状减轻后 100mg，1 次/d，均经静脉滴注，疗程 7～10d。滴速为 1mg/（kg·h），不宜＞2.5mg/（kg·h）。用药期间要注意皮疹及过敏性休克。

（3）乌司他丁：系从人尿中提取的糖蛋白，为一种蛋白酶抑制剂，可以抑制胰蛋白酶等各种胰酶，此外，它还有稳定溶酶体膜、抑制溶酶体酶的释放、抑制心肌抑制因子产生和炎性介质的释放。用法：100000U+10%葡萄糖溶液 500mL，静脉滴注，1～2h 内滴完，1～3 次/d。

3. 镇痛

急性重症胰腺炎患者常有明显疼痛，甚至可因疼痛而引起休克，因此镇痛对患者很重要。常用的有 654-2 或哌替啶肌内注射；0.1%普鲁卡因静脉滴注，但一般不用吗啡。

4. 抗生素的应用

胆源性 AP 可选用氨基糖苷类、喹诺酮类、头孢菌素类及抗厌氧菌药物，其他病因的轻型 AP 也可不用。

（二）SAP

1. 内科治疗

（1）禁食和胃肠减压：可减少胰腺分泌，减少胃酸的刺激及减轻肠胀气和肠麻痹，在 SAP 中，禁食至少两周，过早进食会导致胰腺假性囊肿的发生。

发生 SAP 时，由于炎症反应、肠道菌群失调、生长因子缺乏和肠黏膜上皮细胞过度凋亡而导致肠黏膜屏障损伤等因素，可发生肠道衰竭，导致细菌及内毒素易位，肠源性细菌到达胰腺，造成坏死胰腺组织的继发感染。胰腺及胰腺周围组织坏死继发感染与脓毒症及 MOF 的发生密切相关。因此，肠道衰竭被称为 SAP 发生 MOF 的“发动机”，控制 SAP 时肠道衰竭的发生对阻止疾病的发展、改善 SAP 患者的预后显得至关重要。

（2）肠内营养(EN)：是将鼻饲营养管放置在屈氏韧带以下的空肠管给予要素饮食，其在 SAP 治疗中的作用已经得到广泛肯定，EN 能维持肠屏障功能，是防止肠道衰竭的重要措施。EN 增加肠黏膜血流灌注和促进肠蠕动，预防肠源性感染和 MOF，改善疾病的严重程度和预后。通过肠黏膜与营养素的接触，可以直接向肠黏膜提供其代谢所需的营养物质，阻止肠黏膜的氧化损伤，避免肠道屏障功能的破坏和菌群易位，维持肠道内细菌的平衡和肠道免疫的“觉醒”状态改善肠道的通透性，从而限制由肠道介导的全身炎症反应。肠内营养显著降低了总的并发症(包括脓毒症)的发生，费用及住院时间明显缩短。目前，小肠插管营养得到越来越多的应用。对于不能耐受肠内营养的患者应考虑使用胃肠外营养。

（3）应用广谱高效抗生素：目前，SAP 患者的死亡原因 80%为感染。如感染后不及时控制，死亡率可达 100%。因此预防和治疗感染已成为降低 SAP 死亡率的关键。用药时应注意以下几点：①抗菌谱应广。②药物对主要病原菌应有强大的杀灭、抑制作用。③抗生素必须兼顾厌氧菌，可选用第三代头孢菌素或甲砜霉素类(如亚胺匹能)以降低胰腺坏死后感染。SAP 患者应及早应用抗生素治疗，且至少维持 14d。

（4）生长抑素和生长激素联合疗法：外源性生长激素可以通过促进肠上皮的增生、维持肠黏膜屏障的完整性而防治肠道内细菌移位的发生。生长激素的用量一般为 4～8U，皮下注射，每日 2 次。但应注意高血糖等不良反应。

（5）抗休克：SAP 患者常有大量体液的丢失，而造成有效血液循环量的减少。胰腺组织对血流量的变化极为敏感，有效血液循环量的减少会引起胰腺微循环灌注减少而加重腺组织的坏死，因此应及时补足血液循环量，纠正水、电解质及酸碱平衡紊乱。常用胶体液(鲜血、血浆、白蛋白)和晶体液(平衡液、代血浆)，用量需根据患者的血压、心率、神志、尿量等指标综合考虑。

2. 手术

适应证：①胆道梗阻，且病程＜3d。②急性病程稳定，且水、电解质及酸碱平衡基本正常。③胰腺脓肿或假囊肿。④诊断未定，疑有穿孔或肠坏死。

3. 内镜治疗

对疑有胆源性胰腺炎的患者实行早期(发病后 24～72h 内)ERCP 检查及治疗已达成共识，其首选治疗是内镜下行 Oddi 括约肌切开或放置鼻胆管引流，条件许可时行胆管结石清除，以达到胆管引流通畅、减少胆汁胰管反流，使重症胆源性胰腺炎患者病情迅速改善，疗效明显优于传统常规治疗。

八、预后

SAP 伴局部坏死者死亡率约 20%～30%，伴弥漫性坏死者死亡率可达 50%～80%。近年来，我国在救治 SAP 方面积累了较多经验，死亡率明显下降。

第十三节　慢性胰腺炎

慢性胰腺炎是由不同因素造成的胰腺组织和功能的持续性损害，其病理特征为胰腺纤维化，最终导致胰腺内、外分泌功能永久性丧失。临床症状无特异性，但以反复发作的上腹疼痛和胰腺外分泌功能不全为主要症状，可伴有胰腺内分泌功能不全、胰腺实质钙化、胰管结石和假性囊肿形成。早期诊断困难。临床分类尚无统一标准。

一、病因和发病机制

长期过量饮酒、胆道疾病和胰腺外伤为主要病因，分别占 35.4%、33.9%和 10.5%。

(一)胆管疾病

我国的 CP 中，以胆道疾病为病因者占 36%～65%。其中以胆囊、胆管结石为主(约占 77.2%)，其次为胆囊炎、胆道狭窄、肝胰壶腹括约肌功能障碍和胆道蛔虫等。胆道疾病可诱发频发的胰腺炎，继而胰腺弥漫性纤维化，胰管狭窄、钙化，最后导致 CP。胆囊炎还可通过淋巴管炎而引起 CP。

(二)慢性酒精中毒

是发达国家 CP 的最主要病因。有 60%～70%的 CP 患者有长期的酗酒史；以 35～50 岁的男性最为常见，在我国酒精 CP 从 20 世纪 50～80 年代由 6.1%上升到 26.5%～29.4%，目前已上升至 34.58%～35.4%，成为我国 CP 最主要病因。这些患者的纯酒精摄入量多 70～80g/d，嗜酒史 5～15 年左右。酒精性 CP 是由于酒精本身及(或)其代谢产物的毒性和低蛋白血症，造成胰实质进行性的损伤和纤维化；也可能是由于酒精刺激胰腺分泌，增加胰腺对胆囊收缩素(CCK)刺激的敏感性，使胰液中胰酶和蛋白质含量增加，钙离子浓度增高，形成些小蛋白栓阻塞小胰管，导致胰腺结构发生改变，形成 CP。酒精性 CP 胰腺钙化较多。

(三)自身免疫因素

约占 2.8%。

(四)营养因素

多见于热带地区，故又称为热带性胰腺炎(tropical pancreatitis)。病因尚未完全明了，可能与低脂肪、低蛋白饮食，硒、铜等微量元素缺乏，维生素 A、维生素 B_6 等不足有关。本型国内罕见。

(五)遗传因素

如阳离子胰蛋白酶原(PRSSI)基因、酒精代谢酶基因、胰蛋白酶抑制因子基因突变等与遗传性胰腺炎有关。本型 CP 国内少见。

(六)高钙血症

约有 8%～12%的甲状旁腺功能亢进患者发生 CP。其始动因素是高钙血症。其机制有：

①钙沉积形成胰管内钙化，阻塞胰管。②钙能促进无活性的胰蛋白酶转变成活性胰蛋白酶，促发自身消化。③钙可直接影响胰腺腺泡细胞的蛋白分泌。高钙血症也见于维生素D中毒、甲状旁腺癌、多发性骨髓瘤等疾病。本型CP在欠发达地区较为多见。

(七)高脂血症

家族性高脂血症中Ⅰ、Ⅳ、Ⅴ型患者易致胰腺炎反复发作。其机制可能为：①过高的乳糜微粒血症使胰腺的微血管阻塞或胰腺中发生黄色瘤。②胰腺毛细血管内高浓度的甘油三酯被脂肪酶大量分解，所形成的大量游离脂肪酸引起毛细血管栓塞或内膜损伤致胰腺炎发生。

(八)其他因素

①上腹部手术后，可致肝胰壶腹部括约肌痉挛、狭窄、胰腺损伤或供血不良而引起胰腺炎。②尸检发现，约1/3的肝硬化和血色病患者，伴有胰腺纤维化和色素沉着。③胰供血动脉硬化，邻近脏器病变及胃十二指肠后壁穿透性溃疡等，均可引起CP。④近年来认为急性胰腺炎也可向CP演变。

(九)特发性

占6%～37.5%，多见于年轻人(15～30岁)和老年人(50～70岁)，发病率无明显性别差异。随着诊断手段的不断提高，其所占比例将逐渐下降。如肝胰壶腹括约肌压力测定的应用，发现一部分“特发性CP”与肝胰壶腹括约肌功能异常有关。

二、病理

病程早期的发作期，胰腺因水肿、脂肪坏死和出血而肿大，但基本病理倾向是纤维化，胰管扩张，胰管内偶见结石形成。在静止期，覆盖胰腺的腹膜增厚、不透光，表面有结节状隆起的白点。CP后期，胰腺变细、变硬，或呈不规则结节样硬化，有弥漫性纤维组织增生和钙质沉着，可有假性囊肿、胰管扩大及胰管内碳酸钙结石，胰腺小叶大小不一，结构模糊。

显微镜下可见程度不等的纤维化和炎症代替了腺泡和胰岛组织，偶有小脓肿。愈合的坏死区有纤维化和异物反应及潴留性囊肿。主胰管及其分支有不同程度的狭窄和扩张，管腔内有稠厚黏液与组织碎屑，胰管可有鳞状上皮化生。

三、临床表现

临床表现轻重不一。轻度可无症状或有轻度消化不良，而中度以上的CP可有腹痛、腹胀、黄疸等胰腺炎急性发作症状，胰腺内、外分泌功能不足表现，腹水、感染等。

(一)腹痛

约占60%～100%，其中半数患者腹痛甚剧，部位常在上腹部，可放射至左、右季肋部、左侧肩部及背部。开始时，持续几小时到几天，随疾病进展，腹痛日趋频繁，持续时间增加。腹痛在仰卧位时加剧，坐位、前倾位、屈膝位或俯卧位时缓解；饮酒、进油腻食物可诱发腹痛。劳累可使腹痛加重。机制尚未完全明白。可能与反复胰腺炎症、炎症压迫或浸润腹腔神经丛、胰管狭窄、结石等引起胰管梗阻、胰管内压力增加有关。另外，与并发症如假性囊肿、血管栓塞或十二指肠阻塞也有一定关系。

(二)胰腺外分泌不足的表现

轻到中度CP患者仅有食欲减退、腹胀等消化不良症状。当脂肪酶的排量降低到正常的

10%以下时，患者才会出现脂肪泻；同样，胰蛋白酶的排泄低于正常的10%时才会有粪便中蛋白丢失。患者排出大量恶臭有油脂的粪便。由于害怕疼痛而进食很少，体重减轻加重，并有多种维生素特别是脂溶性维生素缺乏的表现。少数患者有低蛋白血症，出现全身性水肿，皮肤皱褶增多，头发枯萎等表现。

(三)胰腺内分泌不足的表现

6%～46%患者有糖尿病或糖耐量异常。糖尿病常在出现临床症状后的5～10年内发生。

(四)黄疸

发生率为1%(2/230例)～28.2%(69/245例)。主要是由于胰头部肿胀或假性囊肿压迫胆总管所致。

(五)腹水及胸水

少数患者伴有腹水，腹水量多少不一。蛋白含量常超过25g/L，炎细胞较少，腹水淀粉酶高于血液淀粉酶。长期CP且有严重营养不良的患者，也可因低蛋白血症而引起全身水肿和腹水。另有少数患者可出现胸水，多位于左侧胸腔，胸水中含有高浓度的淀粉酶，其原因可能与假性囊肿破裂有关。有时，影像学检查时可见胰腺-胸膜瘘形成。

(六)其他

肿大的胰腺假性囊肿压迫胃、十二指肠、胆总管或门静脉时，可引起上消化道梗阻、阻塞性黄疸或门静脉高压等。胰腺纤维化累及周围组织时，可造成消化道梗阻和门静脉高压。有时腹部体检可能扪及巨大的胰腺假性囊肿和肿大的脾。

典型病例可出现五联征：上腹疼痛、胰腺钙化、胰腺假性囊肿、糖尿病和脂肪泻。但临床上常以某一或某些症状为主要特征。

四、并发症

CP患者除脂肪泻和糖尿病或糖耐量减退外，还有其他一些并发症。

(一)上消化道出血

可出现呕血和黑便。其病因：①脾静脉受压及血栓形成引起脾大，胃底静脉曲张破裂出血。②胰腺假性囊肿壁的大血管或动脉瘤受胰腺分泌的消化酶的侵蚀而破裂出血。③胰腺分泌碳酸氢盐减少并发消化性溃疡和出血。

(二)胰腺假性囊肿形成

胰管梗阻、胰液排泄不畅可引起胰腺假性囊肿。

(三)胰腺癌

约4%患者在20年内并发胰腺癌。

(四)其他

少数患者可有胰性脑病，表现为情绪抑郁，有恐惧感，焦虑不安等；胰腺与脾粘连或胰腺假性囊肿侵蚀脾促发脾破裂；皮下脂肪坏死和骨髓脂肪坏死，可出现皮下的硬结节和骨痛、股骨头无菌性坏死等。

五、实验室及辅助检查

(一)实验室检查

1.粪便的显微镜检查

粪便中含有未消化的肌肉纤维和脂肪滴。

2.胰腺外分泌功能测定

有直接试验和间接试验两大类。

(1)直接试验:有促胰泌素试验等,对 CP 诊断的敏感性为 75%～90%,特异性为 80%～90%。但轻度胰腺外分泌功能障碍时,试验结果正常,因此无助于 CP 的早期诊断;同时由于其有创性等原因患者较难接受,影响临床广泛应用。

(2)间接试验:有 Lundh 试餐试验、血、尿苯甲酰一酪氨酰一对氨基苯甲酸(BT-PA-BA)试验、胰月一桂酸试验(PLT)、粪便试验(苏丹三染色、粪便脂肪定量测定和糜蛋白酶测定)及核素胰腺外分泌功能试验(^{131}1-甘油三酯/油酸吸收试验、双标记 Schilling 试验及 UC 呼气试验)等。但目前用于临床上主要有尿 BT-PABA 试验、PLT 和粪便苏丹三染色等。BT-PABA 试验主要反映胰腺分泌糜蛋白酶的能力,是诊断中、重度胰腺外分泌功能不全敏感性较高的方法,但难以和小肠吸收障碍性疾病相区别。PLT 则反映胰腺分泌芳香酯酶的能力,较 BT-PA5BA 试验可能更敏感和特异,但方法较复杂。13C-呼气试验对判断胰腺外分泌功能有一定价值,其优点是非侵入性、简单易行、重复性好、结果稳定,但对轻度胰腺外分泌功能不全诊断的敏感性较差。

3.胰腺内分泌功能测定

(1)血清 CCK 测定:正常为 30～300pg/mL,CP 患者可高达 8000pg/mL。这是因为胰腺外分泌功能减退,对 CCK 的反馈抑制作用减弱所致。

(2)血浆胰多肽(PP)测定:PP 主要由胰腺的 PP 细胞分泌,正常空腹血浓度为 8～313pmol/L。餐后血浆 PP 浓度迅速升高,而 CP 患者明显下降。

(3)血浆胰岛素浓度测定:本病患者空腹血浆胰岛素水平大多正常,口服葡萄糖或甲苯磺丁脲(D860)、静脉注入胰高糖素后,血浆胰岛素不升高患者,提示胰腺内胰岛素储备减少。

(二)影像学检查

1.腹部平片

胰腺钙化是 CP 特征性的征象,对诊断有重要价值。

2.超声及其相关技术

实时超声检查可见胰腺体积增大或萎缩,边缘不整,质地不匀;胰腺纤维化时,胰腺内部回声增强,胰管有不规则扩张及管壁回声增强;有结石或钙化时可见光团及声影;有囊肿时可见液性暗区。实时超声对 CP 的敏感性为 48%～96%,特异性为 80%～90%。由于无创且较经济,可列为首选的检查方法,并可在随访中反复应用。

(1)内镜超声(EUS):避免了肠道气体和肠壁脂肪的干扰,克服了体外超声诊断胰腺疾病的不足,它不仅能显示主胰管异常、胰石和(或)钙化灶,而且对炎性假瘤也有很高的诊断符合率。EUS 诊断 CP 的敏感性和特异性均＞85%,其阳性预测值(PPV)94%,阴性预测值

(NPV)75%，经 EUS 行细针穿刺细胞学检查，不仅可提高其敏感性和特异性，而且 PPV 和 NPV 也提高为 96%和 100%。但 EUS 对 CP 的早期诊断尚不敏感。

(2)胰管内超声(IDUS)：将超声探头经十二指肠乳头逆行插至主胰管中，对主胰管内有局灶性狭窄的病变进行鉴别诊断，对 CP 有诊断价值。

3. 胰腺 CT

胰腺失去正常结构，呈现弥漫性增大或萎缩，密度不均，有时可在胰头部见到局部肿块，表面有分叶；胰管扩张或粗细不匀，有时还可在胰管内见到结石或钙化征象。合并假囊肿时，CT 呈低密度占位病灶。CT 诊断的敏感性为 75%～90%，特异性 49%～100%。

4. MR

MR 对 CP 的诊断价值与 CT 相似，但对钙化和结石显示不如 CT 清楚。

5. 胰胆管影像学检查

包括内镜逆行胰胆管造影术(ERCP)和磁共振胰胆管造影术(MRCP)，是诊断 CP 的重要依据。主要表现为主胰管边缘不规则、胰管扩张、粗细不匀呈串珠状改变；部分有不规则狭窄或中断；有时可显示胰管内的结石或钙化影；还可发现有无副胰管。轻度 CP：胰管侧支扩张/阻塞(超过 3 支)，主胰管正常；中度 CP：主胰管狭窄或扩张。重度 CP：主胰管阻塞、狭窄、钙化，有假性囊肿形成。MRCP 与 ERCP 相比，两者的符合率基本相符，但 MRCP 不能收集胰液，无法行胰管内造影及活检等，因此尚不能完全替代 ERCP。

6. 胰管镜检查

可直接观察胰管内病变，如狭窄、结石、阻塞等，并能明确病变部位。同时还能进行活检、收集胰液及细胞学刷检等，对不明原因的胰腺损害有鉴别诊断价值，特别是对胰管口径有改变而胰腺实质无损害的患者尤为适用。

7. PET(正电子发射体层成像)

采用核素 ^{18}氟标记的氟脱氧葡萄糖(FDG)-PET 对不明原因的胰腺肿块进行检查有助于与胰腺癌相鉴别，胰腺癌及其转移灶可表现为核素浓聚区，但在 CP 合并急性炎症时可出现假阳性结果。

六、诊断和鉴别诊断

(一)诊断

我国 2005 年慢性胰腺炎诊治指南提出，在排除胰腺癌的基础上，建议将下述 4 项作为 CP 的主要诊断依据：①典型的临床表现(腹痛、胰腺外分泌功能不全症状)。②病理学检查。③影像学上有 CP 的胰胆改变征象。④实验室检查有胰腺外分泌功能不全依据。其中第③项为诊断所必需，第②项阳性可确诊，①+②可基本确诊，①+④为疑似患者。

(二)鉴别诊断

1. 胰腺癌

两者鉴别甚为困难。可用的方法：①血清 CA19-9、CA125、CA50、CA242，在胰腺癌中阳性率较高，有一定参考价值，但有假阳性。②胰液检查：通过 ER-CP 获取胰液，病理检查如发现癌细胞，则诊断肯定；同时胰液 CA19-9 检查及 K-ras 基因检测有一定鉴别诊断价值。③实时超声及 EUS 导引下细针胰腺穿刺：如发现癌细胞，可确诊，但阴性不能否定诊断。④EUS、CT、MRI 和 PET 有助于鉴别。

2. 消化性溃疡

十二指肠球部后壁穿透性溃疡可与胰腺粘连而引起顽固性疼痛。内镜检查可鉴别。

3. 原发性胰腺萎缩

多见于 50 岁以上的患者。无腹痛、脂肪泻、体重减轻、食欲减退和全身水肿等临床表现。超声及 CT 检查等一般能鉴别。

七、治疗

(一)内科治疗

1. 戒酒和积极治疗胆道疾病

这是 CP 的两大主因，去除病因至关重要。如戒酒能使半数以上酒精性胰腺炎患者疼痛缓解，并可停止或延缓胰实质破坏的进展。

2. 止痛

(1)止痛剂：尽量使用非成瘾性止痛剂，如必需使用成瘾性止痛剂时，应避免长期大量应用，以防成瘾。吗啡能使肝胰壶腹部括约肌痉挛，应避免使用。

(2)H_2 受体拮抗剂或质子泵抑制剂。可降低胰液的分泌量。降低胰管内压以减轻疼痛，另外还能增加胰酶制剂的疗效，因为保持胰酶活性的最佳 pH 值应＞6.0。

(3)胰酶制剂：CP 患者外分泌不足可使 CCK 对胰腺的刺激加重，使疼痛加剧。胰酶可抑制 CCK 的释放和胰酶分泌，使疼痛得到缓解。CCK 受体拮抗剂(丙谷胺 600mg/d)也有一定疗效。如经治疗，疼痛无改善甚至加重者，可试用生长抑素衍生物奥曲肽治疗，每次餐前 100～200μg，皮下注射，症状减轻后改为中、晚餐前或仅在中餐前注射 1 次，以后再改为口服胰酶制剂。

(4)腹腔神经丛麻醉或内脏神经切除。

3. 胰酶不足的替代治疗

胰酶制剂有助于改善消化吸收不良、脂肪泻。比较理想的胰酶制剂应是肠溶型、微粒型、高脂酶含量、不含胆酸。目前常用有胰酶肠溶胶囊、复方消化酶胶囊、米曲菌酶肠溶胶囊等。

4. 内分泌不足的替代

主要是糖尿病的治疗。

5. 营养

营养不良者给予足够的热能、高蛋白、低脂饮食(脂肪摄入量限制在总热量的 20%～50% 以下，一般不超过 50～75g/d)，严重脂肪泻患者可静脉给予中长链三酰甘油(MCT/LCT)。少量多餐加上胰酶制剂。补充脂溶性维生素 A、D、K 及水溶性维生素 B_{12}、叶酸等。有条件者可应用要素饮食或全肠外营养。

(二)外科治疗

手术的目的为解除胰管梗阻、缓解疼痛及保证胰液和胆汁流出的通畅。手术指征：①反复发作的顽固性腹痛。②胰腺假性囊肿或囊肿形成。③可能合并胰腺癌。④有胸膜瘘且经内科治疗无效。⑤胆总管受肿大胰腺压迫出现黄疸。⑥有脾静脉血栓形成和门脉高压引起出血。

(三)经内镜的介入治疗

内镜下治疗简单、有效、微创、能重复应用，可作为大多数CP的首选方法。①在胰管狭窄段放置支架以扩张胰管。②胰管括约肌切开以利于胰管内结石排出。③在假性囊肿和肠腔间放置支架，使囊肿内液体流入肠道。④对胆总管梗阻者，可放置支架解除梗阻。⑤超声内镜下腹腔神经丛阻滞，以缓解疼痛。⑥胰瘘的治疗。

八、预后及预防

CP诊断后的20～25年内死亡率为50%，15%～20%的患者死于并发症，如严重营养不良、糖尿病、大约有4%患者发展为胰腺癌。积极治疗胆管疾病，不饮含酒精饮料，补充营养和使用胰酶制剂，控制糖尿病等对改善患者的生活质量及预后是有益的。

第三章　神经内科疾病

第一节　短暂性脑缺血发作

一、概述

短暂性脑缺血发作(TIA)是各种病因引起的急性、缺血性、局灶性脑功能障碍，临床表现为突发短暂性、可逆性神经功能缺失。TIA 的病因和发病机制尚未完全明确，主要相关因素有：微栓塞、脑血管狭窄、痉挛或受压、血流动力学因素和血液成分改变等。TIA 是缺血性卒中重要的独立危险因素，近期频繁发作的 TIA 常是脑梗死发生的前驱表现。

二、诊断

(一)临床表现

1. 起病情况

多发生于 50 岁以上的中老年人，男性较多。起病突然，症状多在 2min 内发展至高峰，一般不超过 5min，常反复发作，每次发作神经缺失症状基本相同，持续时间一般 2～20min，24h 内完全恢复，不遗留神经体征。

2. 主要临床表现

颈内动脉系统 TIA 表现为短暂性单肢或偏侧无力，面部、单个肢体或偏身麻木，同向偏盲、单眼一过性失明等单个症状或多个症状组合。发生在优势半球时可有失语、失读、失写；椎-基底动脉系统 TIA 多见为眩晕、复视、平衡失调和吞咽困难等脑神经和小脑症状，眩晕常伴有恶心、呕吐，一般无耳鸣。脑干不同部位损害时，可有单个肢体、偏侧或交叉性瘫痪，甚至双侧肢体无力或感觉障碍。脑干网状结构缺血可导致猝倒发作，不伴有意识障碍，是椎-基底动脉系统 TIA 的一种特殊表现。大脑后动脉颞支缺血累及边缘系统时，可表现为短暂性全面性遗忘症。

(二)体格检查

TIA 发作期可有上述颈内动脉系统或椎-基底动脉系统等局灶神经系统定位体征，发作间期无异常发现。

(三)临床类型

按照缺血累及的部位，可分为颈内动脉系统 TIA 或椎－基底动脉系统，TIA 两大类，前者持续时间较短，发作较少，较多进展为脑梗死；后者持续时间较长，发作较多，较少进展为脑梗死。

(四)辅助检查

1. 影像学检查

头颅 CT 或 MRI 多无异常发现，MRI 弥散加权成像(DWI)在部分患者可显示片状缺血灶；数字减影血管造影(DSA)可发现动脉粥样硬化及狭窄部位和程度；单光子发射计算机断层扫描(SPECT)和正电子发射断层扫描(PET)可显示局灶脑灌流量减少和代谢障碍。

2. 经颅彩色多普勒(TCD)和颅外血管超声检查

可显示颅内、外血管动脉粥样硬化及狭窄的部位和程度等，也可监测微栓子状况。

诊断主要依靠病史，TIA 最常见表现为运动障碍，仅有肢体或面部感觉障碍、失语或视觉、视野缺失时，诊断应慎重。明确不属于 TIA 表现的有：意识丧失而不伴有椎-基底动脉系统的其他体征、强直性或阵挛性发作、躯体多处持续进展性症状，以及闪光暗点等。1995 年第四届全国脑血管病会议组对 TIA 的诊断标准如下：①为短暂的、可逆的、局部的脑血液循环障碍，可反复发作，少者 1～2 次，多至数十次。多与动脉粥样硬化有关，也可以是脑梗死的前驱症状。②可表现为颈内动脉系统和/或椎-基底动脉系统的症状和体征。③每次发作持续时间通常在数分钟至 1h 左右，症状和体征应该在 24h 以内完全消失。

三、鉴别诊断

1. 局限性癫痫

多表现为抽搐、麻木等刺激性症状，并可按皮质功能区扩展。大多为症状性，脑内可发现器质性病灶。

2. 晕厥

为短暂性发作的意识丧失而无局灶性神经功能缺失，发作时血压多过低。

3. 内耳性眩晕

一般发病年龄较轻，常有眩晕、耳鸣和呕吐，体查可发现眼球震颤、共济失调等，发作时间较长，超过 24h，反复发作后出现持久听力减退。

4. 偏头痛

多于青春期起病，以偏侧头痛和厌食、呕吐等自主神经症状为主，多无局灶性神经功能缺失。

5. 心脏疾病

如 Adams-Stokes 综合征、严重心律失常等，可引起发作性全脑供血不足，通常缺乏局灶性神经症状和体征，心电图可有异常。

四、治疗

积极治疗病因、减少及预防复发、保护脑功能，对短期内频繁出现的 TIA 应给予有效干预措施，防止其进展为脑梗死。

1. 抗血小板聚集治疗

常用阿司匹林 75～150mg 口服，每日 1 次，注意其胃肠道刺激作用，可能引起胃出血；氯吡格雷 75mg，每日 1 次，疗效比阿司匹林强，副作用较少，尤其适用于既往有心脑血管疾病病史或合并有糖尿病等危险因素的患者；阿司匹林不耐受时，也可改用氯吡格雷；噻氯匹定 0.125～0.25g 口服，每日 1～2 次，但须注意白细胞、血小板减少等副作用。也可选用奥扎格雷 80mg，加入生理盐水 500mL 中静脉滴注，每日 2 次，10～14 日为一疗程。

2. 抗凝治疗

对反复发作的患者，尤其是有心源性栓子来源的可能时，可用出血并发症较少的低分子肝素 7500～15000U，腹壁皮下注射，每日 1～2 次，连用 10 日。也可用肝素 100mg 加入 5% 葡萄糖液 1000mL 中，以 10～20 滴/min 的速度静脉滴注，或用微泵泵入，每 30min 检测凝血状态 1 次，调整滴速使部分凝血活酶时间(APTT)控制在 1.5 倍左右并维持 24h，后改为华法林 2～4mg 口服，每日 1 次，同时注意监测凝血状态，每周 1 次，使国际标准化比值(INR)控制在 2～3。

3. 降纤治疗

可改善血液高凝状态，对血纤维蛋白原水平高的患者，可选用降纤酶首剂 5～10U，隔日 5U，稀释后静脉滴注，3 次为一疗程，较抗凝安全，但仍须注意出血并发症。确切疗效仍在进一步观察中。常用药物包括蛇毒降纤酶、巴曲酶及安克洛酶、蚓激酶等。

4. 扩张血管治疗

可用罂粟碱 30～60mg 或培他司汀 20mg 加入 5%葡萄糖液 500mL 中静脉滴注，每日 1 次，连用 7～10 日；或选用烟酸 0.1～0.2g、培他司汀 6～20mg 口服，每日 3 次。

5. 钙离子拮抗剂

可选用尼莫地平 20～40mg 口服，每日 3 次；或盐酸氟桂嗪 5mg 口服，每晚睡前 1 次。

6. 手术治疗

通过血管内介入手段，扩张血管狭窄部位和置入血管内支架，或行颈动脉内膜剥除术等，使脑血流保持通畅，可改善 TIA 症状。

7. 病因治疗

积极寻找 TIA 的病因，针对病因进行治疗是防止 TIA 再发的关键。

第二节 脑梗死

一、概述

脑梗死(cerebral infarction)又称缺血性脑卒中(ischemic stroke)，是指由于脑血管闭塞或严重的脑组织供血障碍引起的部分脑组织缺血性坏死和软化，导致严重的神经系统功能障碍的一类疾病的统称，占全部脑卒中的 60%～80%。血管壁病变、血液成分和血流动力学改变是引起脑梗死的主要原因。目前研究比较明确的直接危险因素有年龄增大和高血压、长期的血压过低、心脏病(如冠心病、风湿性心脏病、心功能衰竭、左心室肥厚、房室传导阻滞、心房颤动等)、短暂性脑缺血发作(TIA)等；间接危险因素有血胆固醇水平的过低或过高，糖尿病，超过标准体重 20%的肥胖者，吸烟与饮酒，钠盐负荷高与钙摄入不足等。

实验研究表明，各种原因引起局部脑血流量(rCBF)降低至 15mL/(100g · min)时，体感诱发电位(SEP)消失，但细胞外 K^+活性无改变；当局部脑血流量降低至 6mL/(100g · min)时，细胞外 K^+活性突然增高，细胞内 Ca^{2+}随之增高，神经元大量死亡。因此，将围绕在梗死中心的缺血性脑组织、电活动中止，但保持正常离子平衡的这一区域称缺血性半暗区(ischemic penumbra)。进一步研究发现在缺血 1～3h 内使缺血性半暗区的局部脑血流量及时增加至 20mL/(100g · min)以上时该区域的体感诱发电位可再度出现，这说明缺血性半暗区在一定时限内为可存活的脑组织或潜在可挽救的脑组织。若局部组织缺血超过一定的时限，缺血区出现选择性神经元坏死，而自由基影响，钙细胞内超载，兴奋性氨基酸的毒性作用以及缺血性半暗区再灌注损伤，神经细胞凋亡和迟发性神经元坏死，最终导致脑组织不可逆的损伤，从而引起相对应的神经系统症状和损伤。

脑梗死的诊治重在根据发病时间、临床表现、病因及病理进行分型分期，综合全身状态，实施个体化治疗。在超急性期和急性期采取积极、合理的治疗措施尤为重要。

动脉血栓性脑梗死是由于脑的主干的动脉或皮质支动脉壁病变，致使动脉血管壁狭窄50%(面积缩小75%)以上或闭塞，影像学见梗死灶直径在1.5cm以上，致大脑皮质、脑干或小脑发生功能障碍。

二、诊断

(一)临床表现

动脉血栓性脑梗死病前常有原发性高血压、动脉硬化、糖尿病等病史。可有TIA。多在安静状态下发病。起病相对较缓慢，呈进行性发展，1～3d达高峰，也可表现为突然完全性脑卒中。全脑症状较轻，生命体征及下丘脑自主神经功能多无异常改变，无脑膜刺激征，脑脊液多正常。

1. 颈内动脉(ICA)血栓形成

其临床表现取决于脑底动脉环(Willis环)的代偿情况，当一侧ICA梗死可依靠对侧ICA和同侧椎-基底动脉系统的供应来代偿时，可不发生或很少发生症状。否则可出现明显症状，有人把它分为如下3型。

(1)卒中型：又叫急进型，占35%～40%。表现为突然出现的偏瘫、昏迷合并失语，无供血不全的先驱发作，需与大脑中动脉梗死和脑出血相鉴别。

(2)反复发作型：又叫亚急性型，最为多见。表现为：①反复发作的TIA，以后出现三偏征(偏盲、偏瘫、偏身感觉障碍)，可伴失语。②病侧失明导致原发性视神经萎缩，伴对侧偏瘫，即所谓视神经－椎体束综合征。③发作性晕厥－轻偏瘫，意识障碍轻，偏瘫可恢复，也可进行性加重。④病侧出现Homer综合征，对侧可出现轻偏瘫。⑤出现Foster-Kennedey综合征。⑥颈部、眼眶部或头部可听到血管杂音。

(3)慢性进行型：似颅内占位性病变，占15%。表现为头痛、偏瘫、精神症状及性格改变；可在卒中前、卒中时、卒中后出现癫痫发作，为部分性运动性发作；可有颅内压增高。

2. 大脑中动脉(MCA)血栓形成

(1)起始段梗死：内囊及皮质均受累，临床表现为：①混合性失语。②对侧肢体中枢性偏瘫，上下肢瘫痪程度相等。③以面部、上肢为主的偏身感觉障碍。④偏盲。⑤颅内压增 高明显，易发生脑疝。

(2)中央支梗死：内囊前肢及后肢前3/5受累，主要表现为对侧上、下肢同等程度的偏瘫，一般无感觉障碍和同侧偏盲。

(3)皮质支梗死：主要表现为头、面部和上肢瘫痪较完全，而下肢瘫痪较轻。可出现皮质性感觉障碍或Gerstmami综合征(失写、失算、手指失认和左右辨别不能)。

3. 大脑前动脉(ACA)血栓形成

主要表现为：①对侧肢体中枢性偏瘫，下肢比上肢重，远端比近端重。②额叶性精神症状，强握、摸索、左上肢失用、表情淡漠、迟钝或欣快、夸大、精神错乱，严重智力衰退，也可出现吸吮反射或无动性缄默。③小便失禁。④对侧感觉障碍，以下肢为重。⑤运动性失语。⑥癫痫发作：可有以下几种表现形式：仅有抽搐而无体征；有抽搐与 TIA 交替出现；急性期发生抽搐；缓慢进行性神经功能障碍出现抽搐。⑦卒中后 2 周出现抽搐。

4. 大脑后动脉(PCA)血栓形成

主要表现为：①丘脑综合征(对侧半身深感觉障碍、自发性疼痛、感觉过敏)。②同向偏盲，有黄斑回避(中心性视野保存)。③皮质性偏盲。④皮质性视觉障碍(辨色、辨距错误或光幻觉、视觉、知觉、色觉感知障碍)。⑤可有轻偏瘫，无失写或失读症。

5. 小脑上动脉(SCA)血栓形成

脑桥上部外侧及小脑前部受损，主要表现为：①同侧肢体共济失调和肢体运动障碍。②对侧半身痛温觉消失及滑车神经麻痹。③同侧 Homer 征。④可有旋转性眼震或反向搏动性扫视。⑤可有辨距不良，同侧轴向侧步，构音障碍和理解不能。⑥可有颈、躯干及四肢的自发性伸展，类似舞蹈征。

6. 小脑后下动脉(PICA)血栓形成

延髓外侧、小脑下脚及小脑受损，主要表现为：①病灶侧面部痛温觉消失。②病灶侧真性球麻痹(吞咽困难、饮水反呛、声音嘶哑、咽反射消失、软腭下垂)。③病灶侧共济失调。④病灶侧 Homer 征。⑤头痛、眩晕及水平性眼震。⑥可出现对侧面部以下痛温觉消失。

7. 小脑前下动脉(AICA)血栓形成

累及脑桥外侧部、小脑中脚和前尾部，主要表现为：①同侧耳聋。②同侧周围性面瘫。③同侧面部触觉障碍。④同侧肢体共济失调。⑤同侧 Homer 征。⑥对侧肢体痛温觉障碍，偶见言语困难。⑦可见眼球震颤。

8. 椎-基底动脉系血栓形成

主要表现为：①头痛、头晕、眩晕、恶心、呕吐常为首发症状。②吞咽困难、声音嘶哑、咽反射消失。③眼球运动障碍、复视、垂直或水平性眼震、视力模糊或皮质盲。④耳鸣、耳聋。⑤可有昏睡或意识障碍。⑥内脏功能障碍，如消化道出血、肺水肿、频繁呃逆等。⑦血压显著升高，可达 32.0/16.0kPa(240/120mmHg)。

9. 交叉带梗死

占 10%，梗死体积小(<20mm)，临床表现与腔隙性梗死难以鉴别，体征局限。位于基底节区各组动脉血管之间的缺血性脑梗死称为基底节区交叉带梗死。

(二)临床分型(OCSP 分型)

由于脑梗死的部位及大小、侧支循环代偿能力、继发脑水肿等的差异，可有不同的临床病理类型，其治疗有很大区别，这就要求在急性期，尤其是超早期(3～6h 内)迅速准确分型。牛律郡社区卒中研究分型(OCSP)不依赖影像学结果，常规 CT、MRI 尚未能发现病灶时就可根据临床表现迅速分型，并提示闭塞血管和梗死灶的大小和部位，临床简单易行，对指导治疗、评估预后有重要价值。OCSP 临床分型标准如下。

1. 完全前循环梗死(TACI)

表现为三联征，即完全大脑中动脉(MCA)综合征的表现：大脑较高级神经活动障碍(意识障碍、失语、失算、空间定向力障碍等)；同向偏盲；对侧三个部位(面、上肢与下肢)较严重的运动和(或)感觉障碍。多为 MCA 近段主干，少数为颈内动脉虹吸段闭塞引起的大片脑梗死。

2. 部分前循环梗死(PACI)

有以上三联征中的两个，或只有高级神经活动障碍，或感觉运动缺损较 TACI 局限。提示是 MCA 远段主干、各级分支或大脑前动脉(ACA)及分支闭塞引起的中、小梗死。

3. 后循环梗死(POCI)

表现为各种不同程度的椎-基动脉综合征：可表现为同侧脑神经瘫痪及对侧感觉运动障碍；双侧感觉运动障碍；双眼协同活动及小脑功能障碍，无长束征或视野缺损等。为椎-基底动脉及分支闭塞引起的大小不等的脑干、小脑梗死。

4. 腔隙性梗死(LACI)

表现为腔隙综合征，如纯运动性轻偏瘫、纯感觉性脑卒中、共济失调性轻偏瘫、手笨拙-构音不良综合征等。大多是基底节或脑桥小穿通支病变引起的小腔隙灶。

(三)辅助检查

1. 头颅 CT 扫描

动脉血栓性脑梗死超急性期(0～6h)CT 扫描可正常；急性期(6～24h)病变区脑回消失，脑室受压，密度变低且日益扩大；亚急性期(2～7d)病灶区大片低密度，脑室受压，中线结构移位，可出现强化；稳定期(8～14d)病变区边界渐清，均匀，占位效应减退，脑回强化明显；慢性期或陈旧期(15d 以上)病变区软化或囊变，可出现局部脑萎缩及脑池扩大等。

(1)梗死区表现：大面积脑梗死少数最早可以在起病后 12h 显示低密度。一般表现脑缺血区密度明显减低，其部位与闭塞血管供血区一致，同时累及皮质及髓质，多呈底在外的三角形或扇形，边界不清，密度不均，在低密度区内散在稍高密度的斑点状影。1～2 周，低密度区的密度变均匀且边界较清，形状可不规则。2～4 周，梗死区密度相对增高，可呈等密度，称之为模糊效应(fogging effect)。以后，密度持续降低，1～2 月后达脑脊液水平。

(2)占位表现：发病 24h 内即可出现，2～7d 最为显著，以后逐渐消退。其占位程度依据梗死区大小而不同。表现为脑回消失，脑室受压，中线结构向对侧移位。

(3)增强检查：发病后 3～7d，直至 4～6 周，增强后病灶区可出现强化，以 2～3 周最明显。其表现为线状或管状强化、脑回状强化、灰质下灰质团块状强化。

除 CT 扫描外，近年由于螺旋 CT 在临床上的应用，CT 灌注成像迅速发展，并应用于临床，它对脑梗死治疗后的脑血流量和脑血流的重建及过度再灌注的发现有临床意义。

2. 头颅 MRI 检查

动脉血栓性脑梗死主要表现为缺血区 T_1 加权图像出现低信号强度，在 T_2 加权图像上出现高信号强度，以 T_2 加权图像更敏感。缺血 16～18h 注射增强剂可见脑回状强化，24～72h 最为明显。脑回状强化是血脑屏障破坏的标志。发病 3～4d 时脑水肿及占位效应最重，可引起脑疝，1 周后开始消退。也可显示大动脉内的血栓，在 T_1 加权图像上显示高信号强度，表现灰白色信号。

MRI 在脑梗死诊断上的新技术如下。

(1)磁共振扩散加权成像：利用分子的布朗运动，在活体中非创伤性测定分子的扩散状态，用平面回波(EPI)技术在 30～120ms 内完成数据采集，经加权处理后所得的 MRI 图像称 DWI。这一技术具有下列临床意义：①可于起病 2h 发现病灶区高信号改变。②动态的 DWI 变化，可发现病灶区自扩散系数值有明显的时间变化。③与常规及加权图像结合能肯定的区分新鲜梗死灶。

(2)磁共振血流灌注成像：是静脉注射顺磁性造影剂后显示脑组织相对血流动力学改变的成像，提高对顺磁性造影剂通过脑组织时引起的 T_2 下降的时间分辨率。它可以分析缺血区血流变化，并可以半定量地提供脑组织血供信息，如灌注下降、侧支循环、血流再灌注、过度灌注等。

3. 脑血管造影或数字减影脑血管造影

DSA 可动态地观察脑血管的变化，可发现动脉闭塞或狭窄的部位，栓子及栓塞部位，脑水肿所致血管受压，移位和侧支循环情况。对于脑梗死的诊断没有必要常规进行 DSA 检查。在开展血管内介入治疗、动脉内溶栓、判断治疗效果等方面 DSA 很有帮助，但仍有一定的风险。

4. 单光子发射计算机断层扫描(SPECT)和正电子发射计算机断层扫描(PET)

主要特点是不但能分层显示脑组织的形态学变化，而且可以观察到功能性的动态变化、化学物质在脑组织内的代谢分布、血流量改变等，并给出三维影像的数字、数据分布。TIA 时，较 MRI 和 CT 早地发现病变，观察局部缺血、过度灌注、侧支循环等比 CT、MRI 和 DSA 更敏感。表现梗死处呈放射性缺损区或减低区，可显示缺血性半暗区。缺点是不能区分出血性或缺血性病灶。

5. 经颅彩色二维多普勒超声检查

主要特点是应用 TCD 技术探测脑底 Willis 环，通过对其血流速度值的分析，判断其血管的结构性变化。主要用于异常侧支血流的检测、颅内动脉狭窄的检测(对狭窄程度在 65% 以上时敏感性很强)、血管痉挛的诊断(在蛛网膜下腔出血时出现痉挛的特异性高达 98%～100%)和动静脉畸形的评价。表现为闭塞段无血流信号，有侧支循环时呈逆向血流；狭窄段血流速度增快，出现湍流造成频谱带增宽，频窗消失，血流声音粗糙，严重者呈海鸥鸣音。痉挛与狭窄表现类似，但大脑中动脉(MCA)与颈内动脉(ICA)的流速比值增大，一般比值＜3.0 时无痉挛，介于 3.0～6.0 之间时有痉挛，持续＞6.0 时提示严重痉挛。

6. 其他

脑脊液检查、脑电图和脑地形图等在脑梗死的诊断上特异性不高。

三、治疗

脑梗死的治疗不能一概而论，应根据不同的病因、发病机制、临床类型、发病时间等确定针对性强的治疗方案，实施以分型、分期为核心的个体化治疗。应注意发病不同时间采取不同措施，既要注意综合整体治疗，又要重视个体化的治疗。通常按病程可分为急性期(1 个月)、恢复期(2～6 个月)和后遗症期(6 个月以后)。重点是急性期的分型治疗。在一般内科支持治疗的基础上，可酌情选用改善脑循环、脑保护、抗脑水肿降颅压等措施。腔隙性脑梗死不宜脱水，主要是改善循环。大、中梗死应积极抗脑水肿降颅压，防止脑疝形成。在＜6h 的时间窗内有适应证者可行溶栓治疗。

(一)一般治疗

1. 保持安静、卧床休息、保持呼吸道通畅

脑梗死起病的急性期，应保持患者安静卧床休息，密切观察患者神志、呼吸、血压、脉

搏、瞳孔变化。多取平卧位，昏迷、软腭麻痹、呼吸不畅、咽部分泌物多、呕吐频繁者，应取侧卧位或将头转向一侧，以防止舌后坠和吸入性肺炎。血氧饱和度明显降低者及时吸氧。应用呼吸机，必要时气管插管或气管切开。注意翻身，一般2h一次，注意保护骶、髋、肩胛等骨性突起部分，防止压疮发生。有膀胱充盈或尿潴留者，注意导尿，记录出入量。

2.饮食、营养及水电解质平衡

昏迷患者，24～48h内应禁食，由静脉补液，每日补液量一般以1500～2200mL为宜，如有发热、出汗多、呕吐或室温高时应适当增加补液量，补液一般用706代血浆、林格氏液、生理盐水为宜。昏迷第3d要插胃管进行鼻饲流质混合奶、米汤、菜汤等，其中营养成分含量为蛋白质每日50～60g，脂肪每日40g，糖类每日110g，热量4263.6kJ(1020kcal)。在补液过程中，注意对电解质的监测，原则是缺什么补什么，尤其要注意补钾和纠正酸中毒。

(二)脑水肿颅内高压期治疗

在复流时间窗期后，即发病时间超过12h，按缺血程度的大小，可有不同程度脑水肿、颅内高压，甚或脑疝，可持续2～5d。因此脱水治疗为普遍采用的综合治疗措施之一。依照我国的情况，重症脑梗死仅占少数，故大多数的脑梗死不应进行脱水治疗，而需用脱水治疗的脑梗死仅需3～5d，极少超过7d。临床上将脑水肿及颅内高压的程度、药物的脱水强弱、内脏的功能状态等，视为确定选用药物及剂量的主要因素。

1.一般处理

(1)卧床，避免头颈部过度扭曲。

(2)避免引起颅内压增高的其他因素，如激动、用力、发热、癫痫、呼吸道不通畅、咳嗽、便秘等。

(3)有条件情况下给予亚低温治疗。

2.脱水治疗

必须根据颅内压增高的程度和心肾功能状况选用脱水剂的种类和剂量。确定为高颅压者应给予脱水治疗，首选甘露醇。

(1)甘露醇：是最常使用的脱水剂，其渗透压约为血浆的4倍，用药后血浆渗透压明显增高，使脑组织的水分迅速进入血液中，经肾脏排出，大约8g甘露醇带出100mL水分。一般用药后10min开始利尿，2～3h作用达高峰，维持4～6h，有反跳现象。可用20%甘露醇125～250mL快速静脉滴注，6～8h 1次，一般情况应用5～7d为宜。颅内压增高明显或有脑疝形成时，可加大剂量，快速静脉推注，使用时间也可延长。

(2)呋塞米(速尿)：一般用20～40mg静脉注射，6～8h 1次，与甘露醇交替使用可减轻两者的不良反应。

(3)甘油果糖：也是一种高渗脱水剂，其渗透压约相当于血浆的7倍，起作用的时间较慢，约30min，但持续时间较长(6～12h)。可用250～500mL静脉滴注，每日1～2次，脱水作用温和，一般无反跳现象，并可提供一定的热量，肾功能不全者也可考虑使用。甘油盐水可发生溶血作用，不推荐使用。

(4)其他药物：如七叶皂苷钠，该药具有抗炎、抗渗出及消除肿胀的作用，常用量为10～20mg加入50%葡萄糖或生理盐水100mL中静脉滴注，每日1～2次。大量白蛋白(20g，每日2次)，可佐治脱水，但价格较贵，可酌情考虑使用。肾上腺糖皮质激素虽可减轻脑水肿，但易引起感染、升高血糖、诱发应激性溃疡，故多不主张使用。

在使用脱水药物时，应注意心肾功能，特别是老年患者大量使用甘露醇易致心肾功能衰竭，应记出入量，观察心律及心率变化。甘油盐水滴注过快时可导致溶血；呋塞米易致水电解质紊乱特别是低血钾，均应高度重视。

注意不推荐所有脑卒中患者均采用脱水治疗，不伴有颅内压增高者，如腔隙性脑梗死等不宜脱水治疗。脱水治疗无效或出现早期脑疝者，可考虑外科治疗。

（三）高血压的处理

由于缺血脑组织部分或完全丧失了脑血流量的自身调节机制，该缺血脑组织的脑血流几乎完全依赖动脉血压来维持脑灌注压。而大部分脑梗死患者具有高血压病史，其动脉血压的基线较高，脑血流自身调节范围也较狭窄。多数脑梗死患者于发病数小时内血压升高，同时在无抗高血压药物治疗下，其增高的血压有自发性下降趋势。因此，对脑梗死患者采取降压治疗让血压降至正常水平时，反而使缺血性损害加重，特别是那些原有高血压病史的患者，预后更加不良。不同情况的脑梗死，其高血压的处理不同。如果需要降血压治疗，建议首选静脉用药，最好应用微量输液泵。降血压宜缓慢进行，因为此类患者的血压自动调节功能差，急速大幅降血压则易导致脑缺血。在应用降血压药过程中，避免血压降得过低，加重脑梗死。若患者收缩压＜24.67kPa（185mmHg）或舒张压＜14.0kPa（105mmHg），一般不作为抗高血压治疗的适应证。因此，在处理脑梗死患者高血压时，建议参考下列准则。

1. 早期脑梗死

许多脑梗死患者在发病早期，其血压均有不高程度的升高，且其升高的程度与脑梗死病灶大小、部位及病前是否患有高血压病有关。脑梗死早期的高血压处理根据血压升高的程度及患者的整体情况和基础血压来定。如收缩压在 24.67～28.0kPa（185～210mmHg）或舒张压在 15.33～16.0kPa（105～120mmHg），也可不必急于降血压治疗，但应严密观察血压变化；如果＞29.33/16.0kPa（220/120mmHg），则应给予缓慢降血压治疗，并严密观察血压变化，尤其应防止血压降得过低。应给予容易计量的抗高血压制剂，如拉贝洛尔 10mg 于 1～2min 内静脉注射，并可于 10～20min 后反复加倍应用，直至累积量达 300mg，以后按需要仍可每 6～8h 1 次继续应用，但患者伴有支气管哮喘、心力衰竭、严重心脏传导异常者禁用。

2. 出血性脑梗死

多见于脑栓塞、大面积脑梗死和溶栓治疗后。一旦发生出血脑梗死，使收缩压≤24.0kPa（l80mmHg）或舒张压≤14.0kPa（105mmHg）。

3. 溶栓治疗前后

在溶栓治疗前后，如果收缩压＞24.0kPa（180mmHg）或舒张压＞14.0kPa（105mmHg），则应及时降血压治疗，以防止发生继发性出血。最好使用微输液泵静注硝普钠，其能随时、迅速、平稳地降低血压至所需水平，具体用法为 1～3μg/（kg・min）。也可用拉贝洛尔、压宁定、硝酸甘油等。

4. 脑梗死恢复期

脑梗死进入恢复期后，均按高血压病的常规治疗要求，口服病前所用的降血压药或重新调整降血压药物，使血压缓慢平稳下降，一般应使血压控制在正常范围以内或可耐受的水平，以尽可能预防脑梗死复发。

(四)溶栓治疗

溶栓疗法指人为地应用某些药物(溶栓剂)，使脑动脉血管内的血栓或栓子溶解，堵塞的血管再通，脑血流恢复正常，从而达到使局部脑缺血造成的神经功能缺损的症状体征得以缓解或减轻的目的。急性脑梗死患者80%～90%是血栓堵塞脑动脉所致，因而只有早期者急性脑梗死的脑血管，在缺血脑组织出现坏死之前，及时恢复血供，才有可能避免缺血脑组织坏死。梗死组织周边存在半暗带是缺血性卒中现代治疗的基础。即使是脑梗死早期，病变中心部位已经是不可逆性损害，但是及时恢复血流和改善组织代谢就可以抢救梗死周围仅有功能改变的半暗带组织，避免形成坏死。大多数脑梗死是血栓栓塞引起的颅内动脉闭塞，因此，血管再通复流是最合理的治疗方法。

1.溶栓药物的作用原理

纤维蛋白原在凝血酶的作用下，转化成纤维蛋白，参与血栓形成。同时纤维蛋白在纤溶酶的作用下，被溶解成为无活性的纤维蛋白降解产物(即可溶性的小肽)，这是人体正常情况下的一对生理平衡机制。而纤维蛋白溶解酶原(纤溶酶原)需在纤溶酶原激活剂的作用下才可变为有活性的纤溶酶。当体内发生血栓或栓塞时，人为地给予一种纤溶酶原激活剂，促使纤溶酶原转化为纤溶酶，在后者的作用下，使纤维蛋白降解成无活性的小肽，从而使血栓溶解，此种治疗方法称之为溶栓。

2.溶栓治疗时间窗

脑梗死溶栓治疗的最佳时间为发病3～6h内已被公认。

3.溶栓治疗的适应证

①年龄18～75岁。②发病在6h以内。③脑功能损害的体征持续存在超过1h，且比较严重。④脑CT已排除颅内出血，且无早期脑梗死低密度改变及其他明显早期脑梗死改变。⑤患者或家属签署知情同意书。

4.溶栓治疗的禁忌证

①既往有颅内出血，包括可疑蛛网膜下腔出血；近3个月有头颅外伤史；近3周内有胃肠或泌尿系统出血；近2周内进行过大的外科手术；近1周内有不可压迫部位的动脉穿刺。②近3个月有脑梗死或心肌梗死史。但陈旧小腔隙未遗留神经功能体征者除外。③严重心、肾、肝功能不全或严重糖尿病者。④体检发现有活动性出血或外伤(如骨折)的证据。⑤已口服抗凝药，且INR＞1.5；48h内接受过肝素治疗(APTT超出正常范围)。⑥血小板计数＜10×10^9/L，血糖＜2.7mmol/L。⑦血压：收缩压＞24.0kPa(180mmHg)，或舒张压＞13.3kPa(100mmHg)。⑧妊娠。⑨不合作。

5.给药途径

全身静脉给药不要更高的设备条件及准备时间，可以及时进行治疗。早期动脉局部给药血管再通率高，梗死面积缩小及临床预后更好。但动脉局部给药要求条件高，需要一定的技术设备，需要一定的准备时间。动脉溶栓较静脉溶栓治疗有较高的血管再通率，但其优点被耽误的时间所抵消。目前尚无资料说明经颈动脉注射溶栓药物治疗缺血性卒中的有效性及安全性。

6.溶栓治疗的药物及方法

重组织型纤溶酶原激活剂(rt-PA)，系第二代溶栓剂，rt-PA是一种丝氨酸蛋白酶，经局部或静脉给药后，rt-PA迅速结合到血栓表面，激活纤溶酶原，溶解血栓，其疗效比尿激酶强5～10倍，没有抗原性，只溶解纤维蛋白，不溶解纤维蛋白原，没有出血副作用，且半衰期短，因此治疗期多以连续静脉滴注以维持其活性。已有确切的证据表明，缺血性脑卒中发病3h内应用rt-PA的静脉溶栓疗法，不仅显著减少了患者死亡及严重残疾的危险性，而且还大大改善了生存者的生活质量。

尿激酶是由人新鲜尿或肾组织细胞培养液中提取的一种蛋白水解酶，它能直接激活体内纤维蛋白溶解酶原转变为纤维蛋白溶解酶，从而达到溶解血栓的效果。主要副作用为出血。本药无抗原性，很少有过敏反应。我国“九五”攻关的随机双盲研究结果表明，对脑CT无明显低密度改变、意识清楚的急性缺血性脑卒中患者，在发病6h之内，采用尿激酶静脉溶栓治疗是比较安全、有效的。

链激酶是由β溶血链球菌产生的一种激酶，为一种具有抗原性的蛋白，可使血管内形成的血栓或栓塞溶解。链激酶缺点是引起出血倾向和副作用太大，故目前临床已不再采用。已进行3个链激酶静脉溶栓治疗的随机对照研究，但均因死亡率增加或结果不好而提前终止试验，因此，现有的资料不支持临床采用链激酶溶栓治疗缺血性脑卒中。

尿激酶和链激酶均系第一代溶栓剂，属非选择性的纤溶酶原激活剂，可使血栓处及全身血浆中的纤溶酶原均被激活，前者起到溶解血栓的作用，后者是造成人为的低纤维蛋白血症，故有全身性出血包括颅内出血的副作用。

(1)对经过严格选择的发病3h内的急性缺血性脑卒中患者应积极采用静脉溶栓治疗。首选rt-PA，无条件采用tr-PA时，可用尿激酶替代。

(2)发病3～6h的急性缺血性脑卒中患者可应用静脉尿激酶溶栓治疗，但选择患者应该更严格。

(3)对发病6h以内的急性缺血性脑卒中患者，在有经验和有条件的单位，可以考虑进行动脉内溶栓治疗研究。

(4)由于基底动脉血栓形成的死亡率非常高，而溶栓治疗可能是唯一的抢救方法，因而，基底动脉血栓形成的溶栓治疗时间窗和适应证可以适当放宽。

(5)超过时间窗溶栓多不会增加治疗效果，且会增加再灌注损伤和出血并发症，不宜溶栓，恢复期患者应禁用溶栓治疗。

溶栓药物治疗方法如下。

(1)rt-PA：剂量为0.9mg/kg(大剂量90mg)，先静脉推注10%(1min)，其余剂量连续静滴，60min滴完。

(2)尿激酶：100万～150万IU，溶于生理盐水100～200mL中，持续静滴30min。

7.溶栓治疗时的注意事项

(1)将患者收到ICU或者卒中单元进行监测。

(2)定期进行神经功能评估，在静脉点滴溶栓药物的过程中1次/15min；随后6h内，1次/30min；此后1次/60min，直至24h。

(3)患者出现严重的头痛、急性血压增高、恶心或呕吐，应立即停用溶栓药物，紧急进行头颅CT检查。

(4)血压的监测：溶栓最初2h内1次/15min，随后6h内为1次/30min，此后，1次/60min，直至24h。如果收缩压≥24.67kPa(185mmHg)或者舒张压≥14.0kPa(105mmHg)，更应多次检查血压。可酌情选用β受体阻滞剂，如拉贝洛尔、乌拉地尔(压宁定)等。如果收缩压>30.67kPa(230mmHg)或舒张压>18.67kPa(140mmHg)，可静脉滴注硝普钠。

(5)静脉溶栓后，继续综合治疗，根据病情选择个体化方案。

(6)溶栓治疗后24h内一般不用抗凝、抗血小板药，24h后无禁忌证者可用阿司匹林300mg/d，共10d，以后改为维持量75～100mg/d。

(7)不要太早放置鼻胃管、导尿管或动脉内侧压导管。

(五)降纤治疗

很多证据显示脑梗死急性期血浆中纤维蛋白原和血液黏滞增高。采用蛇毒酶制剂，主要功用为降解纤维蛋白原和纤维蛋白、抗血小板聚集、降低血黏度、加快血流速度、增加局部脑血流量、改善微循环等。常用制剂有巴曲酶(东凌克栓酶)、降纤酶(defibrin-ogenase)等。蛇毒制剂可以显著降低血浆纤维蛋白原水平，尚有增加纤溶活性及抑制血栓形成作用，更适用于合并高纤维蛋白原血症患者。脑梗死早期(特别是12h以内)可选用降纤治疗；高纤维蛋白原血症患者更应积极降纤治疗。但应严格掌握适应证、禁忌证。

1. 巴曲酶

国内已应用多年，积累了一定临床经验。国内曾有一项多中心、随机、双盲、安慰剂平行对照研究，入组者为发病72h内的颈内动脉系统脑梗死患者，结果显示巴曲酶治疗急性脑梗死有效，可显著降低纤维蛋白原水平，症状改善快且较明显，不良反应轻，但亦应注意出血倾向。巴曲酶用法为首次剂量10U，以后连续2～3次，隔日1次，每次5U静脉滴注。用药前、用药中和用药后均须监测纤维蛋白原原含量，当纤维蛋白原降至130mg/dL应停止使用。

2. 降纤酶

近期国内完成的大样本多中心、随机、双盲、安慰剂对照的临床试验证实，应用国产降纤酶可有效地降低脑梗死患者血液中纤维蛋白原水平，改善神经功能，并减少卒中的复发率，发病6h内效果更佳。值得注意的是纤维蛋白原降至130mg/dL以下时增加了出血倾向。

3. 其他降纤制剂

如蚓激酶、蕲蛇酶等临床也有应用。

(六)抗血小板聚集药及抗凝治疗

在脑梗死时，血小板中的花生四烯酸通过环氧化酶的作用，变成血栓素A_2(TXA_2)，它具有强力的血小板聚集作用，而动脉壁内的花生四烯酸经过环氧化酶作用变成前列环素(PCI_2)，它具有强力抑制血小板聚集和松弛血管平滑肌的作用。血小板的黏合和聚集，使血液的黏稠度和凝固性加强，从而使脑缺血区加重，神经细胞的坏死加速。因此，抑制血小板的聚集和抗凝治疗是脑梗死的一项治疗措施。

1. 抗血小板制剂

已经有一些研究验证阿司匹林或其他抗血小板制剂(如糖蛋白Ⅱb/Ⅲα受体抑制剂)治疗缺血性卒中的效果。阿司匹林能抑制血小板的环氧化酶，减少TXA_2的形成，具有较强而持久的抗血小板聚集作用。两个大型研究结果(IST、CAST)显示缺血性卒中早期使用阿司匹林对于降低死亡率和残疾率有一定效果，症状性脑出血无显著增加，但与溶栓药物同时应用可增加出血的危险。阿司匹林的用法目前主张如下。

(1)多数无禁忌证的不溶栓患者应在卒中后尽早(最好48h内)开始使用阿司匹林。

(2)溶栓的患者应在溶栓24h后使用阿司匹林。

(3)推荐剂量阿司匹林150～300mg/d，4周后改为预防剂量。

2. 抗凝治疗

抗凝治疗的目的主要是防止缺血性卒中的早期复发、血栓的延长及防止堵塞远端的小血管继发血栓形成，促进侧支循环。但急性期抗凝治疗虽已广泛应用多年，但一直存在争议。肝素(heparin)通过激活抗凝血酶Ⅲ，从而抑制凝血酶的活力，阻止纤维蛋白酶原变为纤维蛋白和阻止血小板的凝集和破坏。应用时注意其引起出血倾向。静脉溶栓后使用肝素，可以增加血管再通率，但是出血并发症也增加。对防止血管再闭塞的作用尚需进行更多的临床试验。国外多数研究认为溶栓后24h内不主张使用抗凝治疗。使用抗凝治疗时，应该密切监测，使用抗凝剂量要因人而异。

虽然普通肝素(unfractionaled heparin，UFH)在国外常用于脑梗死的治疗，但全量的UFH作为一种治疗选择尚无临床试验报告。低或中等剂量UFH皮下注射治疗急性脑梗死的随机对照试验(IST)显示：虽然肝素可降低卒中的早期复发，但出血风险也同时增加。脑梗死抗凝治疗的建议如下。

(1)一般急性脑梗死患者不推荐常规立即使用抗凝剂。

(2)使用溶栓治疗的患者，一般不推荐在24h内使用抗凝剂。

(3)如果无出血倾向、严重肝肾疾病、血压＞24.0/13.3kPa/(180/100mmHg)等禁忌证时，下列情况可考虑选择性使用抗凝剂：①心源性梗死(如人工瓣膜、心房纤颤，心肌梗死伴附壁血栓、左心房血栓形成等)患者，容易复发卒中。②缺血性卒中伴有蛋白C缺乏、蛋白S缺乏、活性蛋白C抵抗等易栓症患者；症状性颅外夹层动脉瘤患者；颅内外动脉狭窄患者。③卧床的脑梗死患者可使用低剂量肝素或相应剂量的LMWH预防深静脉血栓形成和肺栓塞。

(七)神经保护剂治疗

目前对急性脑梗死治疗的认识是建立在Astrnp等提出的缺血阈和缺血半暗区的基础上，由缺血半暗区概念引出了治疗时间窗，但这不是恒定不变的，而是一个动态的、个体化的、受多因素影响的过程。重度脑缺血以坏死为主，轻度脑缺血以缺血半暗区则产生程序性细胞死亡(programmed cell death，PCD)，迟发性神经元死亡就是程序性细胞死亡。钙离子超载为重要的刺激因子，活性氧化自由基传递信号，导致缺血半暗区神经细胞凋亡。而目前迟发性神经元坏死、再灌注损伤、自由基影响、细胞内钙离子超载和毒性氨基酸的损伤，为神经保护剂应用提供了理论依据。

目前已经进行了许多实验和临床研究，探讨了各种神经保护剂的效果，不少神经保护剂在动物实验时有效，使用神经保护剂可能减少细胞损伤、加强溶栓效果，或者改善脑代谢，但是目前尚缺乏大样本的多中心、随机、双盲、对照临床试验结果。目前常用的有胞磷胆碱、钙拮抗剂、脑复康等。

1. 胞磷胆碱

主要作用是促进卵磷脂代谢，促进脑梗死患者可逆性脑组织损伤的恢复，防止缺血后改变的加重，改善神经细胞功能。用法：每日 0.5～1.0g，加入 500mL 液体中静脉滴注，连用 5～10d，必要时延长至 2～3 周。

2. 钙拮抗剂

脑缺血损伤的中心环节是神经元内钙离子超载，它通过激活细胞膜上的磷脂酶 A2、蛋白激酶、一氧化氮合成酶等途径产生脂质过氧化、启动自由基的生成导致神经元损伤，使缺血半暗区转变为梗死区。常用尼莫地平(nimodipine)20～40mg，每日 3 次。重症患者 1mg/h 静脉泵入，连续 5～10d。用药后血压明显下降者停用。低灌注脑梗死患者禁用。

(八)并发症的治疗

1. 癫痫发作

国外报告占脑梗死的 10%～30% ，国内报告脑血栓形成占 3.0%～4.9%，脑栓塞占 9.3%～31.8%。癫痫的控制及防止发作对预后有一定的影响。首选地西泮或苯妥英钠静脉滴注，以控制发作为目的。对于脑卒中急性期的痫性发作可用抗痉治疗，孤立出现的一次痫性发作或急性期的痫性发作控制后，可以不继续长期服用抗痉药；若出现癫痫持续状态，可按癫痫持续状态的治疗原则进行处置；脑卒中发生 2～3 个月后再次发生痫性发作则应按癫痫的常规治疗方法进行长期药物治疗。

2. 消化道出血

脑梗死引起的丘脑或丘脑下部的直接损害和下丘或脑干自主神经的间接受损均可造成消化道的急性溃疡、出血，称为应激性溃疡。文献报道占 4.9%～13.7%，病情越重，意识障碍越重，发生的概率越高。它是引起死亡的危险因素之一。治疗原则是控制胃酸大量分泌，防止自身消化和保护胃黏膜。可经胃管注入氢氧化铝凝胶或镁乳，可用西咪替丁每日 0.8～1.0g，或雷尼替丁每日 150mg，或奥美拉唑每日 40mg，或泮托拉唑每日 40mg，加入液体中静脉滴注。亦可通过胃管向胃内注入冰盐水加去甲肾上腺素必要时内镜直视下喷洒止血药或高频电凝止血。

3. 肺部感染

吸入性肺炎、坠积性肺炎、阻塞性肺不张是导致脑梗死死亡的主要原因之一。而亚急性感染性心内膜炎、败血症及其他感染所致的脑栓塞，其中本身合并感染。因此，积极防治肺部感染是治疗脑梗死的主要环节之一。必须根据可能的病原菌，最好是药物敏感试验，来选择适当的抗生素治疗。

4. 脑心综合征

急性脑梗死者心电图改变在 15%～78.5%，以脑栓塞、脑血栓形成最多，腔隙性脑梗死和 TIA 较少。心电图异常与病情相关，意识障碍重，心电图异常率高，死亡者多有心电图异常。因此治疗时应注意保护心脏功能，纠正电解质紊乱，慎用对心肌有损害的药物，对个别严重而顽固心律失常者，可应用抗心律失常药，有心衰者可用强心剂。

(九)脑外科手术治疗

除由于脑疝为抢救生命所做减压或分流术外，目前国内外对脑梗死手术治疗的目的均在于重新建立缺血区的血液循环。目前已开展的手术有颅内外动脉吻合术、颅内外动脉搭桥术、颈动脉内膜切除术等。应依据患者情况和医院条件确定。

第三节　脑出血

一、概述

脑出血又称脑溢血、自发性脑出血，指各种非外伤性因素所致脑实质内血管破裂出血，常形成血肿，直接破坏脑组织或使其受压、移位、血液循环障碍，从而引发一系列临床表现的一种病态。根据出血部位不同主要分为大脑半球出血、脑干出血和小脑出血。原发性脑室出血虽不是脑实质内出血，习惯上仍被当作脑出血的一种特殊类型。大脑、脑干、小脑实质内血肿形成后均可向脑室穿破，称“继发性脑室出血”。在脑出血中，大脑半球出血约占80%，脑干和小脑出血约占20%。其中大脑半球出血又以基底节区出血最多，脑叶出血次之。

高血压系本病最常见的病因，故本病多见于50岁以上年龄组。其他较少见的病因还有动脉硬化、动脉瘤、血管畸形、脑淀粉样血管病、出血性疾病、脑肿瘤、结缔组织疾病等，因此实际上脑出血可见于各种年龄。脑出血时出血血管可以是动脉、毛细血管或静脉，而以动脉出血最常见。病理检查多见大片状出血和血肿形成，少数为瘀点状出血。出血及继发脑水肿使颅内容物增加，故患者一般均有颅内压增高表现。脑出血多于活动中或情绪激动时发病，突发局灶性神经功能缺损症状，常伴有头痛、呕吐，可伴有血压增高、意识障碍和脑膜刺激征。

脑出血的年发病率为60/10万～80/10万人口，在我国占急性脑血管病的30%左右。急性期病死率为30%～40%，是急性脑血管病中最高的。幸存者大多数遗留不同程度的神经功能障碍。及时正确的治疗对改善患者的预后具有明显的积极作用。

二、诊断

根据病史及临床表现推断，然后以CT确诊。脑CT扫描是诊断脑出血最有效最迅速的方法。没有CT机的医疗单位，可以考虑行腰椎穿刺检查。脑出血的诊断，除定性和定位诊断外，还有病因诊断，分型及分期诊断，完整的诊断有利于判断预后及制订治疗方案。

(一)定性诊断(是否有脑出血)

以下诊断要点有助于脑出血的定性诊断。

(1)常于体力活动或情绪激动时发病。

(2)发病时常有反复呕吐、头痛和血压升高。

(3)病情发展迅速，常出现意识障碍、偏瘫和其他神经系统局灶症状。

(4)多有高血压病史。

(5)腰椎穿刺检查：脑出血破入脑室或蛛网膜下腔时，腰穿可见血性脑脊液。在没有条件或不能进行CT扫描者，可进行腰椎穿刺检查协助诊断脑出血，但阳性率仅为60%左右。对大量的脑出血或脑疝早期，腰椎穿刺应慎重，以免诱发脑疝。

(6)脑超声波检查多有中线波移位。

(7)鉴别困难时，应急取进行下列影像学检查。①头颅CT扫描：是诊断脑出血安全有效的方法，可准确、清楚地显示脑出血的部位、出血量、占位效应、是否破入脑室或蛛网膜下腔及周围脑组织受损的情况。脑出血CT扫描示血肿灶为高密度影，边界清楚，CT值为75～80Hu；在血肿被吸收后显示为低密度影。②头颅MRI检查：脑出血后随着时间的延长，完整红细胞内的含氧血红蛋白（HbO_2）逐渐转变为去氧血红蛋白（DHb）及正铁血红蛋白（MHb），红细胞破碎后，正铁血红蛋白析出呈游离状态，最终成为含铁血黄素。上述演变过程从血肿周围向中心发展，因此出血后的不同时期血肿的MRI表现也各异。对急性期脑出血的诊断CT优于MRI，但MRI检查能更准确地显示血肿演变过程，对某些脑出血患者的病因探讨会有所帮助，如能较好地鉴别瘤卒中，发现脑动静脉畸形（AVM）及动脉瘤等。③脑血管造影（DSA）：中青年非高血压性脑出血，或CT和MRI检查怀疑有血管异常时，应进行脑血管造影检查。脑血管造影可清楚地显示异常血管及显示出造影剂外漏的破裂血管和部位。

脑出血有时须与下列疾病鉴别：脑外伤、脑梗死、蛛网膜下腔出血、药物中毒、糖尿病、肝性脑病、尿毒症、高血压脑病、脑肿瘤、颅内感染、中暑。脑出血也可以同时伴有需要鉴别的疾病。

（二）定位诊断（出血位于脑的哪个部位）

头痛是脑出血的常见症状，头痛部位有时可提示出血部位，但定位诊断主要根据“定位症状”即神经系统局灶症状、体征。CT或MRI检查可立即提供大体的解剖定位诊断。细致的定位分析则有赖于神经系统检查和影像学诊断的密切配合。以下简述常见部位脑出血的定位临床表现。

1. 基底节区出血

基底节位于大脑半球深部，主要包括尾状核、壳核及苍白球，附近有内囊、丘脑、丘脑下部、侧脑室、三脑室、外囊、屏状核、海马及钩回等重要结构。基底节及其附近的脑实质出血称基底节区出血，常见的定位表现有：三偏征（对侧肢体偏瘫、中枢性面瘫、舌瘫、偏身感觉障碍及对侧同向偏盲）、失语（优势半球病变时）、凝视障碍（双眼凝视病灶侧）。

（1）外侧型：出血在内囊外侧。一般病情较轻，失语则较常见，易与脑梗死混淆。

（2）内侧型：出血在内囊内侧、丘脑附近。病情多较重，意识障碍较深，易出现脑疝、去大脑强直、呼吸循环衰竭等表现。丘脑出血有时出现对侧肢体自发性疼痛及痛觉过敏。

（3）混合型：病变范围广泛，病情多较重。

2. 脑叶出血

出血发生在大脑各叶皮质下白质内，故又称为皮质下出血，病情一般较基底节区出血轻，主要定位症状有：偏瘫或单瘫、构音障碍或失语、癫痫发作、精神症状、感觉障碍。不少患者没有明显的定位症状。

（1）额叶出血：①前额痛、呕吐、痫性发作较多见。②对侧偏瘫、共同偏视、精神障碍。③优势半球出血时可出现运动性失语。

（2）顶叶出血：①偏瘫较轻，而偏侧感觉障碍显著。②对侧下象限盲。③优势半球出血时可出现混合性失语。

（3）颞叶出血：①表现为对侧中枢性面舌瘫及上肢为主的瘫痪。②对侧上象限盲。③优势半球出血时可出现感觉性失语或混合性失语。④可有颞叶癫痫、幻嗅、幻视。

（4）枕叶出血：①对侧同向性偏盲，并有黄斑回避现象，可有一过性黑朦和视物变形。②多无肢体瘫痪。

3. 脑干出血

发生在中脑、脑桥、延髓的出血统称脑干出血，以脑桥出血较常见，偶见中脑出血，延髓出血极为罕见。

(1)脑桥出血：突然头痛、呕吐、眩晕、复视、眼球不同轴、交叉性瘫痪或偏瘫、四肢瘫等。出血量较大时，患者很快进入意识障碍、针尖样瞳孔、去大脑强直、呼吸障碍，多迅速死亡，并可伴有高热、大汗、应激性溃疡等；出血量较少时可表现为一些典型的综合征，如 Foville 综合征、Millard-Gubler 综合征和闭锁综合征等。

(2)中脑出血：①突然出现复视、眼睑下垂。②一侧或两侧瞳孔扩大、眼球不同轴、水平或垂直眼震、同侧肢体共济失调，也可表现 Weber 或 Benedikt 综合征。③严重者很快出现意识障碍、去大脑强直。

(3)延髓出血：①突然意识障碍，血压下降，呼吸节律不规则，心律失常，继而死亡。②轻者可表现为不典型的 Wallenberg 综合征。

4. 小脑出血

出血多位于小脑半球，常有：①突发眩晕、呕吐、后头部疼痛，无偏瘫。②有眼球震颤、站立和步态不稳、肢体共济失调、肌张力降低及颈项强直。③易致枕骨大孔疝。

5. 原发性脑室出血

脑室脉络丛或室管膜下血管出血直接流入脑室而脑实质内无明显血肿者称之。少量出血酷似蛛网膜下腔出血，大量出血则病情危重，常有头痛、呕吐、脑膜刺激征，重者意识障碍可至深昏迷，可伴高热、针尖样瞳孔、四肢瘫、去大脑强直、呼吸节律改变、中枢性呼吸循环衰竭。

(三)分型、分期、病因、并发症的诊断

1. 分型诊断

根据起病及病程特点可分暴发型、进展型和缓进型；根据病情轻重可分轻型、中型、重型和极重型；根据 CT 显示可估计出血量，一般以多田氏公式计算。

出血量=0.5×最大面积长轴(cm)×最大面积短轴(cm)×层面数

计算所得结果为出血量毫升数。少量出血出血量＜30mL，中等量出血 30～50mL，大量出血＞50mL

2. 分期诊断

根据病程不同时期的特点分为前驱期、急性期、恢复期、后遗症期。

3. 病因诊断

脑出血的病因多种多样，应尽可能明确病因，以利治疗。常见的病因及诊断线索如下。

(1)高血压性脑出血：①50 岁以上者多见。②有高血压病史。③常见的出血部位是壳核、丘脑、小脑和脑桥。④无外伤、淀粉样血管病等脑出血证据。

(2)脑血管畸形出血：①年轻人多见。②常见的出血部位是脑叶。③影像学检查可发现血管异常影像。④确诊需依据脑血管造影。

(3)脑淀粉样血管病：①多见于老年患者或家族性脑出血的患者。②多无高血压病史。③常见的出血部位是脑叶，多发者更有助于诊断。④常有反复发作的脑出血病史。⑤确定诊断需做病理组织学检查。

(4)瘤卒中：①脑出血前即有神经系统局灶症状。②出血常位于高血压性脑出血的非典型部位。③影像学上早期出现血肿周围明显水肿。

(5)溶栓治疗所致脑出血：①近期曾应用溶栓药物。②出血多位于脑叶或原有的脑梗死病灶附近。

(6)抗凝治疗所致脑出血：①近期曾应用抗凝剂治疗。②常见脑叶出血。③多行继续出血的倾向。

4.并发症的诊断

脑出血可致心、肺、胃、肠等内脏功能障碍，称“脑内脏综合征”，可表现为心律失常、心力衰竭、肺水肿、上消化道出血，其他常见并发症还有呼吸道感染、泌尿道感染、皮肤感染及压疮、水电解质及酸碱平衡紊乱、脑疝、呼吸循环衰竭，均应及时诊断，积极治疗。

三、治疗

(一)一般处理

此系重要的急救措施，切不可忽视。一般处理做得好，可以迅速稳定病情，改善预后。

1.静卧休息

就近诊治，尽量避免不必要的搬动；卧位姿势自然舒适；一般应卧床休息2～4周；避免情绪激动及血压升高。

2.保证呼吸

(1)衣领敞开，体位摆放合适，胸腹部不压重物。

(2)保持呼吸道通畅：昏迷患者应将头歪向一侧，以利于口腔分泌物及呕吐物流出，并可防止舌根后坠阻塞呼吸道，随时吸出口腔内的分泌物和呕吐物，必要时行气管切开。

(3)吸氧：有意识障碍、血氧饱和度下降或有缺氧现象[PaO_2＜8.0kPa(60mmHg)或$PaCO_2$＞6.7kPa(50mmHg)]的患者应给予吸氧，氧浓度宜稍高，3～4L/min。

(4)翻身拍背，随时吸痰。

3.保证正常代谢

(1)记录24h出入水量，保证出入量平衡，脑水肿急性期可适当保持轻度脱水状态。

(2)保证电解质、酸碱平衡。

(3)保证营养供给，急性期神志清楚无呕吐患者应予流质饮食，昏迷或有吞咽困难者在发病第2～3d即应鼻饲。

4.观察病情

脑出血多为短时出血，即短期内出血量即达高峰，但也有少数患者出血持续时间长。出血后脑部有一系列病理改变，患者的病情可能迅速恶化，故发病初期尤须严密观察。观察项目有神志、瞳孔、血压、呼吸、脉搏、体温、尿量，有无呕吐、发绀、抽搐等。有条件时应对昏迷患者进行监护。

5.对症治疗

(1)过度烦躁不安的患者可适量用镇静药。躁动不安者应先检查有无可排除的引起不安的因素，给予心理安慰及一些必要的解释，若无效可以考虑用下列镇静剂，但须注意观察病情，尤其呼吸情况。①地西泮10mg，肌内注射或静脉注射；或5mg，口服。根据病情每日可用 1～3 次。②苯巴比妥钠 0.1～0.2g，肌内注射。

(2)颅高压所致头痛应以降颅压治疗为主。血压增高若使用脱水及利尿剂后仍不降，可用降压药；对血肿压迫或脑膜刺激所致头痛必要时可以考虑使用止痛剂。①颅痛定 30～60mg，每日 3 次，口服；或 60mg，肌内注射。②去痛片 1 片，每日 3 次，口服。③醋氨酚(必理通)1～2 片，每日 3 次，口服。④强痛定 0.1g，肌内注射。

(3)控制体温，体温过高加重脑细胞损害，对脑功能恢复极为不利。相反，低温减慢代谢速度，减低耗氧量，对脑细胞有保护作用，故脑出血患者应注意控制体温。体温在 38.5℃以上的患者，予以物理降温或退热药物，尽快将体温降至 37.5℃以下。亚低温治疗时体温应控制在 34～36℃。

(4)便秘者可选用缓泻剂。

6. 预防感染

加强口腔护理，及时吸痰，保持呼吸道通畅；留置导尿时应做膀胱冲洗，昏迷患者可酌情用抗生素预防感染。

(二)降低颅内压

脑出血后颅腔内容物增多，颅内压增高。在出血的第 2d，血肿周围脑组织水肿，第 3～5d 进入高峰期，颅内压进一步增高。颅内压升高引起脑疝是脑出血急性期死亡的主要原因，因此降低颅内压为治疗重症脑出血的重要措施。发病后一般应行降颅压治疗脑出血的降颅压治疗首先以高渗脱水剂为主，如甘露醇或甘油果糖等，注意尿量、血钾及心肾功能。可酌情选用呋塞米、白蛋白。建议尽量不使用肾上腺糖皮质激素，因其副作用大，且降颅压效果不如高渗脱水剂。应用脱水剂时要注意维持水及电解质平衡。

1. 脱水剂

(1)甘露醇：该药属高渗性脱水剂，口服不吸收。因其进入血液后受血-脑屏障的影响不能很快进入脑组织，从而在血-脑屏障两侧形成渗透压梯度，脑组织中的水分逆流入血管后进入体循环与甘露醇一起经尿排出体外，从而使脑水肿减轻，脑容积缩小，颅内压降低。其脱水作用强，起效迅速，维持时间长，副作用相对较小，故使用极为广泛：注射后 10min 起效，2～3h 作用达高峰，效果可维持 4～6h。可用 20%甘露醇注射液 125～250mL，静脉注射或快速静脉滴注，每 6～8h 1 次。长期使用应注意水电解质平衡紊乱及肾损害(甘露醇肾病)，必要时应减量、停药或合用利尿剂。有些患者停药后出现颅内压反跳，可先减量后停药。少数患者对本药有适应现象，故疗程不宜太长，疗效不佳时应换药。此外，尚应注意其增加血容量诱发心力衰竭的危险。

(2)甘油果糖：也是一种高渗脱水剂，起作用的时间较慢，约 30min，但持续时间较长(6～12h)。可用 10%甘油果糖每次 250mL 缓慢静脉滴注(150mL/h)，每 12h 1 次。一般无反跳现象，肾功能不全者也可考虑使用。但脱水作用较弱。可与甘露醇交替使用。甘油盐水可发生溶血作用，不推荐使用。

2. 呋塞米

通过利尿、减低血容量、减少脑脊液生成、提高血浆渗透压、减少组织间液形成，从而减轻脑水肿，降低颅内压。对高龄、心肾功能不全、高血压、高血容量患者尤为适用。长期使用应注意水电解质紊乱。

呋塞米为速效强力利尿剂，成人一般用每次20～40mg，每日2～3次，静脉注射或肌内注射，作用快而短。或用100～200mg加入林格液500mL中在1h内静脉滴注完毕，一般15min开始利尿，2h达高峰，可维持6～8h。利尿作用持久，降低颅内压显著，可用于急救。

3.肾上腺糖皮质激素

肾上腺皮质激素通过减低毛细血管通透性、减少脑脊液生成、增强脑细胞抗缺氧能力、改善脑血流自动调节机制、增加原尿生成等作用减轻脑水肿，作用温和持久，无反跳现象，在重症脑出血患者可与甘露醇、呋塞米等合用以加强降颅压效果。由于有诱发上消化道出血、加重感染等可能，所以不作为常规使用。在病情危重时可应用地塞米松10～20mg，静脉注射或静脉滴注，每日1次，连用5～7d，以后快速减量停药；或甲泼尼龙（甲基强的松龙）250～500mg，静脉注射或静脉滴注，每日1次，连用3～5d，以后快速减量停药。

4.七叶皂苷钠

该药能减低毛细血管通透性，减轻脑水肿。作用机制类似肾上腺糖皮质激素，但无后者常见的副作用，可作为激素替代物用于降颅压治疗。该药副作用少，与甘露醇等脱水药合用，可减少甘露醇等药物的用量，缩短疗程，大大减轻副作用的发生率。用法：10～20mg加入5%葡萄糖或生理盐水100mL中静脉滴注，每日1次，疗程根据病情决定，一般10d左右。

5.人工呼吸机过度通气

作用机制是通过降低血中$PaCO_2$，减少脑血容量和脑体积，使反应性升高的血压降低，减轻血脑屏障损害和脑细胞的通透性；改善脑内血液分布，促进血液进入病灶区，起到“反盗血”作用；减轻组织酸中毒，纠正脑灌注下降，恢复脑血管主动调节机能，从而有效地降低颅内压。

应用呼吸机，增加患者的肺通气量，一般应将动脉血$PaCO_2$控制在4.0～4.7kPa（30～35mmHg），可缓解重度颅内压增高（脑疝）。

使用时应避免因$PaCO_2$过度降低［<4.0kPa（30mmHg）］引起脑缺血缺氧损害。过度通气目前主张仅限用于脑疝或脑疝前，因为过度通气造成的脑缺血缺氧损害对预后不利。

（三）调控血压

脑出血发病初期常伴血压增高。此时血压增高可能有多方面原因，并非所有患者都需要使用降血压药物，经过一般处理及应用脱水剂降低颅内压治疗血压亦可下降，不论原来有无高血压病史。

脑出血患者血压的控制并无一定的标准，应视患者的年龄、既往有无高血压、有无颅内压增高、出血原因、发病时间等情况而定。一般可遵循下列原则。

（1）脑出血患者不要急于降血压，因为脑出血后的血压升高是对颅内压升高的一种反射性自我调节，应先降颅内压后，再根据血压情况决定是否进行降血压治疗。

（2）血压≥26.67/14.7kPa（200/110mmHg）时，在降颅压的同时可慎重平稳降血压治疗，使血压维持在略高于发病前水平或24.0/14.0kPa（180/105mmHg）左右；收缩压在22.67～23.7kPa（170～200mmHg）或舒张压13.3～14.7kPa（100～110mmHg），暂时尚可不必使用降压药，先脱水降颅压，并严密观察血压情况，必要时再用降压药。血压过高易再引起出血，过低会形成脑供血不足。血压降低幅度不宜过大，否则可能造成脑低灌注。不宜过速、过低降低血压，以防引起脑供血不足，加重脑损害。收缩压<23.0kPa（165mmHg）或舒张压<12.7kPa

(95mmHg)，不需降血压治疗。

(3)应谨慎采用容易控制药量的降压方法，如严密监测血压下，用硝酸甘油25mg加入5%葡萄糖液500mL中，以10～100μ/min的速度静脉滴注，一旦血压下降，即减缓滴速，使血压控制在较为合适的水平。尤其注意尽量不用含服硝苯地平或肌内注射利血平等方法降压，以免降压过速加重脑损害。急性期过后，脑水肿消退时，血压高者应给予口服降压药，如依那普利10mg，口服，每日3次；或尼群地平10mg，口服，每日3次。

(4)血压过低者应升压治疗，以保持脑灌注压。不管是药物或是脑病变所引起的血压过低，均应选用升压药(如多巴胺)以维持所需的血压水平，保证脑的供血量，防止脑损害的进一步加重。

(四)药物止血

传统脑出血治疗包括使用止血药物，认为对控制再出血和防止血肿扩大有益。目前认为，高血压性脑出血一般不需使用止血药物。赞成此观点的学者认为，脑出血是一个短暂现象，入院时出血多半已经停止，即使仍有出血，也多半是动脉出血，并非纤溶亢进或凝血障碍所致，一般止血药无效，过多使用止血药物尚有诱发脑梗死的可能。对于因凝血障碍性疾病所致脑出血时可应用，时间不超过1周，可选用下列药物。

(1)6-氨基己酸8～12g，静脉滴注，每日1～2次，疗程7d。

(2)氨甲苯酸0.3～0.6g，静脉滴注，每日1～2次，疗程7d。

(3)氨甲环酸0.25～0.5g，静脉滴注，每日1次，疗程7d。

(4)酚磺乙胺(止血敏)2～4g，静脉滴注，每日1～2次，疗程7d。

(五)护脑治疗

脑出血后神经细胞受损，首先出现代谢障碍，若不及时抢救，最终成为不可逆性变性坏死。护脑治疗也称神经保护疗法，一般使用细胞代谢促进剂、促醒剂。

1. 细胞代谢促进剂

(1)维生素类：常用维生素C每日2～4g，维生素B_6每日0.2～0.3g加入液体中静脉滴注。维生素$B_1$0.1g和维生素B_{12}500μg，肌内注射，每日1～2次。

(2)能量合剂：三磷腺苷20～40mg，辅酶A100～200U，细胞色素C 15～30mg，三药联合静脉滴注，每日1～2次。注意三磷腺苷有扩血管作用，脑出血急性期应慎用。

(3)其他：可选用谷氨酸钠、乙酰谷酰胺、γ氨酪酸、脑组织液及类似制剂如丽珠赛乐、脑复素、脑活素等。

2. 促醒剂

(1)胞磷胆碱0.25～0.75g，静脉滴注，每日1次，10d为一疗程。有人认为该药有轻度扩血管作用，急性期慎用。

(2)醒脑静20mL，静脉滴注，每日1～2次。该药为中药复方制剂，有促醒、退热、止痉、护脑等作用。

(3)纳洛酮1.2～2mg，静脉滴注，每日1次，10d为一疗程。脑出血时神经系统β内啡肽增多，可抑制大脑。纳洛酮通过竞争性拮抗作用使患者昏迷时间缩短。

(4)清开灵20～40mL加入液体静脉滴注，每日1次。

(六)防治并发症

脑出血后由于自主神经中枢受损，神经-体液调节功能紊乱，可导致肺部感染、消化道出血、水及电解质紊乱等多种并发症。加之，多数患者有高血压、糖尿病、冠心病等慢性病史，从而极易合并心、肺、肾等脏器功能障碍。

1. 发热

脑出血患者出现发热主要有以下四种情况。

(1)感染性发热：主要是肺部感染。伴有意识障碍、吞咽困难、言语障碍以及异常咳嗽的患者，呕吐或口腔分泌物堵塞气管而发生吸入性肺炎或坠积性肺炎。此外，肺部感染还可源于机械辅助呼吸措施不当引起的医源性感染，使用肾上腺糖皮质激素导致的二重感染，以及长时间住院引发的交叉感染等。防治呼吸道感染的主要措施如下：①患者白天尽可能抬高床头30°，进食时则为90°。鼓励患者经常咳嗽与深呼吸，饮水不要用吸管。有明显意识障碍者应取侧卧位并将口角放低，或取仰卧位，以利咽部分泌物的排除。对昏迷呕吐患者，呕吐后应将口腔异物用床边吸引器吸干净，以防吸入气管。②为防止鼻饲饮食反流，鼻饲速度不应过快，并须注意温度适宜，鼻饲前先充分吸痰，鼻饲后将床头抬高30度持续2h，短时间内尽量不吸痰，以防引起呕吐。在出现胃液反流时，可适当减少每日鼻饲量，严重者暂勿进食。拔管时要注入少量气体，以免将管头食物于抽出时落入气管。③加强呼吸道护理，意识障碍不能进食者必须加强口腔护理，每2～3h翻身拍背一次，更应重视吸痰问题。并发肺炎患者痰多如果不能彻底吸出，即使应用大量抗生素，也不能使肺炎得到满意控制。④严重的肺部感染、体温高、痰黏稠不易咳出，且意识障碍在短时间内不能恢复，经药物治疗无效或有窒息者，可考虑气管切开，以利排痰、气管内给药和减少以咽部吸痰所造成的黏膜损伤。⑤积极治疗脑出血，控制脑水肿，争取意识障碍早期恢复，以利肺部感染早期得以控制。⑥如已有肺部感染，则必须应用大量广谱抗生素治疗。脑出血并发呼吸系统感染多为医院内病原感染，以革兰阴性杆菌感染最多见(50%～60%)，如大肠埃希菌、肺炎杆菌、铜绿假单胞菌等，葡萄球菌约占10%，肺炎球菌较少见(5%)。对革兰阴性杆菌感染的经验用药为：氨基苷类+半合成青霉素(广谱)或头孢菌素；异帕米星(依克沙)+羧苄西林；阿米卡星+头孢菌素。

脑出血后泌尿道感染的发病率仅次于呼吸道感染，感染细菌多为寄生居于皮肤黏膜的革兰阴性杆菌。对于长期留置导尿(1周以上)患者应注意防止泌尿道感染，尤其是女性患者。为了减少泌尿道感染应尽量避免导尿，如确需导尿时应严格消毒，并采用消毒封闭引流系统。无症状的菌尿症一般不必治疗，以免引起耐药菌寄殖。有症状者可依据分离的病原菌和药敏试验选用抗生素，多数菌尿症在导尿管拔除或加用抗生素后消除。一般泌尿道感染可选用氨基苷类+氨苄西林，或第三代头孢菌素+氨苄西林。

(2)中枢热：系丘脑下部体温调节中枢受损所致，常见于严重的脑出血破入脑室、原发性脑室出血、脑干出血或重型脑干梗死。临床表现为持续性高热，体温多在39℃以上，患者无汗，躯干皮温高而肢端发凉，不伴寒战，没有与体温改变相应的心率改变，应用解热药无效。退热的处理以物理降温为主，包括酒精擦浴、温水擦浴、冰垫冰帽降温和冰水灌肠等。条件许可又有适应证时，可选用亚低温疗法。

(3)脱水热：由于脱水过度水分补充不足，导致血液浓缩，颅内体温调节中枢受累而引起发热。此外，脱水过度还可导致患者因体液不足致排痰困难，也增加了脱水热的发生。对于治疗过程中患者出现不明原因的发热，皮肤干燥，尿量减少而血细胞比容增大，应考虑到脱水热的可能。处理方法首先应调整脱水量，其次也可进行物理降温。

(4)吸收热：主要见于出血性脑卒中，以蛛网膜下腔出血多见，系血液吸收过程中，红细胞溶解释放出各种产热因子而引起的发热，常见于发病后的第1周内，以低至中度热居多，不伴有感染中毒征象和下丘脑受损症状，其处理可采用物理降温。

2.呼吸系统并发症

除呼吸道感染外，还有神经源性肺水肿(NPE)。NPE是由于损害了下丘脑而引起大量的交感神经物质释放，周围血管收缩而使血压升高，血液从高阻力的周围循环转移到阻力低下的肺循环，结果使肺动脉内液体静压升高而损害毛细血管，液体渗出到肺泡内。近年研究还表明，NPE主要是血氧过低引起。NPE发生率与脑出血的病情密切相关，出血量大、病情重者NPE发生率高。NPE多呈暴发性发病，如不及时治疗多数在24h内死亡。应及早给予高浓度氧吸入。近年推荐应用硝苯地平10～20mg舌下含化，可迅速降低周围和肺动脉压力，对NPE有良好效果。多巴胺丁酚治疗可提高心肌收缩力，同时也能促进心脏的血流，往往是NPE治疗的首选药物。

3.消化系统并发症

主要是上消化道出血，多见于脑干出血，常与脑卒中的严重程度有关，即病情越重，消化道出血发生率越高，并且合并有消化道出血患者预后亦差，病死率可达半数以上。其发生时间以脑出血后第1～2周居多。并发上消化道出血的机制主要是因为病变导致下丘脑功能紊乱，继而引起胃肠黏膜血流量减少、胃黏液一碳酸氢盐屏障功能降低和胃黏膜PGE_2含量下降引起胃、十二指肠黏膜出血性糜烂、点状出血和急性溃疡所致。

以下情况可考虑有上消化道出血的可能：①呕吐或从胃管内引流出大量咖啡色液体。②柏油样大便。③体格检查发现腹部膨隆，叩诊呈鼓音，肠鸣音低弱或消失。④血压下降，皮肤湿冷，尿少等末梢循环衰竭等表现。⑤血红蛋白下降，血浆尿素氮增高，甚至有各重要脏器功能衰竭。

上消化道出血的处理包括，①胃内灌洗：冰生理盐水100～200mL，其中50～100mL加入去甲肾上腺素1～2mg口服；仍不能止血者，将另外50～100mL加入凝血酶1000～2000U口服。对于意识障碍或吞咽困难患者，可给予鼻饲导管内注入。也可用立止血、云南白药、酚磺乙胺(止血敏)、氨甲环酸、生长抑素等。②使用制酸止血药物：西咪替丁200～400mg/d静脉点滴；奥美拉唑20mg口服或胃管内注入或静脉注射。③防治休克：如有循环衰竭表现，应补充血容量；如血红蛋白低于70g/L，红细胞比容小于0.30，心率大于120次/min，收缩压低于90mmHg，可静脉输新鲜全血或红细胞成分输血。④胃镜下止血：上述多种治疗无效情况下，仍有顽固性大量出血，可在胃镜下进行高频电凝止血。⑤手术治疗：对于胃镜下止血仍无效时，因过多过久地大量出血危及生命时，可考虑手术止血。

4.心血管并发症

(1)心律失常：包括心房颤动、室性或室上性心动过速、室性早搏、心室颤动等。脑出血患者的室性异位心律占24%～60%。心律失常发生后将影响心脏功能，降低心排出量，损害脑灌注。由于心律失常所引起的猝死约占脑出血相关死亡的5%，因此，对所有脑出血住院患者应连续心电监护。治疗主要是抗心律失常，如合并有瓣膜疾病或室壁瘤，可考虑手术换瓣或切除室壁瘤。

(2)高血压：脑出血患者80%以上有高血压病史，入院时有血压升高者达84%，与一过性儿茶酚胺增高有关，但10d以内血压会自动下降。维持脑灌注压的平均动脉压水平在8.0～20.0kPa(60～150mmHg)，未经治疗的高血压患者自动调节的下限明显高于正常人。脑出血发生后，脑血流的自动调节能力明显受损，使其对血压波动较敏感，降压过之或不及都会对脑组织产生不良影响，甚至加重脑出血，故降压治疗指征应严格掌握。脑出血患者的血压升高属于反应性，原则上不予降压，有脑水肿的患者避免用血管扩张剂降压，如钙拮抗剂、硝普钠等，以免加重脑水肿。

5.神经系统并发症

(1)癫痫：癫痫是脑出血常见的并发症，可加重神经功能障碍和增加死亡率，应尽早控制。脑卒中急性期的癫痫发作称为痫性发作。脑卒中发病2～3个月后再发生的癫痫诊断为脑卒中引起的继发性癫痫，其发生率为7%～14%。顶叶出血者早期抽搐发生率高，在发病前几天应预防性应用抗癫痫治疗。对于脑卒中急性期的痫性发作可用抗癫痫治疗，孤立出现的一次痫性发作或急性期的痫性发作控制后，可以不继续长期服用抗痉药；若出现癫痫持续状态，可按癫痫持续状态的治疗原则进行处置。脑卒中发生2～3个月后再次发生痫性发作则应按癫痫的常规治疗方法进行长期药物治疗。

(2)血管性痴呆：血管性痴呆是脑出血的严重并发症，能使患者丧失工作能力和生活能力，尚无特效治疗方法，所以，关键在于预防脑出血的发生。目前对血管性痴呆的治疗多采用综合性方法，临床上常用兼有脑血管扩张、脑代谢活化、改善脑血流和有抗精神作用的脑循环改善剂，如肉桂嗪、己酮可可碱等。上述药物可与增加血氧药物都可喜及增智药物二氢麦角碱等联合应用。此外，注意加强护理、康复训练及心理治疗。

(3)头痛：脑出血患者头痛多由高血压和颅内高压引起，适当降压并处理颅内高压。

6.泌尿系统并发症

(1)尿失禁：脑出血患者常出现尿失禁，临床上分为高张力性膀胱尿失禁、低张力性膀胱尿失禁、正常张力性膀胱尿失禁。对尿失禁者可行短期、间隔导尿。间歇或长期尿潴留有引起输尿管积水或肾盂积水的危险，可留置导尿，但时间不应超过2周。

(2)急性肾功能不全：脑出血患者多合并有慢性高血压病史。长期的高血压的作用，不仅使脑血管功能发生障碍，而且也可导致肾脏小动脉硬化，一定程度上使其功能逐渐受损。脑卒中急性期，脱水剂频繁使用造成血容量不足易使肾脏进一步缺血，肾血管收缩而导致功能障碍。尚有一些抗感染药物的应用因其肾毒性可直接损害肾功能。这些因素的共同作用，容易导致急性肾功能不全。有的急性肾功能损害是一过性地，随着血容量的补足和肾毒性药物的撤换，肾功能可逐渐恢复正常，但若处理不及时，急性肾损害难以逆转，引起一系列病理生理紊乱，如水钠潴留诱发急性心功能衰竭、严重高钾血症和代谢性酸中毒等，使临床治疗更加棘手，直接危及生命。急性肾功能不全的防治重点是强调预防为主，首先是防止脱水过度，注意补足血容量；其次是慎用或禁用对肾脏有毒性的药物。此外，还需加强营养供给，及时纠正水电解质紊乱和酸碱失衡。少尿期，患者尿量减少，可试用利尿合剂，严格控制液体入量；多尿期特别注意水及电解质平衡，适当增加蛋白质摄入量，积极防治感染。当一般处理不能控制病情，则需进行透析疗法。凡有透析指征的患者需依据病情定期进行透析，直到肾功能恢复。

7. 内分泌系统并发症

(1)高渗性昏迷：无论是缺血性脑卒中还是出血性脑卒中，严重患者均可出现应激性血糖增高，这是由于脑损害导致血皮质醇、儿茶酚胺和生长激素等明显升高，它们的释放量与脑卒中损坏程度直接相关，这些调节激素含量的升高，诱发了糖的异生，降低了糖原的利用。对于原有糖耐量降低或已有糖尿病的患者，其血糖进一步升高。当血糖＞33.3mmol/L，血浆渗透压≥350mmol/L，即可出现高渗性昏迷。患者早期表现为情感淡漠、反应迟钝，渐进嗜睡，最后进入昏迷状态，尿酮体可阳性。

高渗性昏迷的防治措施为：适当补液，避免入量过多或过少，遵循“量出为入”的原则，定期监测血浆渗透压；应检测血糖，不能用尿糖代替，因尿糖检查无法发现低血糖。应用胰岛素控制血糖，可三餐前皮下注射，亦可按 1：1～1：6 比例加入葡萄糖溶液中静脉滴注，或以静脉泵持续泵入，其量根据血糖水平而定，应将血糖控制在 6.72～9.0mmol/L，防止发生低血糖反应。

(2)抗利尿激素分泌不适当综合征(SIADHS)：大约有 10%的脑卒中患者可发生 SI-ADHS，尤其易见于下丘脑损害的患者。SIADHS 可以原发，也可继发于脑卒中以外的其他疾病，如肿瘤、肝硬化等。SIADHS 突出特征是低钠血症伴低血浆渗透压，即血钠＜120mmol/L，渗透压＜275mmol/L。对于大多数患者，SIADHS 是一种良性的水电解质紊乱，轻症情况下，患者可无不适应反应，只有严重时才会引起恶心、呕吐、肌无力、肌痉挛、谵妄、癫痫甚至死亡。SIADHS 须与其他原因引起的低钠血症鉴别，如高血糖、高脂血症引起的假性低钠血症。SIADHS 的治疗主要是使用高渗的盐水和呋塞米。

8. 电解质紊乱

脑出血患者常易合并电解质紊乱，主要有低钾血症、高钠血症和低钠血症。其主要原因有：①摄入不足：因意识障碍、吞咽困难或消化道出血等原因影响进食进水，又未及时鼻饲或静脉补充足够的电解质或水分。②丢失过多：因颅内压增高等因素引起频繁呕吐；高热、自主神经功能障碍等引起大量出汗；渗透性利尿剂使肾脏排钾和水分过多。③神经内分泌功能障碍：垂体功能受损引起继发性醛固酮增多，使尿排钾增多；抗利尿激素分泌不适当综合征(SIADHS)：由于肾脏潴留水分增多，引起稀释性的低钠血症和低钾血症；脑性盐耗综合征：由于肾脏丢失钠离子过多，导致细胞外液减少和低钠血症；视上核、室旁核受损，使抗利尿激素分泌减少，导致继发性尿崩症；严重的脑卒中患者，常有血浆肾上腺素浓度的升高，激活钠钾 ATP 酶使钾离子转入细胞内，导致血清钾降低。

电解质紊乱的处理主要包括以下几种。

(1)预防：病情较重和进行脱水治疗的急性卒中患者需监测电解质及酸碱平衡情况。不能进食的患者，每日的出入量应保持平衡，入量应根据尿量进行调整(尿量加 500mL，发热患者体温每增加 1℃增加 300mL)。输液最好不用只含葡萄糖的溶液，不宜使用低渗性溶液，最好使用等渗性溶液，如生理盐水。并补充足够的钾、钠离子。进行中心静脉压和肺动脉楔压监测的应将中心静脉压保持在 0.67～1.6kPa(5～12mmHg)，肺动脉楔压保持在 1.33～1.86kPa(10～14mmHg)。

(2)低钾血症：轻至中度低钾血症(血钾2.7～3.5mmol/L)一般可口服氯化钾6～8g/d，分3次口服或鼻饲。当血钾低于2.7mmol/L或血清钾虽未降至2.7mmol/L以下，但有严重肌无力症状或发生严重心律失常的患者，应在口服补钾的同时，予以静脉补钾，补钾用液尽可能不要使用单纯的葡萄糖溶液，以免刺激胰岛素分泌，使钾进入细胞内而使血钾降低。

(3)低钠血症：应根据低钠的原因分别治疗。SIADHS患者主要应限制水分摄入，对成人每日应将液体限制在500～1000mL之内，直至血钠正常。CSWS患者给予等渗盐水或高渗盐水口服和静脉补充。补盐速度不能过快，以免引起脑桥中央髓鞘溶解症。补盐速度限制在每小时0.7mmol/L，每天不超过20mmol/L。

(4)高钠血症：限制钠的摄入，口服或鼻饲水分，严重的可给予5%的葡萄糖溶液静脉滴注。纠正高钠血症不宜过快，以免引起脑水肿。通过补液使血清钠降低的速度，每小时不宜超过2mmol/L，每8h血清钠降低不超过15mmol/L。由继发性尿崩症引起的高钠血症可予皮下注射血管升压素等替代治疗。

9.深静脉血栓形成(deep vein thrombosis，DVT)

DVT的危险因素包括静脉血流淤滞、静脉系统内皮损伤和血液高凝状态。脑卒中后DVT可出现于发病后第2d，高峰在4～7d。大多数DVT者无明显症状，有症状的DVT发生率仅有2%。瘫痪重、年老及心房颤动者发生DVT的比例更高。防治措施为：①对于瘫痪程度重，长期卧床的脑卒中患者应重视DVT及肺栓塞的预防；可早期做D-二聚体筛选实验，阳性者可进一步进行多普勒超声、磁共振显影MRI等检查。②鼓励患者尽早活动、腿抬高、穿弹性长筒袜；尽量避免下肢静脉输液，特别是瘫痪侧肢体。③对于有发生DVT及肺栓塞风险的患者可预防性地给予药物治疗，首选低分子肝素抗凝治疗。对于已经发生DVT及肺栓塞的患者，应进行生命体征及血气监测，给予呼吸循环支持及镇静止痛等对症治疗；绝对卧床休息、避免用力；同时采用低分子肝素抗凝治疗。如症状无缓解、近端DVT或有肺栓塞可能性的患者应给予溶栓治疗。④脑出血或有出血倾向的患者避免用抗凝与溶栓治疗。

10.压疮

昏迷后瘫痪患者由于不能翻身或下床活动，容易使骨突出部分的皮肤受压而发生缺血性坏死形成压疮。压疮易在发病后24h之内和2～4周发生，可引起严重感染加重病情。因此防治压疮对于护理来讲显得尤为重要。

压疮的预防措施如下。

(1)对于偏瘫或四肢瘫痪的患者严格执行1～2h翻身1次的制度，做到动作轻柔，严禁在床上拖拉患者，以免发生皮肤擦伤。

(2)保持床单平整，做到无皱褶、无渣屑，及时更换被尿便污染的尿布或中单。

(3)保持皮肤清洁，每日上下午背部护理1次，每周床上擦澡1～2次，在翻身时对骶尾部和骨隆起部位进行按摩。

(4)对于易受压部位或骨隆起部位可放置气枕或气圈，有条件者可使用气垫床或自动翻身床。

压疮的护理措施如下。

(1)当受压部位出现皮肤发红、肿胀变硬时，应避免该部位继续受压，局部涂以2%的碘酒或0.5%的碘伏，每日数次。

(2)当皮肤发红区出现水泡时，在无菌操作下抽出水泡内液体，保持表皮完整贴敷，局部涂以的0.5%的碘伏，每日数次，保持创面干燥。

(3)当水泡部位出现表皮破损时，局部涂以0.5%的碘伏，每4h 1次；创面可用新鲜鸡蛋内皮贴敷，促进表皮愈合，并给予红外线灯照射，上下午各1次，每次15～20min。

(4)当表皮出现坏死，形成溃疡，面积逐渐扩大，并深达皮下组织时，局部给予3%双氧水去除腐烂组织，再用生理盐水清洁创面，局部涂以0.5%的碘伏，保持创面干燥。每日换药1次，每次换药时用75%乙醇消毒周围皮肤。

(5)当溃疡深达肌肉组织时，需做局部清创手术，术前对创面分泌物做细菌培养和药物敏感试验，术后全身应用抗生素，创面用凡士林油纱覆盖，每日定时换药。

(七)康复治疗

早期将患肢置于功能位，如病情允许，危险期过后，应及早进行肢体功能、言语障碍及心理的康复治疗。

(八)手术治疗

根据出血部位及出血量决定治疗方案，临床上，对脑出血患者因其出血部位不同、出血量不同，采取内科保守治疗或手术治疗的指征则有所不同，应根据出血部位及出血量决定治疗方案。

(1)基底节区出血：小量出血可内科保守治疗；中等量出血(壳核出血≥30mL，丘脑出血≥15mL)可根据病情、出血部位和医疗条件，在合适时机选择微创穿刺血肿清除术或小骨窗开颅血肿清除术，及时清除血肿；大量出血或脑疝形成者，多需外科行去骨片减压血肿清除术，以挽救生命。

(2)小脑出血：易形成脑痛，出血量≥10mL，或直径≥3cm，或合并明显脑积水，在有条件的医院应尽快手术治疗。

(3)脑叶出血：高龄患者常为淀粉样血管病出血，除血肿较大危及生命或由血管畸形引起需外科治疗外，宜行内科保守治疗。

(4)脑室出血：轻型的部分脑室出血可行内科保守治疗；重症全脑室出血(脑室铸型)，需脑室穿刺引流加腰椎穿刺放液治疗。

(5)脑干出血：脑桥等脑干部位出血，手术效果不佳，一般不予考虑。

第四节　重症肌无力

重症肌无力(myasthenia gravis，MG)是一种获得性的T淋巴细胞依赖性自身免疫性疾病，累及神经肌肉接头信息传递导致骨骼肌无力及疲劳。其原因未明，可能与胸腺异常或病毒感染有关。抗骨骼肌乙酰胆碱受体抗体(AChR-ab)导致运动终板上乙酰胆碱受体(AChR)破坏或封闭，是MG的主要病理生理过程，补体也参与运动终板的破坏。本病并不少见，估计我国的患病率为5/100000。

一、病因及发病机制

MG病因不明。研究认为胸腺异常或病毒感染是触发免疫异常的最初原因。

1.胸腺异常

大部分患者有胸腺异常，而且切除胸腺后症状显著好转。该假说认为在胸腺的某些异常细胞如肌样细胞(myoid cells)中表达AChR，在发育过程中为针对AChR的自身免疫细胞识别了这些异常表达的AChR而出现免疫反应产生AChR-ab，进而攻击骨骼肌AChR而发病。这些针对AChR的免疫异常细胞离开胸腺进入血液循环继续发挥病理作用，同时免疫记忆细胞可长期存在于胸腺及外周循环中。最近有证据表明MG患者外周血中针对AChR的病理性T淋巴细胞来自胸腺。这些发现可以解释为什么MG的免疫异常会长期存在，而且胸腺切除后仍持续不愈。但有研究发现MG患者胸腺组织AChR亚单位的表达与正常人群胸腺组织AChR的表达并无不同之处。

2.病毒感染

该假说认为外源性病毒感染可能通过分子模拟(molecular mimicry)机制触发了针对AChR的免疫反应。已发现单纯疱疹病毒(herpes simplex vims，HSV)的蛋白质中有一段氨基酸序列与AChR的一段序列高度相似。机体产生针对HSV的免疫反应错误地攻击了骨骼肌AChR而发病。此外，人类免疫缺陷病毒(HIV)、丙型肝炎病毒及人类嗜T淋巴细胞性病毒1型(HTLV21)或Epstein-Barr病毒感染也被认为与MG的发病有关。同时也有实验研究表明流感病毒或埃可病毒感染能损害健康人的神经-肌肉接头信号传递。

3.青霉胺(penicillamine)

被证实可导致获得性自身免疫性MG。

4.加重MG症状的常用药物

抗生素(如氨基糖苷类、红霉素、喹诺酮类及阿莫西林)、β_2受体拮抗剂(如普萘洛尔)、锂盐、镁离子、普鲁卡因胺、异搏定、喹宁、氯喹、泼尼松、镇静安眠药及神经-肌肉接头阻滞剂等。

可见，MG应该是一组免疫异质性特征的神经肌肉接头传递障碍性疾病，进一步明确其中的发病机制实施个性化治疗，是下一步临床工作者努力的方向。

二、临床表现

1.年龄

所有年龄组人群均可受累，我国主要发病年龄高峰为1～5岁，第二高峰出现在20～40岁。西方国家报道的发病年龄高峰女性为30～40岁，男性为40～50岁。

2.性别

我国女性发病比男性稍多，两者比例为1.01：1～1.5：1。

3.家族史

绝大部分病例为散发。少部分患者有家族史，但缺乏典型的单基因遗传特征。单卵双生子的发病一致率为40%～80%。新生儿的母亲如患病可能出现一过性MG症状，为新生儿从胎盘获得的少量自身抗体所致，但随着抗体滴度的衰减，症状逐渐恢复。

4.起病及诱因

大部分患者无明显诱因。部分患者在使用抗生素、感染或预防接种后起病。

5. 症状特点及受累肌肉

MG特征性症状为受累骨骼肌的无力及异常疲劳。骨骼肌无力的分布具有一定特征性。眼外肌最常受累，往往表现为单眼或双眼部分性眼肌麻痹、复视、上睑下垂及斜视等，重者双侧眼球固定但瞳孔正常。表情肌和咀嚼肌也较常受累，表现为肌病面容、眼轮匝肌及咀嚼肌无力。嚼喉肌受累出现构音及吞咽困难，可产生误吸或吸入性肺炎。颈肌无力常引起抬头或竖颈困难。肢带肌及躯干无力主要导致全身疲劳及完成日常工作困难，但很少导致卧床不起或肢体完全瘫痪。呼吸肌无力会导致换气无力及咳痰困难，重者导致呼吸麻痹、换气障碍而危及生命(肌无力危象)。上述无力症状往往在休息或睡眠后明显减轻，劳累后明显加重，呈现特征性的“晨轻暮重”现象(病理性疲劳)。这种症状的波动在疾病病程早几年比较明显。呼吸肌受累的患者常常并发呼吸道感染。患者无肌肉疼痛或感觉异常。

6. 骨骼肌无力的演变

通常肌无力首先影响眼外肌，继而顺序累及面肌、咀嚼肌、咽喉部肌肉、躯干及肢体肌肉。我国单纯眼肌型起病者约占60%，后期约90%的患者有眼外肌受累。单独影响肢体肌肉的病例不到10%。

7. 体征

可发现多种受累骨骼肌无力的体征如上睑下垂、斜视、眼球固定、肌病面容、球麻痹或肢体无力等。肌萎缩少见。腱反射往往保留。无肌肉压痛，感觉正常。

8. 其他

少部分患者可能有心肌、肠道及括约肌受累。

9. 肌无力危象

呼吸道感染、过度劳累、用药不当(如使用影响神经肌肉接头信息传递的抗生素、Mg^{2+}、肾上腺皮质激素等)或各种应急等可导致呼吸肌无力急剧加重、显著影响换气功能而危及生命。5%～15%的MG患者会发生肌无力危象。

三、辅助检查

1. 免疫性检查

AChR-ab测定为诊断本病较为特征性的检查，约85%的患者中AChR-ab滴度升高。一般而言，单纯眼肌受累患者的阳性率较低，滴度也相对较低，而重者及全身型患者滴度升高较为明显。抗体滴度对群体而言与疾病的严重程度并不严格相关，但对个体而言，治疗所致的抗体滴度下降则与症状严重程度的波动明显相关。约15%患者AChR-ab滴度并不升高，称“血清阴性MG”。近来发现这类所谓阴性患者MuSK(muscle specific receptor kinase)抗体滴度升高，并且发现该抗体与重症难治性MG相关。抗横纹肌抗体(ami-SM)可作为40岁以下患者胸腺瘤的筛选指标。

2. 药物学试验

有两种药物试验可以选用，试验时需评估易于观察的症状如上睑下垂、眼肌麻痹或咳嗽困难等。成人使用硫酸新斯的明1～1.5mg及阿托品0.5mg肌内注射，症状在15～20min内显著改善为阳性。或静脉注射edrophonium chloride(Tensilon，剂量为10mg)。方法为首先注射2mg，观察约60s症状明显改善则为阳性，若无反应则注入剩余的8mg，症状在3～5min

内显著改善为阳性。建议同时准备阿托品 0.6mg 以备急需。部分 Tensilon 试验阴性患者对硫酸新斯的明反应良好。判断结果时需注意其他神经肌肉疾病也可能出现弱阳性结果。在做这两种药物试验之前，要确认患者没有严重心脏疾病、青光眼及哮喘等。

3. 电生理检查

试验前需停用胆碱酯酶抑制剂至少 24h。重复神经刺激（RNS）可发现其特征性的递减波型（递减＞10%～15%），尤其在 2～3Hz 的低频刺激更有意义，阳性率 45%～65%。注意约 10%的患者会出现电位的急剧递减，可使用一个剂量的 Tensilon 进行进一步试验来逆转这种电位衰减。单纤维肌电图显示同一运动单位内各肌纤维间的电位差异增大而纤维密度正常，敏感性为 100%，而且这一改变不受胆碱酯酶抑制剂应用的影响。

4. 胸腺异常的探查

胸部 X 线平片、CT 及 MRI 均可用于探查胸腺异常，其中以 MRI 敏感性及特异性最高。因胸部平片敏感性低，CT 应作为所有患者的常规检查。儿童可能存在胸腺肥大，而发现成人胸腺增大需高度怀疑为胸腺瘤。

5. 其他

伴发病的探查其他自身免疫性疾病（如 Graves 病或结缔组织疾病等）的存在可通过试验检查证实。

6. 肺功能检查

对于有呼吸肌受累的患者，可测定肺活量评估其呼吸肌受累的程度。有研究发现反复测定肺活量并不是预测或决定是否需要机械通气的良好指标，因为 MG 的病程受众多因素影响（如感染、治疗、并发症、应急及心理因素等）。

四、鉴别诊断

1. 其他原因所致眼外肌麻痹

神经源性眼肌麻痹往往符合神经损害的分布，而且症状固定，没有波动性。动眼神经病变时有瞳孔散大。肌源性损害的常见原因包括线粒体肌病和眼咽型肌营养不良。症状往往隐袭起病，缓慢进展，症状无波动。对药物试验反应不明显。必要时进行头部影像学检查或肌肉活检。

2. 其他原因所致球麻痹

常见原因有多发性周围神经损害、多发性肌炎及延髓病变等。它们缺乏对药物试验的明确反应。多发性肌炎有显著酶谱升高。延髓病变往往有长索受损的体征，以及神经影像学能够提供病损证据。

3. Eatom-Lambert 肌无力综合征

以肢带肌受累为主，少部分患者有眼外肌麻痹。特征为运动后症状减轻，腱反射减低或消失。此外，患者还有口干及性功能障碍等自主神经受累的表现。肌无力对 Tensilon 或硫酸新斯的明试验反应差。RNS 示特征性的递增波型。约 70%患者血清中存在抗 Ca^{2+}通道的抗体。大部分患者可发现恶性肿瘤。

4. 甲状腺功能亢进性肌病

甲亢可导致眼外肌及肢带肌无力及易疲劳。眼外肌麻痹时往往有突眼（Graves 眼病）。肢带肌受累时往往有肌肉酸痛及消瘦。甲状腺功能测定能明确诊断。注意 MG 合并甲亢情况。

五、治疗

(一)胆碱酯酶抑制剂(AChEI)治疗

自 20 世纪 30 年代该药问世以来，已成功治疗和抢救了众多的 MG 患者，成为对症治疗 MG 的有效药物，但不能从根本上改变 MG 的免疫病理学过程。长期应用此类药物会加重神经肌肉接头处的病理改变，表现为对这类药物的敏感性降低、需求量增加，并且不良反应也更为明显。常用的有溴吡斯的明，每次 60～120mg，每日 3～4 次，应从小剂量开始。注射剂有新斯的明、溴新斯的明，应用于诊断试验及严重吞咽困难和肌无力危象患者。新斯的明每次 1～1.5mg+阿托品 0.5mg 肌内注射。

(二)胸腺切除术

胸腺病变在 MG 的发病中起重要的作用。70%～80%的 MG 患者伴胸腺病变，胸腺切除术可使患者获得较好的远期效果，故胸腺切除是目前推荐的治疗 MG 重要手段之一，但 AChR-ab 阴性而 MuSKub 阳性的患者不推荐胸腺切除。重症、年老、年幼及体弱患者耐受手术创伤的能力差，其术后病情恶化率和近期死亡率较高，因此，围手术期管理非常重要。围手术期管理的目的是尽量控制症状，降低术后发生危象的风险。主要适应证包括胸腺瘤及非瘤的全身型 MG 患者，目前也有学者认为该方法对难治性眼肌型也有疗效。虽然本治疗并不能完全使患者彻底恢复，但能改善大部分患者的生活质量，减轻症状。若是恶性胸腺瘤，适当进行放射治疗有助于控制肿瘤。

(三)肾上腺皮质激素治疗

肾上腺皮质激素(以下简称激素)是公认的治疗 MG 的常规药物。其常用给药方法有以下几种。

(1)大剂量冲击、逐渐减量维持疗法：即甲泼尼龙 1000mg 静脉滴注，每日 1 次，连用 3d；随后地塞米松 20mg，静脉滴注，每日 1 次，连用 7～10d；继用泼尼松 100mg，每日顿服 1 次，以后每周减 2 次，每次减 10mg，直到每天 40mg；而后每周减 1 次，每次减 5mg，直到完全停药。

(2)中剂量冲击、小剂量维持疗法：①地塞米松中剂量冲击、泼尼松小剂量维持疗法适用于延髓肌型、全身型和各类 MG 危象患者。成人地塞米松 20mg 静脉滴注，每日 1 次，连用 5～7d；地塞米松 10mg 静脉滴注，每日 1 次，连用 10～14d，同时应用 AChEI 和相应的抗生素；随后改为泼尼松每日 30mg，早晨顿服，连服 2 周；后改为每日 20mg，1～3 个月后改为每日 5mg，维持 1 年后停药。②泼尼松中剂量冲击、小剂量维持疗法。这种方法主要在门诊采用，适用于眼肌型、较轻的延髓肌型和全身型患者。开始剂量成人为 1mg/(kg·d)，儿童为 1.0～1.5mg/(kg·d)，顿服或分 3 次口服；1 周后成人 40mg/d，连服 2 周后改为 30mg/d；以后每周减 5mg，至 5～7.5mg/d(儿童 2.5～5mg/d)，维持 1 年。对一般体质较弱或对激素有顾虑的患者，上述剂量还可以减半。有感染征象者加用适当抗生素，同时口服氯化钾。

(3)小剂量长程维持疗法：此疗法适用于年老体弱，或者有高血压等老年疾病的患者。

(四)免疫抑制剂治疗

此类药物适用于伴肺结核、溃疡病和糖尿病的 MG 患者；胸腺切除术后及血浆交换后症状有反复的MG患者；长期应用激素效果越来越差和对激素有依赖的MG患者。

1. 环磷酰胺

能破坏细胞内DNA、抑制RNA的合成，因抑制免疫活性细胞的分泌、增殖，对B淋巴细胞尤为显著，对体液和细胞免疫均有作用。使用方法各不相同。常用方法包括小剂量脉冲疗法及大剂量冲击疗法。小剂量脉冲使用方法是环磷酰胺200mg+维生素$B_6$100mg+5%葡萄糖或生理盐水500mL静脉滴注，每日1次，连用5d。每1～3月重复使用。不良反应有胃肠道反应、脱发、损害、出血性膀胱炎、白细胞减少和血小板减少。大剂量冲击方法也可适用于难治性病例。

2. 硫唑嘌呤

通过抑制DNA和RNA合成，主要抑制T淋巴细胞功能，对B淋巴细胞功能也有较弱的抑制作用。每日1～3mg/kg，分3次口服，疗程1～3年。不良反应同环磷酰胺，但对生殖腺抑制作用较轻微。

3. 环孢素2A

可能通过抑制IL-2的释放或抑制IL-2受体来抑制T辅助细胞和毒性细胞，可使AchRab滴度下降。每日6mg/kg，12个月为1个疗程。主要不良反应为肾毒性，但在减药或停药后可恢复。恶性胸腺瘤患者不推荐使用该治疗。

(五)血浆交换疗法

血浆交换疗法主要用于MC危象患者的抢救和胸腺瘤切除术术前准备。方法为将患者血浆分离抽出，同时补入健康人血浆、白蛋白和晶体溶液，每周1～2次，一般3～5次往往显示出较好效果。严格按照操作规程采取必要的防治措施，本疗法一般是安全的，但由于该方法费用较昂贵，必须严格掌握适应证。

(六)免疫吸附疗法

免疫吸附疗法适用于全身型MG和危象患者。该疗法是将患者血浆中的致病抗体经吸附泵特异性吸附后，将血浆和其他血液成分重新回输给患者的一种治疗方法。

(七)大剂量丙种球蛋白静脉滴注疗法

目前认为IVIg治疗危重和难治性MG的有效方法。方法为每次0.2g/d，连用5d，每周1次。5～7d开始显效，疗效维持3～4周。IVIg的主要不良反应包括头痛、过敏等。心肾功能不全、IgA缺乏为适应证。

六、危象的抢救

肌无力危象(myasthenic crisis)，是多种原因导致的急性呼吸肌麻痹、使患者换气功能严重受损而危及生命的危急状态。常见诱因是感染、疲劳、应急、不适当使用药物或手术等。临床征象为呼吸费力、咳嗽咳痰无力、氧饱和度下降、大汗及心律增快等。血气分析可协助诊断。

MG危象抢救的主要措施包括快速开发气道辅助通气、干涸疗法、去除诱因、治疗并发症及免疫治疗等。如果初步判断为过度疲劳或溴吡斯的明用药不够所致，可肌内注射新斯的明1～1.5mg或静脉缓慢注射0.5mg(成人)，然后密切观察并准备行气管插管及辅助通气。如果诱因为感染、手术或其他药物，需立即插管进行辅助通气。插管方法最好经鼻腔插管，这样可以维持大概2周而不需进行气管切开。也有报道认为无创性呼吸通气(Bi-PAP)能有效缓解MG危象，并且能减少肺部并发症。在保证安全有效的通气情况下停用所有AChEl药物(干涸疗法)经过2～3d后再次从小剂量开始使用AChEl药物，以恢复AChR对药物的敏感性。其他治疗包括使用抗生素控制肺部感染、保护重要器官的功能、鼻饲保证营养供给及使用极化液等。IVIg或血浆交换有助于尽早脱离呼吸机。激素或免疫抑制剂能调节免疫功能，巩固疗效。一般经过1～2周的治疗，大部分患者能脱离呼吸机。待危象缓解后，需进行免疫调节治疗或胸腺切除等，以维持疗效。发生危象后，其死亡率是增加的。死亡原因包括心脏异常、肺栓塞或重症呼吸机相关性肺炎(ventilator-associated pneumonia)等。同时，发生危象后，再次发生危象的概率也是增加的，故应尽量避免人为因素诱发危象。

第五节　阿尔茨海默病

阿尔茨海默病(AD)过去曾根据年龄分为早老性痴呆(＜60岁)和老年性痴呆(＞60岁)，由于其发病基础相同，现在统称老年痴呆症或老年性痴呆，＜60岁患者称为AD早发型，＞60岁患者称为AD晚发型。AD是公认的老年期痴呆中最常见者，是典型的原发变性痴呆。虽然AD发现至今有100年的历史，但病因至今未明，可能与遗传、中毒、感染等多种因素有关。由于AD病因未明，现在尚缺乏有效治疗方法。

一、病因与发病机制

AD的病因至今未明，根据文献报告先后提出的致病因素多达17种之多，概括起来主要来源于流行病学，遗传病学和神经病理学的研究。

1. 流行病学

由于调查方法，选择样本和诊断标准的不同，流行病学的研究结果有很大差异，但是普遍认为年龄、家族史及受教育程度与AD的发病有关。AD是一个老年性疾病，与年龄的关系非常密切。从55岁开始，每隔10年患病率呈指数增加，最高的发病率是80岁以后，85岁以上人群痴呆患病率可高达47.2%。流行病学家发现有痴呆家族史的人群AD患病率是无痴呆家族史的4倍，这提示与遗传有关。近年来，流行病学家注意到教育程度低可能是早期发病的因素之一。这可能是由于接受过高等教育的人知识面广，工作能力强，进入老年后仍有较大的“保留知识”，另一方面教育水平较高的人能较好地完成流行病学调查设计的试验。

2. 遗传病学

最早提示AD与遗传因素有关的线索有二：①家族性AD的家谱分析。②21号染色体三体畸形所致的伸舌痴愚在30～40岁时大脑病理特点与AD相同。但是遗传基因的确立是在20世纪80年代以后。首先发现与AD有关的基因是淀粉样前体蛋白(P-APP)基因。这个基因位于21号染色体长臂中段，编码一个695～770个氨基酸组成的跨膜蛋白一β-APP，而淀粉样蛋白(β-AP)是这个蛋白的一个片断。对家族性AD早发型(＜65岁)连锁分析，发现了β-APP基因的几种形式的突变，这些突变造成了β-AP质与量的异常，加速了老年斑的“成熟”，从而促进AD发病。除β-APP基因外，在AD遗传病学研究中另一个重要的发现是19号染色体上的载脂蛋白E(ApoE)的等位基因在AD发病中的作用，特别是与AD的晚发型（＞65 岁）有关，包括家族性晚发型和散发性晚发型，这两种晚发型占全部 AD 患者的 70%～75%。ApoE 有 3 种等位基因：ApoE2，ApoE3，ApoE4。其中 ApoE4 与 AD 的关系密切。

3. 神经元中毒

(1)淀粉样蛋白(β-AP)：β-AP 是构成老年斑中心的物质，大量的体外试验显示β-AP 对神经元有中毒作用。与体外试验相一致，脑内注射β-AP 也引起神经元变性，特别是从 AD 患者大脑中提取的β-AP 注入老鼠的海马和皮层中均引起了类似 AD 的神经元变性。这一发现成为β-AP 中毒学说的有力支持者。

(2)微量元素：铝中毒与 AD 发病有关源于慢性透析性脑病。这个综合征发生于慢性透析 3 年以上，其主要临床表现是进行性痴呆、语言障碍、肌阵挛、抽搐及精神症状。它的发生与吸收大量的铝有关。在透析液中减少铝的含量或患者应用螯合剂，可减轻或预防此综合征。尸体解剖也发现 AD 大脑中铝含量增高，正常脑组织铝含量 0.4μg/g(干重)，AD 患者脑中铝含量为正常人的 1.5～30 倍，最高可达 107μg/g(干重)。这些患者大脑中的铝集中在细胞核的 DNA、神经元纤维缠结蛋白和老年斑的β-AP。流行病学还发现饮用高铝水的地区，AD 的患病率和死亡率亦高。有人推测铝可能作用于 DNA，使神经元纤维蛋白合成的信息发生转录错误，引起神经元纤维缠结。但是迄今为止，铝进入中枢神经系统的途径及铝中毒机制未明，也有人认为 AD 患者大脑中的高铝现象是一个继发性改变。

(3)兴奋性神经递质：神经元中毒学说除了β-AP 和微量元素外，还有兴奋性神经递质如谷氨酸、天门冬氨酸。这些兴奋性递质过度地刺激低能量贮备神经元，造成神经细胞死亡。

4. 感染因素

病毒与 AD 之间的联系曾被怀疑，但是由于感染实验的失败和未发现直接根据而被否定。但是仍有人怀疑 AD 与朊蛋白有关。是由于 AD 与皮层－纹状体－脊髓变性(creutzfeld-jakob disease，CJD)的某些病理特点相似，例如 CJD 患者大脑中也有淀粉样蛋白沉积(与 AD 不是同一种)，AD 患者大脑中某些变化与 CJD 病变相似。

二、病理

(一)AD 脑标本的肉眼观察

AD 患者脑标本的肉眼观察变异很大，有的标本可无明显肉眼改变，而有的脑标本则有明显的萎缩。萎缩的部位可累及额叶、颞叶或/和顶叶，脑萎缩可表现为两侧大脑标本重量常有不同程度减低，有时可＜1000g。脑萎缩的程度可通过脑的体积与颅腔容积的比来估价，在 CT 和 MRI 已很普及的今天，在患者生前估价脑萎缩程度已成为现实。老年人，尤其是 65 岁以上的老年人神经细胞自然衰变和数量减少，导致脑的重量和体积也相应地减少，这是所谓的生理性萎缩。生理状况下 50 岁以前脑的体积无明显减少，50 岁以后出现生理性萎缩，60 岁时脑的体积占颅腔容积的 92%，而到 90 岁时脑的体积仅占颅腔容积的 83%。而 AD 脑的体积要比同龄正常脑标本的体积减小 10%以上，因此，AD 应是一个病理性萎缩。

(二)AD 脑的病理组织学检查

AD 的神经组织学特点主要是老年斑(senile plaques，SP)和神经元纤维缠结(neurofibriUary tandes，NFTs)。此外，还有颗粒空泡变性(granulovacuolar degeneration，GD)，平

野小体(hiranobody，HB)，神经元减少，神经元轴突和突触的异常，星形细胞和小胶质细胞的反应，以及脑血管的改变。

1. 老年斑(SP)

老年斑又称轴突斑，是AD脑中主要病理特征之一。这种病变的范围50～20μm，用银染色很容易显示。病变的核心是淀粉样蛋白(β-AP)，周围由变性的轴突、树突突起、类淀粉纤维和胶质细胞及突起组成。SP在银染色下可分为3种类型：①原始型或早期斑。②经典型或成熟斑。③燃尽型或致密斑。现在的研究表明原始型是由少量扭曲的大部分来自突触前的轴突，伴有少许淀粉样蛋白、星形细胞突起，偶有小胶质细胞参与组成的。所谓经典型或成熟斑，有一致密的淀粉样蛋白，周围是营养不良的轴突、星形细胞的突起和胞体，偶有小胶质细胞。而最后一个阶段称为燃尽斑，主要由致密的淀粉样蛋白核心组成。

2. 神经元纤维缠结(NFTs)

AD第2个主要的组织学变化是NFTs，NFTs并非AD的特异性改变，它们也可见于正常老年人和其他神经系统变性病中，包括：Down综合征，脑炎后帕金森综合征，拳击脑，关岛肌萎缩侧索硬化－帕金森－痴呆综合征和亚急性硬化性全脑炎，老年人NFTs多见于颞叶结构，而AD则遍及整个大脑。NFTs的构形是随神经元的形状不同而不同的。在锥体细胞中NFT是火舌样的，而在脑下的神经元中他们的形态是线球样的。NFTs在HE染色的组织切片中极容易看到，但最好用银浸染技术或刚果红染色在偏振光下观察，应用各种抗神经丝蛋白、Tau蛋白和泛蛋白的抗体标记均可显示NFTs。电镜下显示，NFFs是由成对螺旋丝(PHFs)组成。PHF每根微丝的直径10mn，每隔80nm有个相互交叉点，形成典型的双股螺旋状。

三、临床表现

AD属皮层性痴呆，是最常见的原发性变性痴呆，其主要临床特点如下。

(1)起病缓慢，多在50岁以后隐袭起病。病程为缓慢进展，一般持续5～10年。

(2)以进行性痴呆为突出症状，最主要的表现为近记忆力丧失。起初患者健忘、淡漠、懒散，继之定向力、判断力及计算力障碍，智能明显减退，并有幻觉、妄想等精神症状。

(3)晚期可伴有各种类型的癫痫发作，以全身强直阵挛发作和复杂部分发作较常见。神经系统检查早期一般无明显定位体征，晚期可出现锥体束或锥体外系体征。

(4)脑脊液一般正常，部分患者蛋白轻、中度升高。

(5)脑电图病程早期可见。节律丧失及电位普遍降低。病程后期可见弥漫性中波幅θ及δ波，不规则，双侧可不对称。

(6)CT或MRI显示普遍性脑萎缩，即脑皮质与脑髓质均萎缩。脑皮质萎缩显示大脑表面的脑沟、脑裂及脑池扩大。脑髓质萎缩显示脑室扩大。

四、诊断与鉴别诊断

(一)诊断

老年性痴呆的诊断主要靠临床，临床诊断的主要依据是：①中、老年起病，符合痴呆的表现。②痴呆呈进行性进展。③影像学表现大脑半球普遍萎缩。④排除其他原因所致痴呆，如血管性痴呆等。确诊须依靠病理发现AD特征性病理改变一老年斑和神经元纤维缠结。

(二)鉴别诊断

虽然，许多器质性脑病可产生与老年性痴呆相似的临床症状和病程，但实验室检查，尤其是神经影像学检查可有助于其正确诊断。

1. 老年性痴呆与正常老年的鉴别

轻度健忘是大多数老年人的常见主诉。在临床实践中常需鉴别这究竟是良性衰老性健忘，还是轻度、非进展的老年性痴呆。但这在疾病分类学上尚未解决，诊断上也较困难。

Crober E.等将记忆障碍分为表面记忆缺陷和真正记忆障碍。前者可通过对语意处理过程的适当调节、协助编码和有效暗示，使回忆得到改善。后者常伴有痴呆，是记忆过程受损。可分别称之为健忘和遗忘。为对少数有记忆障碍、早期不典型痴呆者进行筛选，Grober E.等设计了记忆障碍的综合评价，包括命名、增加暗示、回忆和空间位置记忆。测试结果证明痴呆者有真正的记忆障碍，言语障碍有助于鉴别。对可疑痴呆者追踪观察发现，言语障碍可预示继续衰退。此外，与年龄有关的认知改变是多因素的。除老年本身外，感觉缺陷、一般健康状况和态度等都可能影响智能测试。因此，老年人有轻度认知缺损时是属于正常老化，还是诊断早期老年性痴呆，是一个复杂的问题。鉴别的唯一途径是追踪、动态观察。

2. 血管性痴呆

血管性痴呆有卒中史，伴局灶性神经功能损害的表现，痴呆发病在卒中后 3 个月以内。多呈阶梯式进展，病程起伏，CT 或 MRI 呈现局灶性损害，单光子发射断层扫描有局灶性血流量减少，Hachinski 评分＞7 分。

3. 额颞性痴呆

这是一组以行为障碍为主而记忆损伤次之的变性痴呆，其病理、临床表现、神经心理及影像学等方面与 AD 有所不同，被命名为额颞性痴呆(frontotemporal dememia，FTD)。现在认为额颞性痴呆包括额叶变性型、运动神经元病型及 Pick 型。

(1)额叶变性型：轻度对称性额叶及前颞叶脑回萎缩，镜下可见神经元萎缩或缺失及轻到中度的星形胶质细胞增生，无 Pick 小体或 Lewy 包涵体。

(2)运动神经元病型：脑部的病理改变与额叶变性型相同，并存在脊髓运动神经元变性，主要影响颈、胸段。此型可出现球麻痹、肌无力、肌束震颤等运动神经元病征象。

(3)Pick 咽即 Pick 病，现在认为 Pick 病是额颞性痴呆的一个类型。

总之，当患者表现有行为障碍先于记忆力降低，萎缩以大脑前部为主，及正常的 EEG 时必须怀疑额颞性痴呆。确诊须依靠病理学检查。

五、AD 的实验室检查

1. 神经影像学

CT 或 MRI：显示普遍性脑萎缩，即脑皮质与脑髓质均萎缩。脑皮质萎缩显示大脑表面的脑沟、脑裂及脑池扩大。脑髓质萎缩显示脑室扩大。此外，可帮助排除临床上貌似 AD 的其他痴呆性疾病如：脑积水、慢性硬膜下血肿、脑瘤和脑梗死。SPECT：AD 早期可发现双颞叶后部和颞顶区局部脑血流(r-CBF)减少，追踪观察诊断符合率 77%～80%，晚期脑血流普遍减少。PET 证实 AD 脑代谢功能下降，颞顶枕结合区皮层下降最明显，临床诊断“很可能 AD”中，PET 敏感性为 96%，特异性为 97%。

2.脑电图和脑地形图

脑电图病程早期可见。节律丧失及电位普遍降低。病程后期可见弥漫性中波幅θ及δ波，双侧可不对称。脑地形图中，θ及δ功率弥漫性增强，α功率大部分区域下降。

六、治疗及预后

由于AD原因未明和发病机制不清，目前尚无特异性治疗方法。近一个世纪的探索，用于AD治疗的药物达几十种，主要是：抗精神病药、神经递质替代剂、神经营养因子和神经细胞保护剂。

AD的治疗可分为对症治疗、生物学治疗和对因治疗。生物学治疗包括神经递质替代疗法、神经营养因子、促神经细胞代谢药、神经细胞保护剂及神经移植。目前，对症治疗和生物学治疗是AD治疗的主要方法。

1.对症治疗

各种精神症状如嗜睡、抑郁、焦虑、攻击行为甚至成为植物状态在AD中常见，治疗中选择各种抗精神病药物是合理的。但是绝大部分抗精神病药物都有副作用，甚至使病情恶化。控制精神症状首先试用非药物疗法，如增加活动、消除疑虑。必须采用药物治疗时从小剂量开始逐渐增加，同时密切注意病情变化，及时停药。

2.乙酰胆碱替代疗法

乙酰胆碱缺乏曾是AD病因中强调的重点，20世纪80年代AD治疗集中于乙酰胆碱替代疗法，期望像多巴胺治疗帕金森病一样，取得AD治疗的突破。但是迄今为止没有取得满意的效果。胆碱疗法包括乙酰胆碱前体，胆碱酯酶抑制剂，胆碱受体激活剂。乙酰胆碱前体包括胆碱和胆碱磷脂，目的是增加体内乙酰胆碱的合成，43个临床试验仅10个报告有效，其治疗效果被否定。

胆碱酯酶抑制剂是最常用的治疗药物，也是最有希望的治疗方法。第一代胆碱酯酶抑制剂主要有毒扁豆碱，四氢氨基吖啶和Venacrine。毒扁豆碱改善记忆的作用已被证实，其缺点是作用时间短(1～2h)，治疗剂量个体差异性大。四氢氨基吖啶是一种中枢神经系统内有活性的氨基吖啶，呈现可逆性的胆碱酯酶抑制作用。3个中心临床试验证明改善认知功能有疗效，主要副作用是肝脏损害和消化道反应。治疗期间大约有50%的患者出现血清转氨酶升高，10%～20%的患者由于消化道症状不能忍受。四氢氨基吖啶是第一个被美国FDA批准用于治疗AD的胆碱酯酶抑制剂。Venacrine是四氢氨基吖啶的羟化代谢物，治疗作用和副作用与四氢氨基吖啶相似。鉴于第一代胆碱酯酶抑制剂疗效差，副作用大，第二代胆碱酯酶抑制剂已应用于临床如盐酸多奈哌齐(安理申，Aricepl)、重酒石酸卡巴拉丁(艾斯他，Exelon)，石杉碱甲(哈伯因，Huperzine)，临床实践证明第二代胆碱酯酶抑制剂能改善患者记忆功能，提高患者生活质量，而且副作用轻。

3.神经营养因子

神经营养因子是一些促进神经系统发育和维持神经系统功能的蛋白质。近年来，应用这些神经营养因子作为神经细胞保护剂治疗神经系统疾病如肌萎缩侧索硬化，周围神经病和AD。它们的治疗机制是刺激神经细胞合成必需的神经递质和重建这些神经细胞的突触系统。动物模型和体外细胞培养均证实了神经营养因子能提高神经细胞的存活率，临床应用神经营养因子的目的是抑制神经细胞变性，恢复变性细胞的功能。在治疗 AD 研究中应用最多的是神经生长因子。动物实验中，皮层和海马的胆碱能系统遇到损害会出现记忆和认知功能下降，大量资料证实 NGF 能预防这种胆碱能纤维变性。最近分子生物学发现 NGF 和 NGF 受体的基因功能异常，可发现与胆碱能神经系统和认知功能一致的变化。这些实验结果给 NGF 疗法带来了希望。NGF 的治疗作用主要是阻止 AD 的发展而不能短期内出现疗效，这给临床观察带来了一定的困难。大规模的临床试验正在计划中。除 NGF 外，还有其他的神经营养因子十余种如脑源性神经营养因子。

4. 促神经细胞代谢药

AD 患者大脑利用葡萄糖能力降低而且代谢异常。根据这一理论，应用某些药物，企图纠正葡萄糖代谢的异常。这类药物常用的有海得琴和促智药。海得琴是一种α肾上腺素受体阻断剂，主要用于治疗各种血管病，包括周围血管病、冠心病、脑血管病。它们还能降低血小板的活性和血细胞对血管壁的附着，从而改善微循环。近来被用来治疗各种痴呆和衰老引起的认知障碍，大量的临床资料未显示确切的疗效，脑通是海得琴的换代产品。促智药是一类 GABA 衍生物包括脑复康、Oxiracetam、Pramiracetam 等，能增强神经传递，促进能量代谢。临床双盲多中心试验未取得一致的治疗意见。根据文献报道银杏叶对改善记忆功能有一定疗效，药理作用与清除自由基有关。

5. 神经细胞保护剂

变性机制的研究揭示了神经细胞变性是神经细胞凋亡。这一过程的发生首先是多种因素（细胞内、外）引起细胞内胞质钙离子浓度升高，升高的钙离子激活核酸内切酶，从而引发细胞凋亡。根据这一观点应用钙离子通道拮抗剂是合理的。有人比较了尼莫地平和海得琴的治疗作用，发现尼莫地平优于海得琴。但是尼莫地平确切疗效仍在研究中。

第四章　内分泌与代谢性疾病

第一节　甲状腺功能亢进症

一、概述

甲状腺功能亢进症（简称甲亢）系指多种原因所致甲状腺合成和释放甲状腺激素过多的一种临床综合征。虽然临床上有时将甲亢与甲状腺毒症混用，但两者不是同义词，甲亢只是甲状腺毒症中的一类。甲状腺毒症的定义是各种原因导致循环中甲状腺激素过多的一组疾病，包括甲亢和不伴甲亢的甲状腺毒症，如各种甲状腺炎的特定阶段、其他原因引起的甲状腺破坏、摄入过多的甲状腺激素及异位甲状腺激素产生过多等。甲亢病因复杂，表 4-1 列举了甲亢的病因分类，其中以 Graves 病（GD）最为常见。

表 4-1　甲亢的病因分类

病因	分类
甲状腺性甲亢	毒性弥漫性甲状腺肿
	多结节性毒性甲状腺肿
	毒性甲状腺腺瘤（Plummer 病）
	自主性高功能甲状腺结节
	滤泡性甲状腺癌
	新生儿甲亢
	碘甲亢
	垂体性甲亢
	垂体 TSH 瘤
	垂体型甲状腺激素不敏感综合征
其他	恶性肿瘤（肺、胃、肠、胰等）
	伴甲亢 hCG 相关性甲亢（绒毛膜癌、葡萄胎等）

GD 亦称弥漫性毒性甲状腺肿、弥漫性甲状腺肿伴甲亢、Basedow 病或 Parry 病。它是一种伴甲状腺激素合成、分泌增多的器官特异性自身免疫病，为常见的内分泌疾病，约占甲状腺毒症的 60%～80%。女性多见，与男性之比为 4∶1～10∶1；可见于任何年龄，但以 20～40 岁多见。本节将以 GD 为代表进行介绍。

二、病因和发病机制

现已明确 GD 为一种器官特异性自身免疫病，体液免疫和细胞免疫均参与发病。GD 也是一种多基因、多因素的遗传病，与某些 HLA 类型相关。在遗传易感性基础上受到不良环境因素影响，激活免疫系统，B 细胞产生针对甲状腺组织的 TSH 受体抗体（TRAB）导致发病。

GD发病的确切机制和病因尚未完全明确，目前认为与以下因素相关。

(一)免疫功能异常

存在基因缺陷的抑制性T细胞功能降低，Th细胞功能不适当活跃，T细胞亚群发生变化，B细胞波解除抑制，产生大量甲状腺自身抗体(TRAb)。TRAb是一组多克隆抗体，作用于TSH受体的不同结合位点。TRAb分为兴奋型抗体和阻断型抗体两类。前者主要为甲状腺刺激抗体(TSAb)，可促进甲状腺激素的合成和释放；后者主要为甲状腺刺激阻断抗体(TSBAb)。TSAb和TSBAb的活性和比例决定了甲状腺功能状态。TSAb为GD的主要自身抗体，与TSH受体结合后能刺激TSH受体，通过激活腺苷酸环化酶使cAMP增加，造成甲状腺激素合成和释放增加。TSAb的类似TSH作用不受T_3、T_4反馈抑制，因此T_3、T_4持续异常增加，导致甲亢发生。

细胞介导的免疫反应也参与GD的发病。本病中针对甲状腺组织的白细胞移动抑制试验阳性，甲状腺和球后组织有明显的淋巴细胞浸润。细胞间黏附分子、血管细胞黏附分子及白细胞介素等细胞因子也与GD发病有关。

(二)遗传因素

自身免疫监视缺陷与遗传基因有关。某些类型的白细胞膜上HLA与GD发病有关，但不同种族不同，中国人中HLA-BW46、HLA-B5、HLA-DR1为相对危险因子。GD具有遗传倾向，部分患者有家族史，同卵双胎相继患病发生率达30%～60%，患者近亲中多种类型自身免疫性甲状腺疾病的患病率为15%，TRAb的检出率＞50%。GD的遗传方式尚不清。

(三)环境因素

与GD发病有关的环境因素主要有细菌或病毒感染以及碘摄入过量，确切的关系和机制仍不清楚。

(四)精神因素

精神刺激或创伤通过中枢神经系统作用于免疫系统，使免疫监视功能紊乱，诱发GD发生。

(五)甲状腺相关性眼病(TAO)的发病机制

TAO是一种多因素参与的自身免疫病。TAO患者多为TSAb阳性，目前认为TSAb与突眼的发生有关。TAO与抗眼肌抗体有关，但至今尚未发现特异性抗体，作用于眼肌的抗体可与甲状腺、骨骼肌发生交叉反应。在TAO的发病中细胞免疫功能异常的作用更为重要，尤其在眼病的早期。细胞免疫是局部炎症的重要原因。眶脂肪结缔组织和眼外肌中有显著的T细胞(主要亚型为CD4+和CD8+)，在T细胞(主要为CD4+亚型)和细胞因子(如ICAM-1等)的刺激下成纤维细胞合成葡胺聚糖。TSH可刺激眶内前脂肪细胞增生、分化，增加眶内容物的体积。局部糖胺聚糖和蛋白的产生受许多因素刺激，包括IL-1、TNF和IFN-γ。缺氧也是一个重要因素，吸烟加重缺氧，吸烟患者突眼的发生率和严重性均明显增加。

三、病理

甲状腺呈弥漫性增大，甲状腺内血管增生、血运丰富。滤泡细胞增生肥大，细胞高度增加呈柱状，围绕滤泡腔，滤泡腔内胶质减少。甲状腺内可有淋巴细胞浸润。经治疗后甲状腺的形态结构可发生相应改变。碘剂治疗可增加胶质的积聚并减少血运，甲状腺变硬、缩小。

抗甲状腺药物治疗后甲状腺组织呈退行性变，药物剂量过多或不足均可造成甲状腺体积增大。

GD伴相关性眼病时球后眶内容物增加、眼球前突，球后组织显示淋巴细胞和浆细胞浸润，糖胺聚糖和透明质酸增多。眼外肌水肿、淋巴细胞浸润、糖胺聚糖沉积，最终导致肌肉纤维化。并发胫前黏液性水肿时，局部皮肤呈显著的淋巴细胞浸润和糖胺聚糖沉积。骨骼肌、心肌也可有上述眼肌的改变，直到肌肉萎缩。长期或重症患者可有肝内脂肪浸润、局限性或弥漫性坏死、萎缩，甚至肝硬化。骨吸收多于骨形成，可有骨质疏松。

四、临床表现

GD起病缓慢，少数患者急性起病。常见的临床表现有消瘦、乏力、心悸、怕热、多汗、易激动、手抖、颈粗、眼突或不适。GD的临床表现可因起病年龄、病程、甲状腺激素水平增高的严重程度及个体对其反应性的不同而有所不同，甚至是很大的不同。GD的临床表现繁多，可归纳为两方面：一是甲状腺激素过多所致，属甲状腺毒症的共同特征；二是与自身免疫相关，为GD特有的特征。两者的严重程度、出现时间可不一致。

(一)甲状腺激素过多的临床表现

1.高代谢状态

尽管食欲增加，但通常有不能解释的体重减轻，仅极少数患者体重增加。乏力、怕热、多汗、皮肤潮湿温暖，可有低热。

2.各系统受累症状

兴奋、易激动、紧张、焦虑、失眠、注意力不集中，有些患者精神症状突出，如幻听、幻视、躁狂等，抑郁者多为老年患者。手甚至四肢、全身颤抖。

心悸、气短为常见主诉，心动过速为心血管系统的突出表现。绝大多数患者有窦性心动过速，休息时仍存在。可有心律失常，多为房性早搏、房颤，常见于中老年患者，个别患者可有房室传导阻滞。心尖部第一心音亢进，常有收缩期杂音，偶有舒张期杂音。久病及老年患者可有心力衰竭。收缩压轻度升高，脉压增大。甲亢伴有心律失常、心脏扩大或心力衰竭为甲亢性心脏病，甲状腺功能恢复正常后甲亢性心脏病逆转、消失。

多有食欲亢进，少数老年患者厌食、大便溏稀、次数增多，偶有脂肪泻。少数患者有肝大、肝功能异常。

肌肉软弱无力，甚至肌萎缩。累及近端肌群为主的进行性肌无力称为慢性甲亢性肌病。少数患者可发生主要累及眼部肌群的重症肌无力，表现为眼睑下垂、眼球运动障碍或复视。可有低钾性周期型瘫痪，多见于青年男性。患者骨密度多减低。皮肤温暖、潮湿、细腻，年轻患者可有颜面潮红，部分患者毛发纤细、稀疏、脱落，少数患者有白癜风或暴露部位皮肤色素加深，个别患者有指端粗厚、甲板与甲床分离。

女性患者多有月经稀少，甚至闭经；男性患者性功能减退，偶有乳房增大。

(二)与自身免疫有关的临床表现

1.甲状腺肿大

多数患者的甲状腺呈弥漫性对称性肿大，质地均匀偏软。少数患者无甲状腺肿大或肿大不对称，也可有结节。甲状腺肿大情况与甲亢严重程度无关。可有甲状腺杂音和震颤，这对诊断和疗效判断有重要意义。

2. 眼病

眼部异常包括由甲状腺激素过多所造成的非特异性表现以及由自身免疫介导的特异性表现。前者可见于任何原因的甲状腺毒症，系交感神经过度兴奋眼外肌和上睑肌所致，表现为上睑挛缩、眼裂增宽、上眼睑下落迟缓、瞬目减少和凝视、惊恐表情、两眼球内聚差、向上看时额头皮肤不能皱起等体征，患者一般无症状。后者仅见于GD，称为GD眼病、甲状腺相关性眼病或浸润性突眼，患者有自觉症状，如畏光、流泪、异物感、疼痛、复视、视力减退等。眶静脉回流受阻可造成眶周水肿和结膜水肿，眼肌的水肿和纤维化加重眼睑挛缩并限制眼球运动，5%～10%患者可出现复视。球后组织淋巴细胞浸润、糖胺聚糖贮积、透明质酸增多、水肿及结缔组织增多，向前推挤眼球，造成突眼并进一步限制眼球运动。严重突眼和眼睑挛缩限制眼的闭合，导致暴露性角膜炎和角膜溃疡形成，重者可出现全眼球炎甚至失明。在眶窝顶点处视神经后端受压，造成视盘水肿、视力减退、视野缺损、色觉异常，最终导致永久性失明。突眼指突眼度≥18mm者，两侧多不完全对称。5%～14%的突眼患者为单眼突，但CT等精细成像检查显示绝大多数患者具有双侧病变。少数GD眼病患者突眼轻微，但自觉症状及其他眼征明显。GD眼病与甲亢的严重程度并不一致。GD眼病多与甲亢同时发生，也可先于或后于甲亢出现。5%GD眼病患者可始终无甲亢发生，称为甲状腺功能正常的GD眼病。此类患者尽管无甲亢临床表现，FT_3、FT_4也正常，但存在下丘脑－垂体－甲状腺轴的功能异常，如TSH水平较低、对TRH反应低下、T_3抑制试验阳性等。极少数GD眼病患者伴有慢性淋巴细胞性甲状腺炎和原发性甲减，其原因可能是慢性炎症的破坏使甲状腺缺乏足够的有功能的甲状腺组织，尽管有TSAb存在，却不能引发甲亢。

国内一般将GD突眼分为两类六级(表4-2)：第一类为单纯性(良性、干性或非浸润性)突眼；第二类为浸润性(恶性、水肿性)突眼。

表4-2　GD突眼的分类和分级

分类	分级	定义
一	1	仅有眼征(上睑挛缩、凝视、可伴突眼)，无明显症状
	2	有软组织受累的眼症和症状(异物感、多泪、畏光、结膜充血、结膜水肿、眼睑肥厚等)
二	3	眼球突出
	4	眼外肌受累
	5	角膜受累
	6	视神经受累

美国甲状腺学会将突眼分为0～6级七个级别。考虑到良性(非浸润性)与恶性(浸润性)突眼的动态变化和重叠交叉特点，不再细分为两类，从0级至6级根据每级英文的首位字母拼缩成“NOSPECS”分级系统，简单易记。

3. 局限性黏液性水肿及其他

不足5%的GD患者有局限性黏液性水肿，因其多发于小腿胫前，故又称胫前黏液性水肿。局限性黏液性水肿也可见于其他部位，尤其是创伤后的局部皮肤。常与严重的GD眼病同时或之后发生，极少数患者也可无甲亢。皮肤损害多呈对称性，初起时皮肤呈暗紫色非指凹性增厚，以后出现结节状或片状隆起，呈橘皮状，进而呈树皮状、瘤样病损，坚硬并可有色素沉着和继发感染。少数患者可有指端软组织肿胀，呈杵状，称为指端粗厚。局限性黏液性水肿和指端粗厚均为GD的特异性表现。GD患者和其他自身免疫相关的临床表现如重症肌无力、弥漫性淋巴结病和脾大等均少见。

五、辅助检查

(一)实验室检查

实验室检查对GD、GD眼病的诊断和鉴别诊断，以及指导治疗十分重要。

1. 甲状腺激素测定

包括GD在内的甲亢时血中甲状腺激素水平均升高。FT_3和FT_4不受血中TBG变化的影响，能直接反映甲状腺功能，故较TT_3和TT_4更敏感、更特异。甲亢时FT_3(TT_3)较FT_4(TT_4)升高明显且发生较早，还有部分患者仅T_3升高(T_3型甲亢)，故FT_3(TT_3)的检测更为重要。T_4型甲亢极少。甲亢时T_4转换成rT_3增加，以尽可能减少生物活性最强的T_3生成，故甲亢时rT_3的升高早于T_3，且最后恢复正常。仅在低T_3综合征时rT_3与T_3、T_4的变化不一致。

2. TSH测定

TSH为反映下丘脑-垂体-甲状腺轴的敏感指标，GD及除垂体性甲亢以外的其他甲状腺毒症时血中TSH均减低。采用敏感方法测定的sTSH减低是GD早期敏感的诊断指标，sTSH的变化早于FT_3、FT_4，当sTSH已减低而FT_3、FT_4尚处于正常水平时诊断为亚临床甲亢。

GD时按上述指标变化出现的早晚依次为：sTSH、rT_3、FT_3(TT_3)和FT_4(TT_4)。

3. 甲状腺摄^{131}I率

甲亢时摄^{131}I率增加，且高峰前移。现已很少用于CD的诊断，但可用于与其他原因甲状腺毒症的鉴别诊断，尤其是因甲状腺炎导致的甲状腺激素外溢，此时虽然血中甲状腺激素水平升高，但摄^{131}I率极低。当甲状腺功能正常时，此项检查也可作为GD眼病的诊断参考。

4. TRH兴奋试验和T_3抑制试验

临床现已很少应用，有时用于GD的鉴别诊断和甲状腺功能正常的GD眼病的诊断。TRH兴奋试验较T_3抑制试验更为安全。

5. 甲状腺抗体测定

为对包括GD在内的自身免疫性甲状腺疾病病因诊断的关键指标，临床上可用于常规检测的抗体有TRAb、TSAb、TGAb和TPOAb，其中以与甲状腺功能有关的TSAb对GD最为重要。在未经治疗的GD患者中，TSAb的阳性检出率可达80%～100%。检测TSAb对GD的诊断、指导治疗和提示预后均有重要意义，也是甲状腺功能正常的GD眼病的重要诊断依据。TRAb中的TSBAb持续高滴度(临床尚不能常规检测)提示GD有可能由甲亢转变成甲减。TGAb和TPOAb在GD时也常阳性，但滴度不如慢性淋巴细胞性甲状腺炎时高，经药物治疗多可下降。

6. 白细胞测定

患者外周血中白细胞总数偏少，淋巴细胞和单核细胞增多，可有一定程度的贫血。

(二)特殊检查

甲状腺超声和放射性核素扫描检查对GD的鉴别诊断有一定价值。CT和MRI对GD眼病的诊断和鉴别诊断有重要价值。与CT相比MRI并无优势，故不作为首选。

六、诊断

典型病例依据病史、体检和甲状腺功能检查即可作出甲亢的功能诊断。不典型病例如老年甲亢、伴有其他疾病的轻型甲亢等易被误诊、漏诊。对此，一是要根据临床线索（如不明原因的消瘦、手抖、乏力、心动过速、房颤等）考虑到甲亢的可能性；二是有赖于甲状腺功能和其他必要的检查。对个别临床酷似甲亢而甲状腺功能检查不能确诊的患者，可采用抗甲状腺药物试验性治疗4～12周，根据临床和甲状腺功能的变化作出诊断。

在确诊甲亢的基础上，应先排除其他原因所致的甲亢，再结合患者的眼征、胫前黏液性水肿、弥漫性甲状腺肿、血TSAb阳性等作出GD的病因诊断。

七、鉴别诊断

(一)非甲状腺疾病

一些非甲状腺疾病可有类似甲亢的临床表现，少数不典型甲亢可以某一系统症状为主要临床表现，易造成混淆的疾病主要有神经症、老年抑郁症、更年综合征、心血管疾病（房颤等心律失常及充血性心力衰竭等）、癌症、结核、糖尿病等，实验室检查甲状腺功能正常有助于鉴别。此外，单侧突眼需注意与眶内肿瘤、炎性假瘤等鉴别，球后超声或CT检查可明确诊断。

(二)无功能亢进的甲状腺疾病

1. 单纯性甲状腺肿

甲状腺功能正常，摄^{131}I率虽可升高，但无峰值前移。

2. 甲状腺炎

亚急性甲状腺炎、无痛性甲状腺炎、桥本甲状腺炎等除有各自的特殊临床症状和甲状腺检查的特点外，关键的鉴别点是这些甲状腺炎虽可有一过性地T_3、T_4升高，但甲状腺摄^{131}I率降低。桥本甲状腺炎有时与GD同时存在，必要时可行细针抽吸细胞学检查以明确诊断。

3. 其他甲亢

临床上主要应注意与结节性甲状腺肿伴甲亢、甲状腺腺瘤伴甲亢、碘甲亢、甲状腺癌伴甲亢等其他甲亢相鉴别。GD的特殊体征(GD眼病等)、TSAb检查及甲状腺的特殊检查可资鉴别。

八、治疗

GD甲亢、GD眼病和GD皮肤病需不同的治疗方法。GD甲亢的治疗目标是降低甲状腺激素的合成和分泌。主要治疗方法是通过抗甲状腺药物抑制甲状腺激素的合成，通过放射性碘或手术治疗减少有功能的甲状腺组织的数量。尽管少数轻度GD甲亢可自发缓解，但未经治疗的情况下绝大多数患者的病情会恶化，因此不予治疗而等待自然缓解是错误的。个别患者由于TSH受体功能活性的变化，可以在甲亢与甲减之间波动，增加了治疗的难度。

(一)一般治疗

包括适当休息，加强营养，补充B族维生素，避免食用海产品等富含碘的食物，禁服高碘药物，心理治疗，避免紧张和精神刺激，必要时予以镇静药。

(二)药物治疗

1.抗甲状腺药物治疗

(1)评价：抗甲状腺药物治疗在我国是最常用的首选治疗方法。其特点是疗效肯定、无不可逆损害、安全、方便、经济、患者易于接受；缺点是疗程长、治疗期间易反复、停药后复发率较高及有可能出现药物不良反应。

(2)药物和作用机制：目前临床常用的药物是硫脲类的丙硫氧嘧啶(PTU)和他巴唑(MMI)。作用机制主要是抑制TPO，减少甲状腺激素的合成；有轻度地改善免疫功能，减轻自身免疫反应的作用；PTU还可在外周组织抑制5'-脱碘酶，阻抑T_4向生物活性更高的T_3转化。

(3)适应证和禁忌证：相对适应证为甲亢病情较轻、病程较短、甲状腺肿较小、突眼较重、少年儿童或老年人、妊娠妇女、甲状腺术前准备或术后复发、放射性碘治疗的辅助。禁忌证为对硫脲类药物过敏或有严重不良反应、正规药物治疗后复发2次以上、甲状腺明显肿大且有压迫症状、甲状腺内有肿物且怀疑癌变。

(4)用药方案：一般选用PTU或MMI。PTU副作用相对少，可减少循环中T_4转换为T_3，但需每日多次给药，临床多用于重度甲亢。MMI对甲状腺激素合成的抑制作用时间较长，每日一次给药即可，多用于轻、中度甲亢。长程抗甲状腺药物治疗分控制病情、减药和维持三个阶段，总疗程至少1年半。初始剂量一般为PTU每日300mg，分3次服用；MMI每日30mg，1次或分2～3次服用。病情轻者或重者可酌情减量或加量，如PTU可加至每日剂量600mg，甚至个别报道高达每日1000mg。由于对已合成激素的释放无抑制作用，故一般用药2周后方生效。当临床症状消失，T_3、T_4恢复正常且治疗6周以上时，可进入减量阶段。药物应逐渐减量，保持病情稳定，直至过渡到维持阶段，约需2个月。维持剂量一般为PTU每日50～100mg，分2次服用；MMI 5～10mg，每日1次。停药前还可将维持量减半或更少。

(5)疗效评估：治疗期间应定期监测甲状腺功能，评估疗效的检测指标是血FT_3、FT_4，而不是TSH水平，因为后者恢复正常往往滞后于甲状腺功能正常数个月甚至1年以上。

(6)停药与复发：无停药绝对指标。若疗程已持续达1.5年以上；抗甲状腺药物剂量已减至很小，临床无症状，甲状腺肿明显缩小、无杂音，FT_3、FT_4及sTSH保持正常；TSAb阴性，则可考虑停药。治愈率(或称长期缓解率)为40%～70%。复发多发生在停药后3个月至1年内。停药后定期随访至少1年，提倡终身随访。复发与否的影响因素很多，一般认为以下因素易导致复发：甲状腺肿大较明显；抗甲状腺药物减至较小剂量时病情控制不稳定；TSH恢复正常或TSAb转阴费时较久；缓解期长期进食高碘食物或服用含碘药物。对于年龄、性别、联合应用甲状腺制剂与否、吸烟等对复发的影响意见尚不一致。

(7)药物副作用：常见的副作用是白细胞减少($<4.0\times10^9/L$)和粒细胞减少症(中性粒细胞$<2.0\times10^9/L$)，而粒细胞缺乏症[中性粒细胞$<0.5\times10^9/L\sim1.0\times10^9/L$为少见但十分严重的副作用，常在治疗最初的2～3个月内发生。初发的GD患者治疗前也可因自身免疫原因合

并白细胞减少。治疗前及治疗期间应定期监测血象，如外周血白细胞＜$3.0\times10^9/L$或中性粒细胞＜$1.5\times10^9/L$时应停药，经升白细胞药物使之恢复正常后试换另一种抗甲状腺药物。粒细胞缺乏症发生率为0.5%，常迅速发生，并无粒细胞逐渐减少的过程。咽痛和发热是粒细胞缺乏症的重要征象，应嘱患者提高警惕，遇此情况立即停药并就医。一旦确诊，立即抢救(包括给予粒细胞集落刺激因子、糖皮质激素和抗生素)，并终身不得再用抗甲状腺药物。

药疹较常见，多较轻，可用抗组胺药物控制。PTU与MMI之间无交叉过敏，故可试换另一种抗甲状腺药。极少发生剥脱性皮炎，如发生应立即停药并给予相应处理。

少数患者可出现药物性肝损害，表现为丙氨酸氨基转移酶(ALT)升高和黄疸。需注意的是GD时高甲状腺激素血症和自身免疫也可造成肝损害，应于治疗前常规检测肝功能，若能除外肝本身疾患所致肝功能异常，则应予以抗甲状腺炎药物和糖皮质激素治疗，并密切观察肝功能变化。

另一种少见而严重的副作用是多血管炎，多见于长期服用PTU的女性患者，表现为间质性肺炎、肺出血和呼吸困难；血尿、蛋白尿、肾小球肾炎和肾功能进行性减退；发热、关节肌肉疼痛、皮疹、紫癜及肝、脾受累。较特异的实验室检查为抗中性粒细胞胞质抗体(MPO-ANCA)阳性。一旦发现，立即停药，应用免疫抑制剂治疗。

2. 其他药物

(1)β受体阻滞剂：常用于治疗开始阶段以改善心悸、震颤、多汗等症状，也用于甲亢危象抢救。该类药物不仅能阻滞β受体对抗肾上腺素能效应，还可抑制T_4向T_3转换。有哮喘、房室传导阻滞或心力衰竭者不能应用普萘洛尔(心得安)，而应选用选择性β受体阻滞剂如美托洛尔(倍他乐克)。

(2)左甲状腺素($L-T_4$)：采用阻断-替代治疗原则，联合应用抗甲状腺药物与$L-T_4$以减少复发率，目前缺乏足够证据，尚无一致意见。一般认为甲状腺功能恢复正常后及时加用$L-T_4$，有利于甲状腺肿大和突眼的改善，以及TSAb的转阴。

(3)碘剂：复方碘溶液不能作为长期治疗用药，仅用于甲状腺次全切除术前准备和甲亢危象。碘的主要作用是抑制甲状腺激素的释放，可迅速而有效地控制甲亢病情。另外，还可显著减少甲状腺充血，使其缩小变硬。给药时间仅限于2～3周内，否则由于甲状腺内碘储存的增加和抑制甲状腺激素释放作用的消失，甲亢反而会加重。

(三)放射性碘治疗

1. 评价

该治疗方法疗效明显、迅速、简便、安全。治愈率为85%～90%，复发率为2%。国外使用越来越广泛，在不少国家已成为治疗GD甲亢的首选方法。

2. 原理

甲状腺可高度摄取和浓集碘，^{131}I被甲状腺摄取后，在其衰变过程中释放出β射线(射程2mm，辐射仅限甲状腺炎局部)，破坏滤泡上皮细胞，减少甲状腺激素的合成和分泌，并可抑制甲状腺内淋巴细胞抗体的产生。

3. 适应证

包括：年龄在20～25岁以上；不能使用抗甲状腺药物治疗或长期治疗疗效不佳或停药后复发；不宜手术治疗或术后复发。近年对放射性碘治疗的年龄限制有放宽的趋势，主张对少年儿童也可应用，对此目前认识并不一致。一般认为对年龄20～25岁以下患者不应作为首选治疗方法。

4. 禁忌证

包括：妊娠、哺乳期妇女；有严重心、肝、肾疾患；活动性肺结核；外周血白细胞＜3.0×10^9/L或中性粒细胞＜1.5×10^9/L；严重浸润性突眼；甲状腺极度肿大有压迫症状。

5. 治疗方法与疗效

根据甲状腺估计重量和甲状腺摄^{131}I率估算所需^{131}I剂量，一般为每克甲状腺组织给予70～100μCi，计算所得剂量一次口服。对所需剂量较大者，可分2次服用，这样即可避免甲亢危象，又可减少甲减的发生。两次治疗间隔6个月以上。对重症患者，如有可能，应先给予抗甲状腺药物治疗，使病情得到基本控制，于服^{131}I前2～3d停用抗甲状腺药物，服^{131}I 2周后可酌情继续服用抗甲状腺药物一段时间。服^{131}I前2～4周应避免含碘食物与药物。治疗后2～4周症状减轻，3个月后60%以上患者甲状腺功能恢复正常。

治疗后2～4周症状减轻，3个月60%以上的患者甲状腺功能恢复正常。

6. 并发症

(1)甲减：发生率明显低于国外，第一年约5%，以后每年递增1%～2%。暂时性甲减可于2～6个月内恢复，永久性甲减需予以甲状腺激素替代治疗。对于^{131}I治疗引起甲减的认识在改变，甲减不应再是选择^{131}I治疗的顾虑。

(2)放射性甲状腺炎：发生于治疗后2周内，表现为甲亢症状加重，极个别患者可发生危象。

(3)突眼加重：有可能，但尚无定论。^{131}I治疗前先服用数周糖皮质激素有预防作用。

(4)致癌作用：原先有此顾虑，现已被否定。

(四)手术治疗

1. 评价

GD手术治疗主要为甲状腺大部切除术，治愈率达70%～90%，复发率低于口服药物治疗，甲减的发生率低于^{131}I治疗，但有可能引起多种术后并发症。

2. 适应证

包括：甲状腺明显肿大，尤其有压迫症状；中重度甲亢药物治疗无效、停药复发或不愿长期服药，希望通过手术迅速缓解；胸骨后甲状腺肿伴甲亢。

3. 禁忌证

包括：少年儿童；严重突眼；合并较重的心、肝、肾或肺部疾患，全身状况差不能耐受手术；妊娠早、晚期；术后复发。

4. 术前准备

为预防甲亢危象发生，应予以充分的抗甲状腺药物治疗，使症状消失、心率＜80次/min、甲状腺功能恢复正常。为减少术中出血，应于术前2～3周始加服复方碘溶液，从5滴每日3次开始，渐增至10滴每日3次，直至手术，但服碘2～3周内必须手术，以免发生脱逸现象而失效。

5. 手术并发症

除伤口出血、感染外，主要有甲减、甲状旁腺功能减退、喉返神经损伤、突眼恶化、甲亢危象等。

(五)介入栓塞治疗

为近年应用于临床的一种新的治疗方法，目前开展尚不广泛。1994 年国外首例报道，我国 1997 年始用于临床。方法是经股动脉将导管送入甲状腺上动脉，缓慢注入与造影剂混合的栓塞剂，直至血流基本阻断，可放置罗圈以防复发。栓塞完毕后再注入造影剂，若造影剂受阻，表示栓塞成功。栓塞面积达 80%～90%。介入栓塞治疗的优点是疗效好、创伤性小、并发症少。适用于甲状腺肿大明显；抗甲状腺药物过敏或疗效不佳；不适宜手术或治疗；巨大甲状腺肿的术前准备。不适宜用于初发、轻度甲状腺肿大；有出血倾向或大血管明显硬化者。栓塞后可有颈前疼痛、发热、心悸、声音嘶哑等不良反应，经 2～3d 后自行缓解。T_3、T_4 可有一过性升高，但不会发生甲亢危象。

(六)GD 眼病的治疗

GD 眼病系指 GD 所特有的浸润性突眼，目前治疗效果欠佳，严重影响患者生存质量。治疗目的为纠正下丘脑－垂体－甲状腺轴功能异常，保护视力，减轻症状，改善容颜。非浸润性突眼一般无须特别处理。对 GD 眼病的治疗应注意：①对甲亢应行有效的抗甲状腺治疗。抗甲状腺药物治疗通过改善免疫状态和减轻甲亢本身引起的眼征，可减轻 GD 眼病；手术、放射性核素治疗可能会加重眼病，但尚无定论。②对眼病的非手术治疗与抗甲状腺治疗同时进行，手术治疗一般应在甲状腺功能正常后进行。③应充分考虑 GD 眼病自发缓解的可能性。轻、中度 GD 眼病约 2/3 自发缓解，仅 10%加重，5%严重危害视力和损害容貌。④治疗方案取决于对 GD 眼病严重性和活动性的评估。

1. 一般治疗

维持 FT_3、FT_4 和 sTCH 水平正常，去除可控制的加重眼病的危险因素如吸烟。

2. 局部保护治疗

睡眠时抬高头部，外出戴太阳镜，睡眠时戴眼罩、涂眼膏，尽可能多地使眼睛处于休息状态，使用利尿剂、人工泪液，暂缝合上下眼睑等。

3. 糖皮质激素治疗

(1)口服给药：起始剂量为泼尼松每日 30～100mg 分次服，渐减低，疗程为 3～6 个月，减药期反复者再加大剂量。

(2)静脉给药：甲泼尼龙间断冲击疗法，累积剂量≤2g，如每日 1.0g 静滴，连续 3d，每周 1 次，共 3～4 次。

4. 球后放射治疗

机制为非特异性抗炎作用、抑制淋巴细胞和抑制成纤维细胞合成分泌葡胺聚糖。不良反应有病情暂时加重、放射性视网膜病和白内障等。一般不用于 30 岁以下者。总有效率为 60%。与糖皮质激素联合治疗较单一治疗疗效更佳，可减少单用放疗时病情暂时加重的发生率和单用糖皮质激素治疗的复发率。

5. 手术治疗

眶内减压术是治疗严重 GD 眼病的有效手段，对突眼和视神经病变效果显著，但应严格掌握适应证。

6. 其他治疗

如 L-T_4 与抗甲状腺药物合用；环孢素、环磷酰胺、硫唑嘌呤等其他免疫抑制剂；生长抑素类似物奥曲肽；血浆置换疗法等。

(七)胫前黏液性水肿的治疗

主要为糖皮质激素药物如倍他米松软膏等局部外用，每晚 1 次。

九、甲状腺功能亢进症危象

可简称甲亢危象或甲状腺危象，系指危及生命的严重甲亢状态。诱因包括：①感染、精神刺激、过度劳累等应激状况。②甲状腺炎手术或其他急症手术。③放射性碘治疗甲亢。

(一)临床表现

1. 典型甲亢危象

(1)体温急骤升高达 39℃以上，伴大汗淋漓。

(2)心率在 160 次/min 以上，可伴有心律失常和心力衰竭。

(3)恶心、呕吐、腹痛、腹泻，可有肝功能异常和黄疸。

(4)精神变态、焦虑、烦躁、谵妄、嗜睡和昏迷。

(5)低钾、低钠血症等电解质紊乱。

2. 不典型甲亢危象

又称“淡漠型”甲亢危象，很少见。主要临床表现为表情淡漠、木僵、反射降低、心率慢、低热、恶病质、嗜睡和昏迷。

3. 危象前期

临床表现与甲亢危象类似但稍轻的一种状态，体温＜39℃，心率＜160 次/min。如处理不积极，可发展为甲亢危象。

(二)辅助检查

血清 FT_3、FT_4 多显著升高，但与无危象的甲亢并没有明显界线，实验室检查对甲亢危象的确诊帮助不大。

(三)治疗

甲亢危象、危象前期一经诊断，应立即予以积极治疗。

1. 一般治疗

(1)支持治疗：纠正水、电解质和酸碱平衡紊乱，给予足够的葡萄糖、热量和多种维生素。

(2)治疗诱因：如为感染，应积极控制。

(3)对症治疗：物理降温和退热剂(不能使用乙酰水杨酸类药物，因其能与 TBG 结合，使游离甲状腺激素水平升高)，吸氧，镇静剂，必要时可行人工冬眠。

2. 糖皮质激素

如静滴氢化可的松，每日 200～400mg，随病情好转渐减量至停用。

3. 抑制甲状腺激素合成

确诊后立即给予大剂量抗甲状腺炎药物，首选 PTU 口服或经胃管注入，每次 200mg，每 6～8h 1 次。症状减轻后改为一般剂量。

4.抑制甲状腺激素释放

口服或鼻饲复方碘溶液，每 6h 10～20 滴。也可静滴碘化钠，每日 1～3g，与 PTU 同时或稍后给予，3～7d 后停用碘剂。

5.降低周围组织对甲状腺激素的反应

除严重心力衰竭、哮喘外，一般均应给予普萘洛尔 10～30mg，每 4～6h 1 次口服，必要时也可 1～5mg 加入葡萄糖液中缓慢静注。

6.其他

经上述处理效果不佳，病情危重，且血中 T_3、T_4 水平很高者，可考虑血浆置换及血液透析、腹膜透析。

甲亢危象经积极治疗后多在 1～2d 内好转，7d 内缓解。恢复后做好长期治疗安排。

第二节　肾上腺皮质功能减退症

一、概述

肾上腺皮质功能减退症(adrenocortical insufficiency)是肾上腺皮质不能合成足量的皮质激素的结果，分为原发性和继发性肾上腺皮质功能减退症。原发性肾上腺皮质功能减退症是皮质结构或功能受损，引起糖皮质激素和盐皮质激素的合成都受到破坏。继发性肾上腺皮质功能减退症则是由于下丘脑－垂体不能产生和传递足量的 ACTH 到肾上腺，因此仅表现为糖皮质激素水平下降，此时盐皮质激素水平通常正常，因为后者主要受肾素－血管紧张素和血钾水平调控，而非 ACTH。本节主要讨论原发性肾上腺皮质功能减退症。

二、病因

原发性肾上腺皮质功能减退症的病因可分为三大类。自身免疫性肾上腺炎导致肾上腺萎缩，常合并有其他自身免疫性内分泌疾病。

(一)肾上腺皮质被破坏，肾上腺组织减少

1.自身免疫性肾上腺皮质功能减退

在结核病控制后，它将成为主要的原发性肾上腺皮质功能减退症的原因。女性较多见，男女比例为 1∶2.6。通常在 30～40 岁被发现。其典型的组织学改变是淋巴细胞浸润肾上腺皮质，肾上腺皮质萎缩、变薄，皮质细胞大量失，显示出退行性变，被纤维细胞包囊，被膜增厚。此时肾上腺髓质仍被保留。自身免疫性的艾迪生病常与其他免疫性疾病相伴，最典型的是自身免疫性多内分泌腺病综合征(polyglandular autoimmune syndrome，PGA)。其中 PGA 1 型常以慢性黏膜皮肤念珠菌病变为先发病，继之伴以甲状旁腺功能减退，再后出现肾上腺皮质功能减退症与性腺功能减退。它是一种常染色体隐性遗传病，通常幼年起病。PGA 2 型为肾上腺皮质功能减退症、自身免疫性甲状腺疾病、1 型糖尿病和性腺功能减退。这一疾病的遗传与 HLA-DR3 或 DR4 相关。这些患者常有抗肾上腺胞质抗体阳性，这一抗体针对的是 21α羟化酶(CYP21A2)。

2.感染

结核是国内肾上腺皮质功能减退症的主要病因。病变早期及时使用抗结核药物可逆转病变，但需要注意的是抗结核药异烟肼可加速皮质醇的代谢，需增加治疗剂量。真菌感染也可破坏肾上腺皮质。抗真菌药可抑制肾上腺细胞色素 P450，后者在皮质醇的合成中发挥重要作用，因此也可能诱发肾上腺危象。

3. 肾上腺出血

可见双侧肾上腺增大。肾上腺血供丰富，有多条动脉供应，却只有一条静脉回流，使之易出血。肾上腺静脉栓塞后可使肾上腺静脉压力升高，肾上腺出血。抗凝药的使用和出血性疾病患者也是肾上腺出血的原因。

4. 肾上腺转移性肿瘤、结节病或肉芽肿

以前有一误解肾上腺的转移癌不会引起肾上腺皮质功能减退，但前瞻性研究显示，约20%肾上腺转移癌患者可有皮质功能减退。肺癌、胃肠道肿瘤、乳腺癌、肾癌易转移至肾上腺。此外，霍奇金淋巴瘤与非霍奇金淋巴瘤也易累及肾上腺。

(二)先天性肾上腺发育不良或肾上腺激素合成酶缺陷

1. 先天性合成酶缺陷

21-羟化酶、11-羟化酶或 17-羟化酶缺陷。

2. 家族性肾上腺脑白质营养不良

这一疾病表现为肾上腺皮质功能减退和中枢神经系统的脱髓鞘变。主要是由于过氧化物酶体β氧化受损导致异常升高的极长链脂肪酸水平异常升高引起，极长链脂肪酸在脑和肾上腺的堆积引起该病。它是一不全外显 X 性联遗传病。

3. 家族性先天性肾上腺皮质不应症

这是一罕见疾病，属常染色体隐性遗传，其肾上腺对 ACTH 反应低下，表现为 ACTH 水平升高，皮质醇和醛固酮的合成受累及。

(三)皮质醇抵抗

原发的皮质醇抵抗是一罕见疾病，表现为糖皮质激素受体数量减少或质量下降，这些患者表现为皮质醇水平升高，但无皮质醇增多的表现。垂体对皮质醇的抵抗表现为高 ACTH 水平，刺激肾上腺分泌大量的皮质醇、盐皮质激素和雄激素。

三、病理生理

当肾上腺皮质破坏 90%以上才可导致肾上腺皮质功能减退症的临床表现，逐渐破坏如特发性的或非创伤性的，可导致慢性肾上腺皮质功能减退；急性损伤可致急性肾上腺皮质功能减退，20%易出现肾上腺危象。

在肾上腺逐步破坏的情况下，首先表现为肾上腺储备减少，激素的基础分泌尚可，但在应激情况下不再能增加分泌。平时无明显症状，仅在应激状态下出现功能减退征象。随着皮质组织的进一步丢失，基础的糖、盐皮质激素分泌也不足。临床表现明显。手术、创伤、感染等可诱发急性肾上腺危象。

随着皮质醇水平的下降，血浆 ACTH 水平升高。事实上，血浆 ACTH 水平升高是最早的表现，也是最敏感的肾上腺储备功能不足的指标。

四、临床表现

肾上腺皮质功能减退症导致虚弱、乏力、易疲劳、纳差、易恶心、呕吐、低血钠、低血钾、低血糖。盐皮质激素功能不全可导致肾钠丢失，钾潴留导致严重的脱水，有低血压、低血钠、高血钾和酸中毒。

(一)原发性慢性肾上腺皮质功能减退症

也称艾迪生病。最主要的症状是皮肤色素沉着、虚弱、乏力、体重减轻、纳差、胃肠道不适。

1.皮肤及黏膜广泛的色素沉着

是典型的阳性体征，也是艾迪生病最早的表现。在暴露于阳光处及受压、摩擦处如指节、足趾、肘部、膝盖处最为明显，常伴有黑色或深棕色的褶皱。在颊黏膜及牙龈处的色素沉着先于皮肤的表现。当在掌纹、甲床、乳头、乳晕、阴道周围、肛周黏膜见到色素沉着时，应怀疑肾上腺皮质功能减退症。在肾上腺皮质功能减退症出现后，新生的瘢痕也会有色素沉着，但老的瘢痕不会出现。

2.虚弱、乏力不适、纳差、体重减轻

在不同患者表现可不同。在进行性肾上腺皮质功能减退症患者，体重减轻可达15kg，大多数患者会有不同程度的胃肠道不适，尤其是恶心和呕吐，腹泻并不常见。在急性肾上腺危象时，胃肠道表现可被误诊为急腹症。嗜盐症出现在20%的患者。

3.循环症状

90%患者可出现低血压，常有直立性低血压伴晕厥。在慢性严重患者或急性危象时，静息的低血压或休克也常出现。

4.低血糖

儿童常可出现严重的低血糖，成人并不多见，但饥饿、发热、感染、恶心、呕吐可诱发。

5.闭经

也是艾迪生病常见表现，它可由于体重减轻或慢性疾病引起卵巢衰竭。阴毛、腋毛减少是肾上腺雄激素减少的表现。

6.肌肉无力

是主要症状之一，常由于肌肉软弱而导致明显疲劳。

7.黏膜白斑

在自身免疫性艾迪生病常出现黏膜白斑，但其他病因者极少见。

8.肾上腺危象

肾上腺危象表现为急性肾上腺皮质功能减退症，常出现在艾迪生病患者遭遇感染、创伤、手术、脱盐脱水、恶心、呕吐而诱发。主要表现为低血压、休克、发热、脱水、容量减少、恶心、呕吐、纳差、虚弱、淡漠、抑郁、低血糖。纳差、恶心、呕吐使容量减少和脱水恶化，低血容量性休克常见。在不明原因的血管衰竭时要考虑肾上腺皮质功能减退症的可能。腹痛也很常见，易被误诊为急腹症。无力、淡漠、昏迷也较常见。发热也很普遍。未及时治疗，患者常因休克和昏迷而迅速导致死亡。

除非肾上腺皮质功能减退进展非常迅速，皮肤色素沉着很常见，常可提示诊断。此外，低钠血症、高钾血症、低血糖也是提示诊断的重要表现。

(二)急性肾上腺出血

可导致急性肾上腺危象。全身症状为低血压与休克、发热、恶心、呕吐、昏迷、定向功能障碍、快速心律失常、发绀。局部症状有腹部、肋部、背部疼痛，腹部、肋部触痛，腹膨隆，腹肌肉紧张，胸痛，反跳痛。急性肾上腺出血的诊断应在患者状况恶化伴有腹部疼痛、高热、血管衰竭、低血糖时考虑。

五、辅助检查

本病早期往往无症状或症状很轻，实验室检查的阳性发现也很少，仅于应激状态下才有阳性发现。主要靠肾上腺皮质功能的动态试验才能发现异常。晚期重症患者的阳性发现较多。

1. 代谢检查

原发性肾上腺皮质功能减退症患者的典型表现之一是低钠血症和高钾血症；血液学的表现包括正细胞正色素性贫血、中性粒细胞减少、嗜酸性粒细胞增加；氮质血症，血浆尿素氮和肌酐水平升高是由于容量减少和脱水，轻度酸中毒常见，约6%患者有轻到中度的高钙血症。

2. 影像学检查

在结核引起艾迪生病时，肾上腺的影像学检查可见钙化。双侧肾上腺增大常见于结核、真菌感染、巨细胞病毒感染、恶性或非恶性肿瘤浸润、肾上腺出血。

六、诊断和鉴别诊断

尽管肾上腺皮质功能减退症的诊断需要评估垂体-肾上腺轴的功能方能确诊，但临床不能因此而延缓治疗，且应避免使患者进一步容量丢失、脱水、低血压加重的诊断试验。如果患者是急性起病，可先治疗，待情况稳定后方进一步行诊断试验。

1. 早晨血浆游离皮质醇测定

为一初筛试验，它的敏感度欠佳。在肾上腺皮质功能部分不全患者，仅测定基础的尿或血游离皮质醇水平往往是正常的，需要检查其储备功能方能明确诊断。游离皮质醇水平＞524nmol/L（19μg/dL）基本可排除肾上腺皮质功能低下，＜83nmol/L，（3μg/dL）是疑似诊断。由于皮质醇的脉冲式分泌，正常人和肾上腺皮质功能部分不全的患者血皮质醇可能重叠，需要进一步评估。

2. ACTH 兴奋试验

小剂量（1μ/g）ACTH 兴奋试验可模拟生理应激对肾上腺皮质的刺激。快速的 ACTH 兴奋试验（1h 法）可评估肾上腺皮质储备功能，是亚肾上腺皮质功能减退症敏感的指征，因此是评估肾上腺皮质功能减退症的起始检查项目。

对外源性 ACTH 不正常的反应提示肾上腺储备不全，可建立肾上腺皮质功能减退症的诊断，不再需要进一步行甲毗酮和胰岛素诱导低血糖试验。但 ACTH 兴奋试验（1h 法）不能用于鉴别原发性或继发性肾上腺皮质功能减退症，必须配合血浆 ACTH 的测定。

正常的快速 ACTH 反应可排除原发性肾上腺皮质功能减退症，但不能排除部分的继发性肾上腺皮质功能减退症。此时，患者基础 ACTH 水平尚存，肾上腺并无萎缩，对 ACTH 能起反应，但 ACTH 储备功能已下降，在面对应激时不能有足够的 ACTH 分泌，如怀疑此种情况时需进一步行甲吡酮试验或低血糖试验。

3. 血浆 ACTH 水平的测定

如肾上腺皮质功能减退症的诊断已建立，血浆 ACTH 的测定可帮助鉴别原发性或继发性肾上腺皮质功能减退症。原发性肾上腺皮质功能减退症患者血浆ACTH水平超过正常上限[>11pmol/L(52pg/mL)]，很多会>44 pmol/L(200pg/mL)。如血浆ACTH水平<2.2pmol/L(10pg/mL)，提示为继发性肾上腺皮质功能减退症。不过ACTH的水平必须结合临床来阐释，因为ACTH是脉冲式分泌的，且半衰期短。例如，在继发性肾上腺皮质功能减退症，HPA处于恢复阶段时，ACTH水平可超过正常高限，常与原发性肾上腺皮质功能减退症相混淆。原发性肾上腺皮质功能减退症患者都有血浆ACTH水平升高，事实上血浆ACTH水平升高往往早于肾上腺皮质醇基础分泌不足，或对外源性ACTH反应下降，是最早期的表现。因此，它是一理想的筛选检查。

4.下丘脑-垂体储备功能评估

当疑诊肾上腺功能部分不足、垂体储备功能下降时，患者对快速ACTH兴奋试验的反应是正常的，应进一步行下丘脑－垂体功能评估－甲吡酮试验或胰岛素诱导的低血糖试验。在有低血糖试验的反指征或原先使用糖皮质激素的患者，可行甲吡酮试验。胰岛素诱导的低血糖对疑诊下丘脑或垂体疾病片均可使用，因为对ACTH和GH的反应均可评估。对甲吡酮试验和低血糖试验的正常反应可排除继发性肾上腺皮质功能减退症。不正常的反应结合正常的ACTH兴奋试验的反应可诊断继发性肾上腺皮质功能减退症。

七、治疗

治疗的目的是外源性补充使得体内糖皮质激素和盐皮质激素的水平能达到正常下丘脑-垂体-肾上腺轴的水平。

(一)急性肾上腺危象

一旦疑诊急性肾上腺危象，治疗应马上开始。治疗包括补充糖皮质激素，纠正脱水、低容量和电解质紊乱，一般支持治疗，并发症及诱因的治疗。

1.可的松(氢化可的松)治疗

应使用可溶形式的可的松(如琥珀或磷酸化氢化可的松)。肾上腺危象时禁止使用肌注的醋酸可的松，因为其吸收率低；需要在肝脏内转化成氢化可的松，不能达到足量的血浆皮质醇水平；不能有效抑制血浆ACTH水平。

在最初的24h内，每6h给予可的松100mg，12h内一般可见明显的症状改善。如果症状已开始改善且患者情况稳定，次日每6h给予可的松50mg，大多数患者在第4日或第5日可逐渐减为可的松10mg，每日3次。若并发症出现或持续，剂量可增加或维持在200～400mg/d。在严重疾病的情况下，尤其是有其他并发症(如败血症)时，高剂量可的松(100mg，每6～8h 1次)可持续给予，直至患者情况稳定。

原发性艾迪生病患者还需补充盐皮质激素。超生理剂量的氢化可的松的储钠功能足够强，原发性肾上腺皮质功能减退症患者不需另外补充盐皮质激素。当可的松的量减至50～60mg/d时，需补充氟氢可的松。

2.静脉液体的补充

葡萄糖和钠的静脉给予可纠正容量不足、低张和低血糖。艾迪生病患者容量不足是很明显的，此时低张和休克不能对精氨酸加压素(AVP)起反应，除非补充糖皮质激素。当皮质醇和容量不足被纠正后，电解质紊乱也随之纠正，但也有时需要特别的治疗。入水总量须视患者的失水程度、呕吐、腹泻程度而定。一般第 1 日需补 2500～3000mL，第 2 日根据血压、尿量再做调整。

(二)慢性肾上腺皮质功能减退的维持治疗

艾迪生病患者需要终身补充糖皮质激素和盐皮质激素。可的松和氢化可的松是首选。成人皮质醇的基础合成量是每日 8～12mg/m^2，因此成人氢化可的松维持剂量是 15～30mg，口服剂量可分为 10～20mg 早晨和 5～10mg 下午。泼尼松有时也可给予。在大多数患者，可的松每日 2 次可有满意的补充效果。但有些患者只需要每日单次给药。有些患者需要每日 3 次给药才能保持健康和活力。为避免糖皮质激素引起的失眠，最晚在下午 4～5 时给药。

氟氢可的松是盐皮质激素补充制剂，通常剂量是 0.05～0.2mg/d，早晨给药。由于其半衰期长，不需要分次给药。10%艾迪生病患者只需服用可的松和足量盐摄入即可保持水盐平衡，不需特别补充氟氢可的松。

继发性皮质功能减退的补充方法同原发性肾上腺皮质功能减退，氟化可的松基本不需要补充。继发于糖皮质激素治疗引起的下丘脑-肾上腺轴损害需要几周到几年的时间，因此长期的替代治疗是必需的。

(三)治疗的反应

整体的临床表现如纳食好和健康的感觉是替代治疗是否充分的指征。出现库欣表现提示显然替代过量。一般来说，在小的应激状况时，氢化可的松的剂量应加倍，而在大的应激状况如手术时需增加至 200～300mg/d。患者接受过量的糖皮质激素会造成骨量减少、竹质疏松。因此，糖皮质激素的补充应是能维持健康感觉的最小剂量，传统的评估补充剂量主要是依据临床而不是靠实验室检查，尿游离皮质醇和血浆 ACTH 的测定都不是指示糖皮质激素剂量是否充分的指标。

补充治疗后，虚弱、不适、疲劳较快消失；纳差、胃肠道不适缓解，体重恢复正常；皮肤色素沉着会不同程度缓解，但不会完全消失。如补充治疗剂量不足，症状会继续，色素沉着也会持续。

盐皮质激素的补充剂量是否充分可通过血压和电解质水平来评估。治疗充分时，在体位变化时血压也在正常范围。

八、预防

急性肾上腺危象通常是在事先未诊断的情况下发生，对于配合治疗的患者几乎可完全避免。肾上腺危象的预防应重视患者的教育。首先，应告知患者终身治疗的必要性，切忌擅自中断治疗。其次，应告知急性疾病可能带来的后果以及在疾病时如何适当增加补充剂量。小疾病时可的松的剂量需增加至 60～80mg/d，一般需维持 1～2d，直到病情改善；盐皮质激素剂量无须增加。若症状持续或恶化，患者需持续增加可的松剂量并及时就诊。呕吐会导致可的松不能摄入或吸收，腹泻也容易诱发危象，一旦出现这些情况时需及时就诊。

第三节　库欣综合征

一、概述

库欣综合征也称皮质醇增多症(hypercortisolism)，是一组因下丘脑-垂体-肾上腺(HPA)轴调控失常，肾上腺皮质分泌过多糖皮质激素而导致临床综合征，临床上表现为向心性肥胖、满月脸、多血质外貌、紫纹、高血压、继发性糖尿病和骨质疏松等症状。1912年由哈维-库欣(Harvey Cushing)提出此病系垂体嗜碱性微小腺瘤所引起，并经尸解证实。后为缅怀其卓越贡献，遂命名为库欣综合征。库欣综合征可在任何年龄发病，但多发于20～45岁，成人多于儿童，女性多于男性，男女比例约为1：3～1：8。

二、病因和分类

库欣综合征按其病因可分为促肾上腺皮质激素(ACTH)依赖性和非依赖性两大类(表4-3)。临床上以垂体ACTH瘤致库欣综合征最常见。

表4-3　库欣综合征的分类

分类
ACTH依赖性库欣综合征
库欣病(垂体依赖性)
异位ACTH综合征
异位CRH综合征
ACTH非依赖性库欣综合征
肾上腺皮质腺瘤或肾上腺皮质癌
肾上腺皮质结节样增生
原发性色素性结节性肾上腺病或增生不良症(PPNAD)
大结节性肾上腺皮质增生(MAH)
胃抑肽(CIP)依赖性库欣综合征
其他特殊类型库欣综合征

(一)ACTH依赖性库欣综合征

指下丘脑一垂体或垂体以外的某些肿瘤组织分泌过量ACTH和(或)促肾上腺皮质激素释放激素(CRH)引起双侧肾上腺皮质增生并分泌过量的皮质醇。包括垂体性库欣综合征(即库欣病)、异位ACTH综合征和非常少见的异位CRH综合征。

1.库欣病

最常见，由垂体分泌过量ACTH引起，女性多见，占库欣综合征的65%～75%。但上海瑞金医院的结果显示在早期如1975～1998年时，库欣病占库欣综合征的66.5%，但在1998—2003年此比例下降为53.4%，这与近年由于诊断手段和对疾病认识的提高，其他少见病因的库欣综合征的比例增加有关。垂体源ACTH肿瘤按良恶性分为良性肿瘤(占绝大多数)、恶性肿瘤(非常少见)。按肿瘤体积可分为微腺瘤和巨腺瘤，极少数的库欣病患者无垂体肿瘤，但有 ACTH 分泌细胞增生。微腺瘤的直径＜10mm，其中 50%直径＜5mm，而且随着诊断技术的提高，直径≤2mm 的微腺瘤也可被发现。巨腺瘤直径＞10mm。微腺瘤一般不会导致蝶鞍扩大，但可有一些局部的影像学异常，而巨腺瘤则常致蝶鞍扩张。

2. 异位 ACTH 综合征

指垂体以外的肿瘤组织分泌过量的有生物活性的 ACTH 或 ACTH 类似物，刺激肾上腺皮质增生，使之分泌过量皮质醇、盐皮质激素及性激素所引起的一系列症状。1928 年 Brown 首先报道了一例肺燕麦细胞癌患者出现皮质醇增高的症候群。以往认为小细胞肺癌是异位 ACTH 综合征的主要来源，但近期资料发现类癌占其病因的第 1 位。Grossman 和 Nieman 的研究报告中，居第 1 位的均为来源肺的类癌，分别占 27%和 39%，小细胞肺癌则分别为 7 例和 3 例。根据肿瘤的生长状况，异位 ACTH 分泌肿瘤可分为显性和隐性两类。显性肿瘤恶性程度高，生长速度快，体积大，肿瘤分泌 ACTH 量多，双侧肾上腺增生明显，血皮质醇水平很高，但由于肿瘤的自然病程短，如小细胞肺癌自然病程只有数月，因而没有足够的时间表现出库欣综合征的各种典型临床表现，但高皮质醇血症引起的高血压、低血钾、碱中毒、水肿、肌无力和肌萎缩等非典型表型却可很严重。此类肿瘤容易被各种影像检查所发现。隐性 ACTH 分泌瘤的恶性程度低，肿瘤体积小，生长速度慢，不易被各种常规的影像诊断技术发现。由于这类肿瘤自然病程很长，肿瘤本身导致的临床表型并不明显，库欣综合征的各种典型表现如满月脸、水牛背、向心性肥胖、紫纹等却较为明显，而且色素沉着、低血钾和碱中毒的表现也比较突出，因此往往不易与库欣病相鉴别。

3. 异位 CRH 综合征

由于肿瘤异位分泌 CRH 刺激垂体 ACTH 细胞增生，ACTH 分泌增加。

(二)ACTH 非依赖性库欣综合征

指肾上腺皮质肿瘤或增生导致自主分泌过量皮质醇，包括肾上腺皮质腺瘤、腺癌、原发性色素沉着结节性肾上腺皮质病(PPNAD)、促肾上腺皮质激素非依赖性大结节样肾上腺增生(AIMAH)和胃抑肽依赖性库欣综合征等大结节性肾上腺皮质增生等。

1. 肾上腺皮质腺瘤或腺癌

国外文献报道肾上腺皮质肿瘤(包括腺癌和腺瘤)多为单侧，占库欣综合征的 17%～19%，且两者在成人的发病率相似。腺瘤约占库欣综合征的 30%，而腺癌极少，＜1%。双侧肾上腺皮质腺瘤罕见，可以一侧为优势分泌腺瘤，一侧为无功能腺瘤，也可为两侧皆为功能性腺瘤。肾上腺癌在组织学上有时与腺瘤难以鉴别，其恶性的诊断仅据其侵入血管或转移，恶性者可有后腹膜转移，甚至转移到肾或肝，也可血行转移至肝或肺。肾上腺皮质腺瘤或癌自主分泌过量的皮质醇引起血皮质醇升高，使下丘脑 CRH 和垂体 ACTH 细胞处于抑制状态，血 ACTH 水平通常较正常减低，腺瘤以外同侧肾上腺及对侧肾上腺皮质萎缩。

2. 原发性色素沉着结节性肾上腺皮质病

为一种罕见的库欣综合征类型，此病以双侧肾上腺皮质多发性自主分泌的色素沉着、结节和结节间皮质组织萎缩为特征。发病年龄早，临床症状轻，通常与 Carney 综合征相关联。Carney 综合征为一复杂的临床症群，主要包括黏液瘤、点状色素沉着、内分泌腺功能亢进等在内的一系列症状和体征，并可在家系中呈显性遗传，约有一半为家族性聚集。cAMP 依赖性蛋白激酶 Aα调节亚基(PPKARIA)基因突变已经在 45%家系及散发患者中证实是导致

Carney 综合征原因。PPNAD 发病占所有 Carney 综合征的 25%，是唯一可遗传的库欣综合征。

(三)促肾上腺皮质激素非依赖性大结节样肾上腺增生(AIMAH)

发病率低，为 ACTH 非依赖性，双侧肾上腺呈皮质结节样增生，其结节明显较 PPNAD 为大。目前病因虽未完全明确，但已发现抑胃肽(GIP)、精氨酸加压素(AVP)、β_2受体在肾上腺异常表达可引起 AIMAH，可有库欣综合征的典型临床表现。大剂量地塞米松抑制试验(DST)不能被抑制，血浆 ACTH 水平低，大多数检测不到。CT 或 MRI 提示双侧肾上腺显著增大，可见单一或多个大结节。胰化胆固醇放射性核素扫描证实双侧肾上腺皮质功能亢进。

(四)其他特殊类型的库欣综合征

医源性库欣综合征是由于长期服用较大剂量外源性糖皮质激素所致，停药后症状可缓解。其他还有周期性库欣综合征、异位肾上腺组织肿瘤、儿童库欣综合征、应激性库欣综合征和糖皮质激素受体病、糖皮质激素过度敏感综合征等。

周期性库欣综合征较少见，皮质醇呈周期性分泌，周期长短不一，能自行缓解，但症状可反复发作。疾病发作期血、尿皮质醇可很高，且不受地塞米松抑制，大剂量地塞米松抑制试验甚至可呈反常性升高；间歇期血、尿皮质醇多在正常范围内。

儿童库欣综合征较少见，但近年有增加趋势。男女儿童发病率相等，10 岁以上患儿多为增生，＜10 岁者多为肿瘤，异位 ACTH 综合征罕见。除库欣综合征临床症状外，常可见生长发育受到抑制、生长缓慢、骨骼发育延迟。腺瘤和癌肿患者尚可有糖皮质激素过多伴雄激素过多体征，生长过速，且可出现男性化征象，如面部痤疮、多毛、性早熟等。

三、临床表现

库欣综合征主要是由于皮质醇分泌长期过多，引起蛋白质、脂肪、糖、电解质代谢的严重紊乱及干扰了多种其他激素的分泌。其主要表现有肥胖、高血压、继发性糖尿病、向心性肥胖、肌肉萎缩、多毛、月经失调，性功能障碍、紫纹、满月脸、骨质疏松、痤疮和色素沉着、水肿，头痛、伤口不愈等。儿童常见为体重增加和生长发育迟缓，成人出现男性女性化或女性男性化时应怀疑肾上腺皮质癌。

1. 脂代谢紊乱

多数患者为轻到中度肥胖，主要由于血皮质醇水平升高引起脂肪代谢紊乱、体内胰岛素抵抗引起能量代谢异常所致。初发患者可表现为均匀肥胖，但随病程进展，由于糖皮质激素引起血糖升高继发高胰岛素血症，使胰岛素敏感区脂肪堆积，肥胖多呈向心性分布。典型的向心性肥胖是指头面部、颈后部、锁骨上窝及腹部脂肪沉积增多，但四肢(包括臀部)正常或消瘦，呈现特征性的满月脸、鲤鱼嘴、水牛背、锁骨上窝脂肪垫和悬垂腹，而四肢相对瘦小。

2. 蛋白质代谢障碍

皮质醇促进蛋白质分解加速，合成减少，因此机体长期处于负氮平衡状态。表现为面部红润、皮肤菲薄，皮下毛细血管清晰可见，呈多血质面容。皮肤弹力纤维断裂，形成宽大、梭形的紫色裂纹。紫纹多见于腹部、大腿内外侧、臀部等处，与皮肤张力增加、蛋白过度分解有关。典型的紫纹对库欣综合征的诊断有一定价值。

3. 糖代谢异常

糖尿病的发病率较正常人群高，多为隐性糖尿病。高皮质醇血症使糖异生作用增强，并可对抗胰岛素降血糖的作用，引起糖耐量异常，胰岛素相对不足。部分患者可出现多饮、多尿、多食。

4. 高血压

糖皮质激素有潴钠排钾作用，使机体总钠量明显增加，血容量扩张，通过激活肾素-血管紧张素系统，增强心血管系统对血管活性物质包括儿茶酚胺、血管升压素和血管紧张素Ⅱ的正性肌力和加压反应，抑制血管舒张系统，使得血压上升并有轻度水肿。约80%库欣综合征患者有高血压症状。高血压通常为持续性，收缩压和舒张压均有中度升高。

5. 性功能改变

库欣综合征患者性腺功能均明显减退。因其不仅直接影响性腺，还对下丘脑-垂体的促性腺激素分泌有抑制作用。在女性可引起痤疮、多毛、月经稀少、不规则甚至闭经、不育；男性可有阳痿、性欲减退、睾丸缩小变软等。

6. 肌肉骨骼

四肢肌肉可有萎缩。晚期多见骨质疏松，患者可有明显的骨痛，X 线平片可见脊椎压缩性骨折、多发性肋骨骨折等，是由于糖皮质激素抑制骨基质蛋白形成、增加胶原蛋白分解、抑制维生素 D 的作用、减少肠道钙吸收、增加尿钙排泄等有关。

7. 造血系统改变

皮质醇刺激骨髓造血，红细胞计数和血红蛋白含量升高，加之患者皮肤菲薄，故呈多血质外貌。糖皮质激素可破坏淋巴细胞和嗜酸性粒细胞，并使中性粒细胞释放增多，故外周血中性粒细胞增多而淋巴细胞、嗜酸性粒细胞减少。

8. 电解质及酸碱平衡紊乱

一般少见。异位 ACTH 综合征或肾上腺癌由于皮质醇分泌显著增多，同时弱盐皮质激素分泌增加，可有严重低血钾、碱中毒、尿钙增多等。

9. 其他

可有神经精神障碍、皮肤色素沉着、感染易感性增加等。约半数库欣综合征患者可有精神状态的改变，轻者表现为失眠、注意力不集中、情绪不稳定，少数表现为抑郁与狂躁交替发生。异位 ACTH 综合征由于肿瘤大量分泌 ACTH、β-LPH 和 N-POMC 等，多有明显的皮肤色素沉着，具有一定的临床提示意义。大量的皮质醇分泌可抑制机体的免疫功能，中性粒细胞向血管外炎症区域移行能力减弱，NK 细胞数目减少、功能受抑制，患者多易合并各种感染。

四、辅助检查

1. 尿游离皮质醇(UFC)测定

诊断库欣综合征最直接和可靠的指标是测定 24h 尿皮质醇含量，有学者推荐作连续 2～3d 测定可增加诊断敏感性。与血皮质醇不同，UFC 不受皮质醇结合球蛋白波动的影响，能反映血液循环中游离皮质醇的水平。考虑到周期性库欣综合征的存在，对于怀疑库欣综合征者如果第一次测定结果正常，建议作 3d 测定。90%以上的库欣综合征患者 UFC 明显高于正常。尿肌酐值有助于对尿液收集准确性的评价，从而排除假阴性结果。在过度皮质醇分泌状态下，若肾小球滤过率＜30mL/min，尿中皮质醇排泄减少。鉴于尿 17-羟皮质类固醇

(17-OHCS)测定有较高的假阳性和假阴性率，现已较少应用。

2. 血皮质醇测定及昼夜节律变化

血浆皮质醇测定是评价肾上腺皮质功能的常用指标。正常人血浆皮质醇具有明显的昼夜周期波动，血浆皮质醇早晨升高，以早晨 6～8 点为最高，午夜降至最低。库欣综合征患者血浆皮质醇含量可无昼夜变化，或虽有变化，但其基础水平较高，表现为早晨血皮质醇水平正常或轻度升高，而下午 4 点或晚上 12 点不明显低于清晨值。库欣综合征患者午夜血皮质醇均＞50nmol/L(1.8μg/dL)，且在此切点有着很高的敏感性。有研究发现切点定在 207nmol/L(7.5μg/dL)时对正常人和假性库欣状态排除可达 100%的特异性。

3. 唾液皮质醇

唾液皮质醇不受血中皮质类固醇结合球蛋白影响的特点，能反映血中具有生物活性的游离皮质醇水平。研究证实唾液皮质醇与血皮质醇水平有着很好的相关性，在库欣综合征诊断上的敏感性可达 92%～100%，特异性为 93%～100%。唾液皮质醇采样简便易行，作为无创性检查可在肥胖儿童中进行库欣综合征的筛选。

4. 血浆 ACTH 测定

血浆 ACTH 极不稳定，在室温下很快降解，玻璃表面可强烈吸附 ACTH。因此，ACTH 标本的采集、存放和测定前的准备对测定结果的影响很大。正常情况下垂体 ACTH 呈昼夜节律变化和脉冲式分泌，一般午夜最低，早晨 6 点最高，可相差 1 倍。ACTH 瘤时垂体呈自律性，不再受下丘脑调控，昼夜节律随之消失。血 ACTH 水平对库欣综合征的病因诊断有重要价值。分泌 ACTH 的垂体巨腺瘤和产生 ACTH 的非内分泌肿瘤，ACTH 水平有时可＞500pg/mL，大多数患者＞200pg/mL。在微腺瘤，ACTH 为 30～150pg/mL 而在 ACTH 非依赖性库欣综合征中，肾上腺增生患者血浆 ACTH 多轻度高于正常，肾上腺肿瘤患者的 ACTH 常偏低或无法检测出。血 ACTH 值＞200pg/mL 而临床库欣症状不显著时，应多考虑为异位性癌肿，宜做进一步检测以查明诊断。

5. 常规实验室检查

库欣综合征的血红蛋白、血细胞比容和红细胞计数可偏高；中性粒细胞增加而淋巴细胞偏低，大约 35%患者淋巴细胞在正常偏低，同时嗜酸性粒细胞亦低。较有临床意义的是低血钾和碱中毒，明显的低血钾性碱中毒常见于异位 ACTH 综合征、肾上腺腺癌和肾上腺皮质大结节增生患者。

6. 小剂量地塞

米松抑制试验(LDDST)当 24h 尿皮质醇含量升高，应做 LDDST。目前 LDDST 主要用于 24h 皮质醇分泌均衡的患者，尤其用于鉴别假性库欣综合征。如可抑制，则为假性库欣综合征。不能被抑制，则为库欣综合征。方法为每 6h 口服地塞米松 0.5mg，共 2d，可使尿 17-羟皮质醇、游离皮质醇或血浆皮质醇明显下降[＜138nmol/L(5μg/dL)]。简化方法为晚上 11～12 点一次口服地塞米松 1mg，次晨 8～9 点测定血皮质醇水平。1mg 地塞米松抑制试验血皮质醇水平抑制到 138nmol/L 的诊断特异性达 95%，可以基本排除库欣综合征。近来建议此临界点降至(1.8μh/dL)能显著提高试验的敏感性(敏感性为 90%，特异性为 80%)，特别是在中度库欣综合征患者。该试验存在一定的限制性，如在皮质类固醇结合球蛋白(CBG)增高、假性库欣状态者。偶尔正常人皮质醇也可无法抑制到该水平。午夜 1mg 地塞米松抑制试验因其操作简便及低成本，对门诊患者进行筛查有一定优势。经典的2日法也可作为一线筛查试验。

7.大剂量地塞米松抑制试验(HDDST)

服用地塞米松每次2mg，每日4次，连续2d，测定服药后血皮质醇及24h尿皮质醇。如皮质醇能被抑制50%以上，则可诊断为垂体性库欣病，而肾上腺肿瘤、皮质癌或异位ACTH综合征则多不能达到满意的抑制。临床发现血浆皮质醇值越高者对HDDST反应越差，极少数患者对地塞米松抑制试验产生矛盾反应。

8.CRH兴奋试验

静注hCRH 1μg/kg，然后分别于注射前后10min、15min，30min和60min采血，测定ACTH和皮质醇值。肾上腺增生患者基础ACTH值较高，且能被CRH兴奋，注射CRH后ACTH升高＞50%。腺瘤患者自主分泌大量血皮质醇，反馈抑制垂体，ACTH基础值低于正常人，注射CRH后升高＜50%。异位ACTH综合征ACTH基础值较高，但不受CRH影响。

9.甲吡酮刺激试验

甲吡酮可阻断11-去氧皮质醇转化为皮质醇，而使血浆皮质醇下降，垂体分泌更多的ACTH，尿中17-羟皮质类固醇浓度升高。该试验可鉴别垂体性库欣综合征和异位ACTH分泌病变。

10.定位检查

(1)肾上腺B超：可发现肾上腺增生或肿瘤。

(2)垂体、肾上腺CT或MRI检查：通常应用CT或MRI做定位诊断，肾上腺部位的病变以CT检查较为敏感，而垂体部位的病变以MRI检查为佳。多数微腺瘤在CT片上表现为低密度影，较大的垂体肿瘤可使蝶鞍扩大及破坏。CT扫描对垂体微腺瘤的定位诊断有较大价值，可发现绝大多数的微腺瘤，高分辨率CT能查出3～5mm的微腺瘤。MRI具有软组织分辨率高的优势，能显示瘤灶本身的异常信号。增强后垂体微腺瘤与正常垂体组织对比更加明显，特别是在动态增强时。动态增强的早期，正常垂体组织可见明显信号增强，垂体瘤则呈相对低信号。CT与MRI相比，CT在显示肿瘤钙化、骨质变化和侵犯周围情况等方面优于MRI，在垂体大腺瘤的诊断率与MRI相似；但CT的软组织分辨率较差，易受伪影干扰，鞍区结构常显示欠佳，在诊断垂体微腺瘤的敏感性和特异性方面低于MRI。使用MRI动态增强扫描技术，垂体微腺瘤检出率最高。

(3)放射性核素碘化胆固醇肾上腺扫描：诊断准确率可达80%以上。胆固醇呈两侧浓集者提示肾上腺皮质增生，浓集仅局限于一侧者提示肾上腺腺瘤，癌肿患者两侧均不显影或病变侧不显影而正常侧显影。

(4)岩下静脉窦插管测定ACTH：许多研究表明，经岩下静脉窦导管采血测定中心及外周血ACTH浓度对库欣综合征病因鉴别及肿瘤定位有重要意义。当MRI和CT检查为阴性，而临床和实验室检查高度提示功能性垂体腺瘤时，或是激素测定难以鉴别垂体性库欣综合征和异位性ACTH综合征时，可选择静脉导管插管于双侧岩下窦取样检查测定ACTH，并与外周血ACTH浓度比较，以帮助外科医生手术定位。岩下窦与外周血ACTH比值＞2可以确认为库欣病。若以两者比值≥2或CRH兴奋后比值≥3作为确认库欣病的标准，则敏感性为96%，特异性为100%。而异位ACTH分泌肿瘤则没有这种表现，可以此鉴别。有研究发现，以双侧岩下静脉窦的 ACTH 差值(IPSG)＞1.4 为标准时，则认为腺瘤偏侧生长，可正确定位 83%的垂体微腺瘤，而 MRI 仅达 72%。手术证明，当两者结果矛盾时，IPSG 可靠性更大。但亦有研究表明两者至少具有相同的敏感性，同时认为 IPSG 定位错误是因 IRS 间血液分流所致。双侧岩下静脉窦插管及取样是一种创伤性的检测方法，其准确性与操作者的经验技术有关。

五、诊断和鉴别诊断

库欣综合征的诊断原则包括功能诊断即确定是否为库欣综合征，依赖于皮质醇的过度分泌及不被地塞米松试验正常抑制；病因诊断即明确是 ACTH 依赖性还是 ACTH 非依赖性库欣综合征；定位诊断即明确病变部位是在垂体、垂体以外其他组织起源肿瘤，还是肾上腺本身。库欣综合征的诊断包括详细的病史资料、仔细的体格检查，特别是注意有无向心性肥胖、满月脸、痤疮、紫纹等，实验室检查进一步证实高皮质醇血症和明确病因，并应用影像学检查确定病变部位。明确诊断库欣综合征，患者的垂体－肾上腺轴功能状态的评估是至关重要的。

美国内分泌协会临床实践指南推荐初步检查选择尿游离皮质醇、午夜唾液皮质醇、1mg 地塞米松抑制试验、2mg 地塞米松抑制试验。对于试验结果正常的患者如临床症状、体征有所改善，建议 6 个月后重新评估。进一步可额外行地塞米松 CRH 联合试验或测午夜血皮质醇。正常人及单纯性肥胖患者用小剂量地塞米松可抑制垂体 ACTH 分泌，从而使肾上腺皮质分泌皮质醇减少；而在库欣病患者中，垂体 ACTH 对皮质醇的负反馈作用有一定的抵抗性，肾上腺腺瘤患者皮质醇分泌呈自主性，因此在这两种情况下用小剂量地塞米松不能使血尿皮质醇受到明显抑制。由于昼夜节律的变异，从某种意义上说单一的血皮质醇和 ACTH 用于诊断意义不大，但午夜血皮质醇正常抑制的消失提示着昼夜节律的消失，对库欣综合征的诊断有重要意义。

大剂量地塞米松抑制试验是鉴别库欣病与肾上腺腺瘤最经典的方法，通常血尿皮质醇不能被抑制者提示肾上腺腺瘤，反之为库欣病。大剂量地塞米松抑制试验抑制程度与皮质醇基础分泌有关。此外，低钾血症、低氯血症、代谢性碱中毒的存在常提示异位 ACTH 的分泌。B 超、CT、MRI 及 ^{131}I-胆固醇扫描可对库欣综合征作出影像学诊断。但即使是高效、增强、薄层 CT 也仅能检查到 1/3～1/2 的垂体瘤，且假阳性率约为 10%。加之垂体及肾上腺可能存在无功能瘤，因此影像学检查不能替代功能检测。尽管近年来血、尿皮质醇和 ACTH 测定方法的准确性得到提高，但由于库欣综合征本身因素，没有一种试验的特异性＞95%，联合应用多种试验有助于诊断。

药物可引起高皮质醇血症，如引起 CBG 升高的药物、合成糖皮质类固醇、ACTH 类似物、甘草甜素等，因此在进行生化试验前详细询问药物应用史以排除糖皮质激素暴露引起的医源性库欣综合征尤为重要。此外，抑郁、神经性厌食、酗酒、应激、妊娠等均会引起皮质醇升高，需注意和库欣综合征鉴别。80%严重抑郁症患者和慢性酗酒可引起假性库欣综合征，应激作鉴别。在妊娠期间，血皮质醇浓度会逐渐升高，甚至可有轻度库欣综合征的表现，这时需和妊娠合并库欣综合征相鉴别，推荐应用尿游离皮质醇而非地塞米松抑制试验进行初步检查。抗癫痫药能增加地塞米松的清除，故在癫痫患者中推荐进行基础血、唾液和尿皮质醇检测。对肾功能不全患者建议应用 1mg 地塞米松抑制试验优于尿游离皮质醇检测。需注意某些特殊类型库欣综合征的鉴别诊断，如周期性库欣综合征。对怀疑周期性库欣综合征者建议检测尿游离皮质醇或午夜唾液皮质醇甚于地塞米松抑制试验。对肾上腺意外瘤患者建议行 1mg 地塞米松抑制试验。

六、治疗

库欣综合征的合理治疗取决于其病因，ACTH 依赖性库欣综合征首选经蝶形微腺瘤摘除术，不能手术或手术失败可行垂体放射治疗、双侧肾上腺切除术或药物治疗。原发性肾上腺增生、腺瘤或癌肿则首选肾上腺病变切除，无法切除者予以药物治疗。然而由于定位诊断困难、手术难度以及复发的危险，对库欣综合征的治疗存在很大的局限性。

(一)库欣病的治疗

目的是切除或毁坏垂体的基本病变，纠正肾上腺皮质的高分泌状态而不引起垂体或肾上腺的损害。针对垂体分泌过多的 ACTH，目前有手术治疗、放射治疗和药物治疗三种方法。

1. 手术治疗

经蝶垂体手术探查和病理组织证实垂体腺瘤在库欣病患者中占 90%以上。摘除腺瘤后，80%以上患者可获得缓解，而且其中多数患者还会出现暂时性垂体肾上腺皮质功能减退。个别垂体 ACTH 瘤可向颅内其他部位及远处转移。术后很少出现垂体功能减退。术中及术后为预防出现肾上腺皮质功能减退，须补充适量糖皮质激素。

尽管经蝶窦进行垂体手术作为垂体依赖性库欣病的首选治疗，但因其治愈率仅为 50%～80%，故仍应考虑其他的治疗方案，包括肾上腺手术。肾上腺切除术是一种安全的手术，在经蝶窦手术或垂体放射治疗失败、ACTH 来源不易确定、药物不易控制高皮质醇血症中可作为治疗库欣病的选择，能使皮质醇水平快速恢复正常，患者临床状态很快改善。

2. 放射治疗

^{60}Co 射线、深度γ射线或直线加速器做垂体放射治疗，剂量为 180～200rad/d，总剂量为 4500rad 左右。

3. 药物治疗

库欣综合征的药物治疗可通过控制下丘脑垂体的 ACTH 合成和分泌、阻断肾上腺的异常受体、抑制肾上腺糖皮质激素的合成和分泌，以及阻断外周糖皮质激素的效应等来发挥作用，可作为控制高皮质醇血症的有效选择。

(1)神经调节剂：赛庚定为 5-羟色胺拮抗剂，可抑制下丘脑释放 CRH，减少 ACTH 和皮质醇的生物合成。常用剂量为 12～24mg/d 分次服用。治疗期间症状可好转，需长期应用。对轻症库欣综合征有效果，但对重症患者效果欠佳。临床试验结果提示赛庚啶可以作为库欣综合征的二线药物。

溴隐亭为多巴胺受体激动剂，可使垂体前叶合成 ACTH 减少。常用剂量为 7.5～10mg/d，分次口服。多巴胺受体激动剂通过 2 型受体发挥对 HPA 轴的抑制作用。临床试验证实溴隐停只对一小部分库欣综合征患者有效。卡麦角林是另一种更加有效的多巴眩受体激动剂，对 20 例 ACTH 垂体瘤患者的研究表明，80%有 D_2 受体表达，卡麦角林可使 40%垂体瘤患者皮质醇水平回复正常。另外，卡麦角林对纳尔逊综合征和无功能的垂体腺瘤也有效。

生长抑素受体类似物对多种神经内分泌肿瘤均有效。体外试验和临床试验发现奥曲肽(生长抑素受体类似物)对库欣病效果不明显，可能与高皮质醇血症造成的2型生长抑素受体下调有关。但奥曲肽可以降低大部分异位ACTH综合征的ACTH水平。SOM230是多种生长抑素受体类似物，其与GTP gammaS结合可降低ACTH分泌的能力以及抑制CRH效应的能力比奥曲肽强，同时由于DEX会抑制2型受体的表达，但对5型受体没有影响，所以5型受体类似物受高皮质醇血症影响较少。

(2)皮质醇合成抑制剂：美替拉酮和氨鲁米特都是通过抑制11β羟化酶的活性来抑制类固醇激素的合成，但降低的皮质醇可以刺激ACTH的合成和分泌，拮抗药物的作用。美替拉酮因为对11β羟化酶的抑制，有潜在的升高雄激素和盐皮质激素的副作用。氨鲁米特可以显著抑制胆固醇侧链的水解，可以拮抗美替拉酮升高雄激素和盐皮质激素的副作用。临床试验证实氨鲁米特对库欣病的疗效较低，只有46%的有效率，而对异位ACTH综合征和肾上腺源性库欣综合征疗效较好。常用剂量为0.75～1.5g/d，分3次口服。但服药期间需用小剂量糖皮质激素，以防止发生肾上腺皮质功能减退危象。由于氨鲁米特是较强的肝酶诱导剂，使用时应注意药物协同作用。

(二)肾上腺肿瘤的治疗

1. 手术治疗

(1)肾上腺瘤：需行患侧腺瘤手术摘除，术中及术后需补充适量糖皮质激素。术后0.5～1年对侧萎缩的肾上腺多数能够重新获得功能，少数不能恢复者终身激素替代。本病预后较好。

(2)肾上腺腺癌：发展迅速，转移较早，应尽早切除原发肿瘤，术后加用药物治疗。如已有局部转移，应尽可能切除原发病灶和转移灶，术后加用药物治疗。本病预后不良。

术后近期注意肾上腺危象，及时加大皮质激素的用量，并预备好各种抢救措施。补充激素的补充：单侧肾上腺切除者术中给予氢化可的松100mg静滴，术后维持1～2d。若对侧肾上腺萎缩者，则在补充皮质激素的同时应用ACTH。一侧全切、一侧部分切除者，应用氢化可的松从300mg/d逐步减量，1周后改为口服泼尼松，从25mg/d逐步减量到12.5mg/d，视情况维持2～3周。双侧全切除者需终身服用皮质激素，包括糖皮质激素和盐皮质激素。

2. 药物治疗

(1)氨鲁米特：用法同“肾上腺增生”。

(2)米托坦(双氯苯二氯乙烷，O，P-DDD)：为杀虫剂DDT的衍生物，能选择性作用于肾上腺皮质网状带和束状带，抑制11β羟化酶和胆固醇侧链断裂酶，直接破坏肾上腺皮质组织，使肾上腺皮质出血、坏死，改变皮质醇的外周代谢，影响皮质醇结合蛋白，并抑制类固醇激素的合成，可以用于治疗几乎所有的高皮质醇血症，但因作用较强，易发生肾上腺功能低下，需要糖皮质激素替代治疗。主要用于肾上腺癌的治疗。常用剂量为4～10g/d，分次口服，数周至数月后改为维持量，2～4g/d。对于周期性库欣综合征患者尤其需要检测皮质醇水平，防止发生肾上腺功能低下。

(3)甲吡酮：为11β羟化酶抑制剂，与格鲁米特合用疗效更佳。起始剂量为1～2g/d，分次口服，逐渐加量至4～6g/d。

(4)酮康唑：为咪唑类衍生物，可抑制11β羟化酶和17-羟化酶/C17-20裂合酶活性来抑制皮质醇合成，对肾上腺肿瘤疗效迅速，自1985年来已经成为治疗库欣综合征最常用的药物之一。可予400～600mg/d，分次口服。但因其具潜在的男性胎儿致畸作用，所以不推荐妊娠期间服用。除抑制细胞色素P450酶的活性外，酮康唑还抑制ACTH合成所必需的cAMP，所以与其他抗糖皮质激素合成药物相比，没有ACTH反馈升高的副作用，同时又可用于长期治疗异位ACTH综合征。

直接抑制肾上腺糖皮质激素合成的药物，肾上腺外的副作用较大，包括皮肤潮红、水肿、胃肠道反应等，所以服药过程需要严密监视。

(三)异位ACTH综合征的治疗

1.手术治疗

切除原发肿瘤，必要时双侧肾上腺切除以缓解症状。

2.药物治疗

(1)激素合成酶抑制剂用：法同“肾上腺肿瘤”。

(2)米非司酮(RU486)：为第一个临床使用的糖皮质激素受体阻断剂，对糖皮质激素受体有高度亲和力，可在受体水平拮抗糖皮质激素的作用，阻断皮质醇的外周效应和缓解库欣综合征的一些症状。常用剂量为每次200mg，每日2次。其副作用包括肾上腺功能低下和由于阻断皮质醇的中枢抑制ACTH产生和皮质醇升高，因为目前缺少测定外周皮质醇反应的生化指标，很难监测疗效、防止副作用。长期使用米非司酮还有神经性厌食和子宫内膜增厚的危险。

第四节　糖尿病

糖尿病(diabetes mellitus)是一组以高血糖为特征的内分泌代谢性疾病，其发生与胰岛素绝对(完全性)或相对(部分性)缺乏，胰岛素分泌不同程度减少，胰高血糖素分泌增加或(和)胰岛素作用强度减弱(胰岛素敏感性降低或通称胰岛素抵抗所致)，使葡萄糖利用减少，肝脏葡萄糖产生过多，从而导致高血糖、尿糖增多。糖尿病患者中胰岛素分泌减少与胰岛素作用减弱又受遗传和环境因素尤其生活方式改变所影响。

糖尿病是一种胰岛β细胞功能慢性进行性减退，由此而导致长期高血糖及其波动，而发生血管内皮损害(微血管和大血病变)和神经病变，致使重要器官心脏、肾、眼、周围血管和自主神经病变，患者可因此而残废和死亡，若不予治疗，结局是严重和残酷的，死亡率很高。糖尿病是威胁人类健康的全球性非传染性疾病。

一、流行病学

空腹血糖受损(impaired fasting ghlcose，IFG)和糖耐量减退(impaired glucose tolerance，ICT)合称为糖调节异常(impaired glucose regulation，IGR)。IGR及2型糖尿病的发生率增加，与生活方式改变、肥胖超重发生率增加而体力活动强度日益减少密切相关；糖尿病发生随年龄增长而增加，＞65岁人群中糖尿病发生率达20%，但是近来2型糖尿病在青少年中发生率也有增高趋势。国内糖尿病患病率在1978年前为0.67%，而1994年后为2.5%。最近患病率达3.63%，其增长显然与环境因素、生活方式改变有密切关系。不仅如此，包括IFG和

IGT 的糖调节异常(糖尿病前期)也在增加中，其发生率为 4.19%。IGR 是导致心血管疾病发生增加的重要因素，冠心病患者进行口服葡萄糖耐量试验(OGTT)可发现 2/3 有糖尿病和 IGR，因此不能不引起关注。

1A 型糖尿病是一种 T 细胞介导的胰岛β细胞特异性自身免疫病，患者需终身依赖外源性胰岛素替代治疗。我国约有 4000 万糖尿病患者，其中 1 型糖尿病约占 5.6%，国际上 1 型糖尿病约占糖尿病的 10%，全世界有 1000 万～2000 万的 1 型糖尿病患者。

二、临床表现

(一)1 型糖尿病

1 型糖尿病主要发生于儿童及青少年，起病较急，多数患者常因感染、情绪激惹或饮食不当而起病，通常有典型的多尿、多饮、多食和体重减轻，简称“三多一少”症状。婴儿多尿、多饮不易被发现，可很快发生脱水和酮症酸中毒。幼年期患儿因夜尿增多，可发生遗尿。部分儿童食欲正常或降低，而体重减轻或很快消瘦，出现疲乏无力、精神萎靡。如果有多尿、多饮，又出现恶心、呕吐、厌食或腹痛、腹泻等症状，则可能并发糖尿病酮症酸中毒，如延迟诊断将危及生命。发热、咳嗽等呼吸道感染或皮肤感染、阴道瘙痒和结核病可与糖尿病并存。患儿一旦出现临床症状时，尿糖往往阳性，血糖明显升高，一般不需做糖耐量试验就可确诊。初诊 1 型糖尿病经治疗 1～3 个月后，往往有一临床缓解期，也有称为蜜月期，此时胰岛素的需要量虽减少，但随着病程进展，患者最终都需要常规剂量的胰岛素治疗。

病程较久，糖尿病控制不良者，可发生生长落后、身材矮小、智能发育迟缓、肝大，称为糖尿病侏儒。晚期可出现白内障、视力障碍、视网膜病变甚至双目失明。还可以有蛋白尿、高血压等糖尿病肾病的表现，最后导致肾衰竭。

(二)2 型糖尿病

2 型糖尿病是一种慢性进行性疾病，病程漫长，很难估计其起病时日。可发生在任何年龄，但更见于中老年人，肥胖者较多。早期轻症患者无明显症状，到症状出现时往往发病已有较长时间，可达数年甚至 10 余年。部分患者可始终无症状，在常规体格检查时发现，也可因糖尿病慢性并发症就诊。

如果空腹及餐后血糖明显升高，可有下列典型“三多一少”症状，即多饮、多食、多尿和体重减少：①多饮、多尿。症状都较轻，其中喝水增多较为常见，但增多程度不大。多尿在老年人常被误认为是前列腺病、尿路感染、尿失禁或服利尿药所引起而被忽视。②多食。进食明显增加的患者，血糖较难控制，已控制者又会明显升高。老年患者多食症状往往不明显，可出现食欲明显下降，导致严重的营养不良。③体重减少。虽然 2 型糖尿病以肥胖多见，但长期和重症患者血糖控制不佳，大量尿糖排出，进食又无相应增加，可出现明显消瘦。患者感到疲乏、虚弱无力。但部分患者经治疗后，在血糖控制、尿糖消失、进食增加的情况下，体重反而可增加。④皮肤瘙痒。尤其外阴瘙痒，是由于尿糖刺激局部所引起，常见于女性阴部。脱水以后皮肤干燥，也可以出现皮肤瘙痒，但比较少见。⑤反应性低血糖。2 型糖尿病可在较长时间内以反复的低血糖为主要表现，常导致误诊。患者空腹和餐后 2h 血糖升高，但在餐后 4～5h 因为胰岛素不适当地分泌过多而出现低血糖症状。此时患者有饥饿感、出冷汗、面色苍白、全身无力、心跳加快，并可有行为改变，严重时出现昏迷。

三、诊断

糖尿病以高血糖为特征，诊断无疑以血糖浓度升高作为其依据，典型高血糖症状以三多(多尿、多饮、多食)一少(体重减轻)为其表现，但高血糖患者也可无任何症状，而只在体检筛查时才发现有血糖升高。若有典型症状伴有随机血糖浓度多 11.1mmol/L 即可诊断为糖尿病。经 8h 以上饥饿后空腹血浆葡萄糖浓度≥7.0mmol/L，并经重复测定后仍然如此，也可诊断。若 OGTT 2h 血糖浓度≥11.1mmol/L，只要操作步骤符合要求，也可作为诊断依据。

血糖浓度标准是依据糖尿病视网膜病变的发生率逐渐增加而制订的，空腹血糖浓度≥7.0mmol/L 和糖负荷后 2h 血糖≥11.1mmol/L 作为合理的切割点。虽然是人为的，但有一定的科学依据。空腹血糖浓度≥6.1mmol/L 而＜7.0mmol/L 归属为 IFG，而糖负荷后 2h 血糖≥7.8mmol/L 而＜11.0mmol/L 称为 IGT，此两种均为糖尿病确诊的前期状态，但 IFG 和 IGT 并不等同，它们可独立存在或兼而有之，两者均预示有发展成为糖尿病可能，在往后 5 年内发生糖尿病风险率为 40%，且有较多可发生心血管病。作为大规模人群筛查，测定空腹血糖是值得推崇的，因为大多数糖尿病患者并无症状，而且几乎半数患者明确诊断糖尿病时已有并发症存在，因而不宜失去早期筛查和防治的机会，＞45 岁者每 3 年应予筛查空腹血糖，以期早诊断、早防治。如果空腹血糖浓度≥5.6mmol/l/L，建议做 OGTT，以便确定有无 IGT 及糖尿病的存在。尤其对于有较大糖尿病风险的可疑对象如：①明确糖尿病家族史的一级亲属。②肥胖者。③高血压。④血脂异常、高甘油三酯血症、低高密度脂蛋白血症。⑤脂肪肝肝炎。⑥明确心血管病病史。⑦多囊卵巢综合征。⑧妊娠期糖尿病妇女。⑨分娩巨大儿(≥4kg)。

近年较为重视的糖尿病前期即糖代谢处于边缘状态，有 IGR，它可发展成为糖尿病和心血管疾病，大约 37%IFG 可有 IGT，而约 24%HGT 可有 IFG，说明 IFG 和 IGT 可单独存在，而且每年有 5%～8%可发展为糖尿病；若兼有 IFG 和 IGT，较多转变为糖尿病，故防治 IFG 和（或）IGT 是早期防治 2 型糖尿病的重要阶段和措施。

四、治疗

糖尿病是一种由遗传和环境因素共同作用，包含糖、脂肪、蛋白质全面代谢紊乱，具有慢性进展性、病残和死亡率高等特点的复合病。糖尿病治疗目标：①消除高血糖相应的症状。实际上不少糖尿病患者并无症状，早期自我感觉良好。②延缓或减少糖尿病慢性微血管、大血管与神经并发症，而并发症危害生命重要脏器，是致残致死的主要原因。③尽可能提高患者的生命和生活质量，延年益寿而不至于缩短寿限。根据治疗指南，糖尿病患者的血糖(空腹、餐后、2h 血糖)、HbAlc 血压、血脂谱均应达到一定标准，而且多种因素全面长时期得到控制才能更好地控制和减少血管并发症，缓解危害人类健康的公共卫生问题。为此必须唤醒社会的防治意识，改善社会健康生活方式，加强医务卫生人员和患者及其家属的糖尿病教育并提高防治技能。所有糖尿病患者均首先应接受合理的、科学的饮食和运动疗法，改善其生活方式，在不增加胰岛β细胞负担的基础上，尽可能保证各种代谢正常运行。要进行多学科协调配合，早防早治，治必达标；要教育患者自我血糖监测，记录饮食、运动、血糖变动情况以及有关抗糖尿病药物、胰岛素等应用情况，经治医生与患者一起分析有关资料，若有低血糖或高血糖酮症更应详加分析，制订防治措施。

糖尿病的特征是高血糖、空腹高血糖与胰岛素显著缺乏而不能抑制肝糖产生和输出，而在白天大多数时间内机体是处于摄食状态和吸收后阶段，餐后高血糖与胰岛素缺乏使高血糖不能及时由肌细胞、脂肪细胞乃至肝细胞所处理，餐后高脂血症、FFA增高，又可削弱胰岛素作用的发挥，因此高血糖的波峰波动（spikes and excursisions）可以损害血管内皮细胞而导致功能异常。超重肥胖者严格控制体重、减少热量摄入、增加运动量，使体重减低5%～10%，即可使血糖水平明显降低，故对2型糖尿病患者应限制热量摄入，减少脂肪摄入量，增加蔬菜、粗粮量，增加纤维素含量，减轻体重，从而降低血糖、调整血脂和血压。运动对每个正常人和2型糖尿病患者都是必要的，其益处是多方面的，包括减轻体重、减少脂肪量、保持肌肉质量、降低血糖、降低血压、消除各种心血管危险因素、提高胰岛素敏感性，这些对解除高胰岛素血症都是有益的。但对老年久病患者应注意其心、脑、视网膜、肾脏功能以及骨关节、肌肉等功能状态。对1型糖尿病患者由于其有严重胰岛素缺乏和胰高血糖素增加，若血糖控制不满意，而又在应用胰岛素治疗中，则运动容易导致血糖波动，因此在运动前不应使血糖处于低水平。而运动前如血糖偏高，因运动而刺激肾上腺素分泌增加，有可能导致血糖进一步增高，甚至出现酮症；若用过量胰岛素则可促发低血糖，不仅运动时，而且运动后可有迟发性低血糖发作，应予重视。运动前血糖＞14mmol/L或＜5.5mmol/L或有尿酮体阳性者，应暂缓运动，以避免带来不良后果；医疗运动应慎用于糖尿病病程＞15年、有微血管和大血管病变或自主神经病变及老年患者；有增殖性视网膜病变者应避免剧烈运动，以防止玻璃体积血和视网膜脱离。

1. 饮食控制和运动

2型糖尿病患者首先必须接受非药物治疗，包括饮食和运动疗法，主要是改变生活方式使肥胖者体重降低，以提高胰岛素敏感性、降低胰岛素抵抗、提高β细胞分泌功能、改善葡萄糖刺激胰岛素分泌、减少肝糖产生、降低血糖浓度。应用奥利司他可使体重降低，可降低血压、改善血脂谱。一般采用低热量、低脂肪、低胆固醇饮食，每日83.68～104.6kJ/kg（20～25kcal/kg）可使体重每周降低0.5kg，减低心血管事件发生；经常运动也可起到良好作用，把多步行、少坐车列为增加运动的好习惯。

2. 口服降糖药

糖尿病防治指南强调血糖控制必须达标，并强调早期并长期达标以便防止并发症的发生。从DCCT及UKPDS终止试验后的长时间随访也证明，长期强化血糖控制、减少并发症的效果并不因血糖控制欠佳而丧失，提出了代谢记忆效应假说。因此，血糖控制应尽可能达标，例如空腹血糖＜6.0mmol/L，餐后血糖＜8.0mmol/L，HbAlc＜6.5%；治疗应当个体化，应考虑到患者的年龄、认知和体力活动状态，学习、工作强度和范围，有无严重并发症和伴发病，日常生活方式能否得到家属或他人的照顾与关怀。老年患者血糖控制可相应放宽，餐前血糖5.0～7.2mmol/L（90～130mg/dL），餐后血糖＜10mmol/L（180mg/dL），HbAlc＜7%，以避免发生低血糖及血糖过高，防止糖尿病并发症的快速发展。迄今尚未能制定防止并发症发生的血糖和HbAlc的确切阈值，对于糖尿病诊断明确前高血糖存在的时间也尚未得知。

（1）胰岛素促泌剂。①磺胺类（SU）和非SU促胰岛素分泌剂的作用机制都是通过受体及ATP敏感的K^+通道使其关闭，使β细胞膜去极化，从而打开电压门控的Ca^{2+}通道，使细胞外Ca^{2+}进入细胞内，以提高细胞内离子钙浓度，进而使胰岛素分泌颗粒融合于细胞膜并胞吐，促进胰岛素分泌。根据其是否选择性作用于SUR1或SUR1和SUR2A、2B，作用发挥快慢和强弱，持续作用时间和代谢排泄途径不同而各有其特色，目前尚难断定谁优谁劣，但一般在缺血性心脏病患者，尽可能不用甲苯磺丁脲(D860)和格列本脲、格列吡嗪，以免阻碍缺血性预适应对缺血性心肌的保护作用。磺脲类胰岛素促泌剂主要不良反应为低血糖(与进食延迟、体力活动增加、饮酒过量或肾功能减退有关)和体重增加。②格列奈类。非磺脲类胰岛素促泌剂为格列奈类包括瑞格列奈和那格列奈，能快速刺激胰岛素分泌而降低餐后高血糖，且因胰岛素分泌依赖于血糖水平，所以不因高胰岛素血症而导致下一顿餐前低血糖，也少有引起体重增加。那格列奈具有促进1型胰岛素分泌，使餐后高血糖与胰岛素分泌相一致，且因不存在持久的高胰岛素血症而不会发生低血糖，故称为“胰岛素分泌调节剂”。

(2)α糖苷酶抑制剂。α糖苷酶抑制剂作用在小肠上皮细胞刷状缘，抑制寡糖和双糖的分解，减少葡萄糖的吸收，降低餐后高血糖，使血糖升高缓慢而平坦，从而适应胰岛素延缓分泌曲线，减少低血糖反应。阿卡波糖的作用部位特殊，尤适用于以糖类为主的饮食摄入者，因此可与其他抗糖尿病药甚至胰岛素制剂合用，达到较好的控制餐后高血糖的效果，其主要不良反应在消化道。有严重肝、肾和肠道疾病者也禁用。阿卡波糖可防止IGT、转为糖尿病，且可减少心血管并发症，值得重视。

(3)胰岛素增敏剂。噻唑烷二酮(罗格列酮、吡格列酮)为PPARr受体激动剂，可促进脂肪细胞分化，促进脂肪酸摄取和贮存，提高胰岛素敏感性，消除胰岛素抵抗。它们具有降糖、降HbAlc、调脂、降压作用，尚有抗氧化应激、抗炎症、抗凝促纤溶作用，对于防治动脉粥样硬化有益。噻唑烷二酮具有潴钠潴水、促进水肿、增加血容量、增加心血管负荷、促进心力衰竭发展的不良反应，还可导致贫血。

(4)双胍类。双胍类降糖药(二甲双胍)主要通过AMP激酶而抑制肝糖产生和输出，并改善周围组织对葡萄糖利用，降低空腹血糖和胰岛素水平，改善血脂谱，具有一定程度的胰岛素增敏作用，可有降低体重作用。主要不良反应发生在消化道，而在肾功能减退如男性血清肌酐浓度＞133μmol/L(1.5mg/dL)而女性＞124μmol/L(1.4mg/dL)时忌用，以免发生乳酸性酸中毒。忌用于慢性肝肾疾病、慢性阻塞性肺疾病和心力衰竭等有严重缺氧状态的患者。

3. 胰岛素治疗

1型糖尿病时胰岛β细胞被选择性破坏，胰岛素分泌大部分或完全缺乏，无论基础和餐后状态均有胰岛素分泌不足，需要外源性胰岛素调节糖原分解、糖异生、糖原合成、脂肪分解、酮体生成、脂肪和蛋白质合成。因此需要有多种发挥不同作用时间的胰岛素制剂联合使用(多种胰岛素成分，一日多次注射或胰岛素输注泵)，以达到快速稳定血糖水平的效果。胰岛素治疗的适应证为：1型糖尿病；不稳定型糖尿病；2型糖尿病β细胞衰竭；DM已接受肾移植者；防治微血管和大血管并发症；糖尿病孕妇并减少胎儿畸形和巨大儿。

胰岛素是糖尿病控制血糖的主要激素，不同激素的相互搭配是为了控制血糖下降，但激素的作用高峰各不相同，饮食、运动和胰岛素作用峰值协调不一致，即有可能导致低血糖的发生，而胰岛素治疗的主要风险即为低血糖，尤其严重低血糖会挫伤患者及其亲人对胰岛素治疗的主动性和积极性，胰岛素还可导致体重增加、水钠潴留。

关于胰岛素治疗方案在1型糖尿病个体之间应用有一定差异，主要变动在峰值时间和作用持续时间，外源性皮下注射胰岛素为非生理途径，肝内胰岛素含量相对较低，一般胰岛素需要量为 0.5～1.0U/(kg·d)，而其中 40%～50%为基础用量，根据自测血糖水平，提供合适的胰岛素剂型与用量来控制血糖。

胰岛素制剂供皮下注射。胰岛素和快速胰岛素类似物可供静滴或静注，胰岛素泵治疗(皮下、腹腔)、胰岛素吸入治疗均已成功。新药层出不穷，如 GLP-1、GLP-1 类似物、DPP-Ⅳ抑制剂、amylin 类似物、PKC 抑制剂。临床业已开展胰腺移植和(或)肾移植、胰岛移植。CGMS、glucowatch 进行持续血糖监测已应用于临床，微型闭环胰岛素泵仍在研究之中。

4. 联合用药

联合用药种类不少，可用多种口服药或口服药与胰岛素联合应用，也有多种不同类型胰岛素制剂联合使用，如 SU+二甲双胍(Met)、胰岛素+Met 或噻唑烷二酮(TZD)、胰岛素+α 葡萄糖苷酶抑制剂（αGI）、TZD+αGI，预混短效+中效胰岛素(如诺和灵 30R、50R、优泌林 30/70)、SU+αGI、天冬胰岛素+赖脯胰岛素+甘精胰岛素(一日多次注射)、诺和锐 30 特充、TZD+Met，那格列奈+Met 或 TZD 等。

5. 糖尿病并发症的治疗

(1)糖尿病酮症酸中毒。确诊后应首先给予胰岛素，初次剂量为胰岛素 0.15U/kg 静注或 0.4U/kg 肌注，而后每小时 0.1U/kg 静滴，直至血糖降低到 13.9mmol/L 则可减少胰岛素滴注剂量并适当补充葡萄糖以防止低血糖的发生。若清醒并能进食，则可在普通或速效胰岛素基础上加用中效或长效基础胰岛素，以便空腹及餐后血糖浓度接近正常。整个抢救过程中纠正水和电解质平衡极为重要，尤其是钾盐及时补充。至于酸中毒，一般在糖、脂代谢改善后肝脏酮体产生减少，酮体利用和排泄增加并促进 HCCV 形成，故轻度酸中度可望缓解；当有严重酸中毒，pH 值＜7.0，应予小量补充碳酸氢钠，逐渐逆转酸中毒，改善心血管功能和钾代谢，防止脑水肿或静脉血栓形成。

糖尿病酮症酸中毒处理步骤：

1)明确诊断：血浆葡萄糖升高，血清酮体阳性，代谢性酸中毒。

2)收入住院：进行重症监护(如 pH 值＜7.00 或神志不清)。

3)评估：血清电解质(K^+、Na^+、Mg^{2+}＞Cl^{+} HCO_3^-、磷酸盐)、酸碱状态(pH 值、HCO_3^-、PCO_2)、β羟丁酸、肾功能(血肌酐、尿量)。

4)补液；初始 1～3h，补充生理盐水 2～3L[5～10mL/(kg·h)]；随后用 0.45%氯化钠液以 150～300mL/h 速度输液；当血浆葡萄糖降至 14mmol/L 时，改为 5%葡萄糖液和 0.45%氯化钠液以 100～200mL/h 速度输液。

5)注射胰岛素：静注 0.1U/kg 或肌注 0.4U/kg，然后以 0.10U/(kg·h)持续静滴；如 2～4h 内无反应，增量 2～10 倍；如起初血清钾＜3.5mmol/L，须先纠正至血清钾＞3.5mmol/L，再行胰岛素治疗。

6)评估患者是否有加重因素：顺应性差、感染、创伤、梗死、可卡因药用史等，并着手寻找相关证据，如进行有关病原培养、胸部 X 线检查、心电图检查等。

7)监测毛细血管血糖(每 1～2h 1 次)、电解质(特别是 K^+、HCO_3^-、磷酸盐)，最初 24h 每 4h 检查 1 次阴离子间隙。

8)监测血压、脉搏、呼吸、意识状态，每 1～4h 计量液体进入与排出。

9)补充 K^+，如血清 K^+＞3.5mmol/L，心电图正常，尿量及血清肌酐正常，补充

K^+10mmol/h。如 K^+＜3.5mmol/L 或在碳酸钠补充时，补充 K^+40～80mmol/h。

10)上述监护和治疗至患者稳定，血糖降至 8.4～13.9mmol/L，酸中毒减轻，胰岛素剂量减至 0.05～0.1U/(kg·h)。

11)患者恢复进食后，胰岛素改为短效和中效或长效结合皮下注射，注意与静注时间的过渡。

(2)HHS。治疗应积极控制高血糖，补充体液和电解质，解除各种触发因素和诱发疾患。根据患者心血管功能在头 2～3h 内补充生理盐水 1～3L，快速大量补液反而导致神经病变，其发生机制不明；对于高血糖可给予小剂量胰岛素静滴，使高血糖平稳下降，减少细胞膜内外压差的急剧变动而损害细胞；当血钠＞150mmol/L 也可滴注 0.45%氯化钠液，为防止低血糖可静滴 5%葡萄糖液。如患者恢复进食，可换用皮下胰岛素注射，但要注意静脉与皮下胰岛素给药的时间衔接，部分患者以后可改换成口服降糖药进行治疗。

(3)DN。DN 的治疗理所当然应以预防为首选，严格控制高血糖可以防治微血管病变。DCCT 证明 1 型糖尿病患者每天多次胰岛素注射治疗，严格控制血糖，可使无 MAU 者不出现肾病，已有 MAU 者不使其进一步发展可达 54%，但是实际上仍有 16%患者可以进展，显然与其他风险因素如高血压、食物中蛋白质含量、食盐、脂肪摄入、吸烟等有关。积极应用 ACEI(和)或 ARB 阻断 RAS 系统，可以防止 MAU 的进展。所有糖尿病患者应将血压控制到 130/80mmHg 以内，而 24h 蛋白尿＞1g 者应降压到 125/75mmHg 以下，延缓肾病使 GFR 的降低，一般需要 3 种或以上抗高血压药才能达标，宜采用襻利尿剂，加强降压作用；卡托普利、氯沙坦、厄贝沙坦、缬沙坦均可对肾起保护作用，减少白蛋白尿，延缓其进入 ESRF；亦有将 ACEI 和 ARB 联合应用，可在降压和减少蛋白尿、ACR 方面取得较上述两者单独使用更好的效果，但应防止发生高血钾，应勤查血钾和肌酐水平。控制血脂异常应用他汀类药，对 DN 也有益处。

ND 患者应给予优质蛋白质每日 0.6～0.8g/kg，限制钠盐＜2g/d，摄钾＜2g/d，忌烟限酒，限制摄入高钾食品如香蕉、橙子、干果、花生、土豆、巧克力。忌用二甲双胍防止乳酸性酸中毒，慎用噻唑烷二酮类药物防止水钠潴留而引发心力衰竭。DM 肾衰竭的治疗可采用血液透析，但应关注患者心血管病如高血压、心力衰竭、动脉粥样硬化所致心肌梗死和脑卒中等的巨大风险。肾移植的存活率高于透析，五年生存率分别为＜70%和 35%。1 型糖尿病患者亦有采用源于同一供体的胰腺和肾脏同时移植者，近有采用胰岛移植获得成功，问题也在于排斥和β细胞供量不足。

(4)糖尿病神经病变。糖尿病神经病变的防治首先在于严格控制高血糖，这已为 DCCT、UKPDS 研究结果所证实。严格控制高血糖可以预防、延缓神经病变的发生和发展，是治疗的基础。调节代谢的药物主要有：①醛糖还原酶(AR)抑制剂，可改善多元醇通路代谢异常。托瑞司他因引起视觉损害和肾衰竭已被淘汰；依帕司他对胃轻瘫有改善作用；非达司他对 AR 专属性高、治疗活性强、不良反应小、对患者的麻木感觉异常有改善作用。AR 抑制剂还能促进机体合成和分泌神经生长因子(NG.F)，刺激 Schwann 细胞的 NG.F 合成和释放。②AGE 抑制剂。③纠正脂肪代谢紊乱采用γ亚麻酸。④血管扩张剂。尼莫地平 40mg，每日 3 次。ACEI 和 ARB 可增加神经血流，改善神经传导速度。改善神经营养的药物有 rhNGF。小牛血去蛋白提取物肠溶片(爱维治)含有肌醇磷酸寡糖，有拟胰岛素样作用，可改善神经组织代谢、改善微循环血管病变，使受损神经功能再生。⑤甲钴胺(甲基维生素 B_{12})、维生素 B_6、叶酸参与体内多种代谢过程，可营养神经，改善神经系统的损害。⑥抗氧化应激药物。补充外源性谷胱甘肽可使机体神经组织得到保护；α硫辛酸是丙酮酸脱氢酶系的辅助因子，是一种抗氧化剂，可提高热激蛋白水平；维生素 E 亦是抗氧化剂，能改善周围神经病变症状。对症治疗包括躯体感觉神经痛和各系统自主神经病变的相应对症治疗，如直立性低血压可用氟氢可的松、可乐定、奥曲肽治疗。

躯体疼痛对症处理：非甾体消炎药以抑制前列腺素合成；抗惊厥(加巴喷丁等)/抗心律失常剂达到膜稳定作用；抗抑郁剂可以抑制 5-羟色胺(5-HT)、去甲肾上腺素(NE)摄取；中枢镇痛剂鸦片受体抑制神经递质；NMDA 拮抗剂如右美沙氛、memantine、金刚烷胺等降低中枢敏感化；肾上腺能突触前阻滞剂(可乐定)以阻滞递质释放；抗精神剂以减轻感觉异常性；香草酸受体激动剂如辣椒素灭活感觉末梢。临床可采用三环类抗抑郁药(阿米替林、地昔帕明、去甲替林)，其他如 NSAIDs、美西律、苯妥英、卡马西平等均在一定程度上可缓解疼痛。

目前糖尿病外周神经病因确切机制仍在探讨中。治疗上严格血糖控制仍为最有效而安全的措施，胰岛素替代治疗即可降低血糖以达到基本性预防的目的，也是对神经营养最为有效而且安全经济的手段。有关其他的对因措施如氨基胍等，还停留在实验阶段。糖尿病外周神经病变的最佳防治策略乃为严格控制血糖基础上的综合应对。

(5)糖尿病大血管病变：糖尿病大血管病变的防治最重要的是尽早控制各种心血管危险因子，尤其是血脂异常，如降低 LDL-C、VLDL-C、LDL、TG，升高 HDL-C。许多循证医学证明他汀类药可以明显减少心血管事件和病残与死亡率；贝特类(纤维酸衍生物)主要降低 TG、VLDL，升高 HDL-C 水平而增加漂浮的 IDL 大颗粒，也可减少心血管事件。因为高血压可加速心血管病(CVD)和 DN 的发展，积极降压较之积极降糖在减少并发症和死亡率方面可取得更好的效果。RJAS 中血管紧张素Ⅱ无论在血液循环和组织中可以起有害作用，所以应用 ACEI 及 ARB 在糖尿病患者应属首选，它们具有提高胰岛素敏感性(IS)、降低 IR 的作用。长效二氢吡啶类钙拮抗剂、非二氢吡啶类钙拮抗剂、血管扩张剂对血糖及血脂也无影响，甚至小剂量噻嗪类利尿剂对糖尿病合并高血压、血脂异常者也无害处，可加强其他抗高血压药物的降压效果；若有难治性高血压，血压控制不满意，应考虑是否有肾动脉粥样斑块形成，构成所谓的肾血管性高血压。糖尿病患者的动脉硬化往往为多发性，远端病变多见，冠状动脉导管成形术及支架安置可有较多再狭窄，故宜开展冠状动脉搭桥手术并采用 GPⅡb-Ⅲa 受体抑制剂，抑制血小板活化及聚集，减少血栓形成。阿司匹林在糖尿病合并动脉粥样硬化者可以长期应用，防止血小板聚集和血栓形成，以防心脑血管事件的发生。

(6)糖尿病足；糖尿病患者的足应像脸一样加以保护，要早期识别各种危险因素，加强对患者的教育与具体指导，消除各种有害因素，防止足部溃疡发生。既要控制血糖，又要纠正血脂谱和血压并戒烟，且需要有关的多学科通力协作。神经病变按前面所述的治疗方法进行，而血管狭窄或闭塞可采用动脉搭桥手术以增加血液供应，促进创口愈合，并减少因严重缺血、干性坏疽而截肢。对于糖尿病下肢和脚的处理，ADA 提出 6 条干预措施：①解除负荷。②清创引流。③创口敷料选用。④合理应用抗生素。⑤血管重建沟通血流。⑥有限的截肢。近有采用存活的皮肤代用品或生长因子如碱性成纤维细胞生长因子、重组血小板源生长因子等，可与上述干预措施合用。

糖尿病下肢并发症的基本病因为神经和血管病变，外伤为诱因，感染为加重因素，老年人为易患人群，且易出现危及生命的严重并发症如栓塞和感染等，需及时处理。治疗上仍以基本病因治疗为主，综合治疗。随着我国糖尿病患者群基数大而且逐渐进入老年社会，其防治的重要性从卫生经济学和人口质量上不言而喻。

第五节　原发性醛固酮增多症

原发性醛固酮增多症(primary hyperaldosteronism)，简称原醛症，是以体内醛固酮分泌增多和肾素分泌受抑制的综合征。醛固酮分泌是自主性的或部分自主性的，肾素分泌受抑制是继发于醛固酮的分泌增多。1954 年 Conn 首先报道一例分泌醛固酮的肾上腺皮质腺瘤经手术切除获得治愈，故又称之为 Conn 综合征。

一、分类与发病机制

1. 产生醛固酮的肾上腺腺瘤

占原醛症的 70%。多为单侧，左侧略多于右侧，肿瘤直径平均 1.8cm。

2. 皮脂腺癌

恶性肿瘤中仅产生醛固酮罕见，占原醛症中不到 3%。一般生化检查与激素反应，腺癌较腺瘤明显。在该症进展时并有皮质醇增多或雄激素，雌激素增多。

3. 原发性肾上腺增生

占原醛症中 6%～7%。醛固酮刺激与抑制反应与腺瘤一致。

4. 特发性肾上腺皮质增生

特发性增生的病因是由垂体前叶分泌一种相对分子质量为 26000 的糖蛋白，即醛固酮刺激因子以兴奋醛固酮的释放。

5. 糖皮质激素抑制性原醛症

多见于年轻男性，呈家族性染色体显性遗传。原发缺陷来自 11β-羟化酶调节区基因复制与醛固酮合成酶基因密码序列不等交叉融合所致，导致球状带中醛固酮、18-氧皮质醇与 18-羟皮质醇升高。临床特征为高血压起病年龄轻，持续性低血钾，血浆醛固酮正常高限，血浆肾素活性降低且不被站立位的激发；并可因每日服 DF 1～2mg，2～3 周后血压下降，低钾改善与血浆醛固酮下降，肾素活性上升。

二、临床表现

1. 症状与体征

最早出现的症状是高血压，一般呈良性经过，恶性高血压少见。高血压的原因是醛固酮增加血容量，并增加血管对去甲肾上腺素敏感性所致。分泌增加的醛固酮作用于远端肾小管促使排钾增加水钠潴留；血钠正常或升高，血钾降低。低血钾时患者自觉四肢无力，尤以双下肢为甚，甚至可发展到周期性瘫痪，严重者出现呼吸及吞咽困难。心电图显示轻度左心室肥厚与缺钾改变。长期缺钾使肾小管上皮空泡样变性，以致肾浓缩功能不良，出现多尿，烦渴与尿比重低。

钾缺乏进展，钾与氢离子先后自细胞内移出，肾分泌氢离子增加，发生碱中毒，游离钙减少，可出现手足搐搦。醛固酮还可促进镁的排出，使血镁降低，更易引起手足搐搦与肌痉挛。克氏征和陶瑟征(+)。

2.辅助检查

(1)筛选诊断检查。①高血压患者测定血钾，测血钾前应停服利尿剂3周，以确定是否并存自发性低血钾。原醛症时低血钾常呈持续性，亦可呈波动性。当血钾在3.5mmol/L或以下时，24h尿钾排出量超过20～25mmol，则提示肾排钾过多，有原醛症的可能。②盐摄入：血钾浓度在很大程度上与氯化钠摄入紧密相关。低钠饮食可减轻钾丢失，校正血钾异常，因此可掩盖钾缺乏。若每日平均消耗钠量足以使低血钾变得明显。以下方法可证实有无低血钾，即患者不限饮食，每餐加服氯化钠1g共4d，于第五日测血电解质和醛固酮。③血浆肾素活性：如已停利尿剂3周，血浆肾素活性受抑，有原醛症可能。④血清钠：血钠高(142～152mmol/L)，血细胞容积减少，支持盐皮质激素分泌过多。

(2)确定诊断检查。①24h尿醛固酮测定，亦可测18-glucuronide。②立位试验及血浆18-羟皮质酮测定。平卧至少4h，于晨8时起立位2～4h后各取血测血浆醛固酮。正常人血浆醛固酮111～332.9pmol/L(40～120ng/L)，立位活动2～4h后，因肾血流量下降促使肾素-血管紧张素分泌增加，醛固酮分泌增多。腺瘤患者血浆醛固酮＞693.5pmol/L(250ng/L)，90%患者立位后血浆醛固酮无明显改变或减少；因醛固酮分泌过多，血容量扩张，明显抑制了肾素-血管紧张素系统，立位未能使肾素增加。多数增生患者血浆醛固酮常增加(＜693.5pmol/L)，于立位时肾素增加导致醛固酮增加。同时测定其他类固醇前身可增加诊断准确性。腺瘤患者18-羟皮质酮明显增高＞85ng/dL，增生患者此值仅轻度增高。腺瘤患者尿18-羟皮质醇与18-氧皮质醇常增加，增生患者则否。③静脉输注盐水试验：于2～4h静脉输入等张盐水2000mL。输液前、后分别取血测醛固酮与皮质醇。在原发性高血压患者细胞外液容量扩张，使血醛固酮迅速下降，但不能使腺瘤或增生患者血醛固酮降至正常范围。本试验可明确鉴别低肾素型高血压醛固酮增多。④氨体舒通试验：每日服氨体舒通300～400mg(微粒型)，2～3周后血压下降、血钾上升，则可初步诊为本病。服用氨体舒通反应良好的患者预示手术治疗后血压恢复的可能性大。⑤腺瘤定位检查：肾上腺B超、CT扫描有助于肿瘤定位诊断。肾上腺碘化胆固醇闪烁扫描，阳性率可达80%，若肿瘤＜1cm，则阳性率明显下降。肾上腺静脉造影亦有助于诊断并可通过静脉导管分别自左侧和右侧取血测醛固酮以确定腺瘤位置，且有助于鉴别肿瘤或增生。但肾上腺静脉造影可引起出血、肾上腺梗死、静脉血栓等并发症。肿瘤直径＜7mm者，不易查出，阳性率仅60%～70%。要注意异位肾上腺醛固酮症，如分泌醛固酮肿瘤位于肾脏、卵巢等。

三、诊断

1.诊断

患者一般表现为高血压、低血钾、体内醛固酮分泌增多，肾素分泌受抑的综合征。

2.病情危重指标

有的患者低血钾严重，可出现手足搐搦或周期性瘫痪，亦可累及心脏，心电图呈低血钾图形或出现心律失调，最严重时可导致心室颤动，心搏骤停。

3. 误诊漏诊原因分析

(1)原发性高血压患者服用噻嗪类利尿剂后发生低血钾误诊为原醛症，由于服药史未问清楚，停利尿剂后血钾渐恢复正常。

(2)原醛症患者表现不典型，如个别患者仅出现周期麻痹，无高血压，容易漏诊。

4. 鉴别诊断

(1)病因鉴别：腺瘤血浆醛固酮明显增加＞693.5pmol/L，立位时血浆醛固酮无明显改变，肾素亦未增加。18-羟皮质酮明显增高＞85ng/dL。增生血浆醛固酮常增加不到693.5pmol/L，于立位时因肾素增加导致醛固酮增加。18-羟皮质酮仅轻度升高。

(2)继发性醛固酮增多症：如肾血管性高血压，肾素瘤等。呈高肾素与高醛固酮水平。

(3)Liddle综合征：有遗传倾向，先天性肾小管重吸收钠增多致高血钠、低血钾而肾素与醛固酮正常，氨苯蝶啶治疗有效。

值得提出的是个别病例血压不高，因反复周期性瘫痪入院，经检查符合原醛症，后经手术证实为腺瘤。因此，低血钾患者，即使血压正常，亦应作立卧位肾素-醛固酮检查。

四、治疗

(1)手术治疗腺瘤多进行患侧肾上腺切除，术后血浆醛固酮恢复正常。原发性肾上腺增生与特发性醛固酮增多症可作肾上腺次全切除术，术后低血钾校正，前者血压亦可获改善，后者术后血压仍高，需抗高血压药物治疗。

术前准备，服用氨体舒通200～400mg/d，直至血压及血钾正常，需1～3个月。待血压与血钾正常后渐减至维持量100mg/d，直至手术。氨体舒通可使扩张的细胞外液容量恢复正常，促使钾潴留，血钾浓度上升。肾素－血管紧张素系统活性亦可恢复。此药耐受性好，不良反应如皮疹、阳痿、乳房增大与上腹部不适罕见。

术后偶有暂时性相对低盐皮质激素，呈负钠平衡，钾潴留与轻度酸中毒。对侧球状带完全恢复需4～6个月，有时需更长。特别是患者术前未用氨体舒通做准备者。术后无须特殊治疗，但摄入水分与钠补充要充分。约1%患者术后其肾素-血管紧张素-醛固酮系统未能恢复正常，且需皮质激素替代治疗。

(2)药物治疗。手术禁忌者可用氨体舒通治疗，200～400mg/d，4～6周，渐减至维持量。长期服用氨体舒通75～100mg可维持血压正常。

阿米洛利：如患者不能用氨体舒通，可选用阿米洛利5～10mg，1天3次，与抗高血压药如硝苯地平合用，可较好地控制症状。

地塞米松：1～2mg/d，可校正地塞米松依赖性醛固酮增多症。必要时可加降压药并补钾。

第五章　呼吸系统疾病

第一节　小儿呼吸系统解剖生理特点和检查方法

小儿呼吸系统的解剖生理特点与小儿时期易患呼吸道疾病密切相关。呼吸系统以环状软骨下缘为界，分为上、下呼吸道。上呼吸道包括鼻、鼻窦、咽、咽鼓管、会厌及喉；下呼吸道包括气管、支气管、毛细支气管、呼吸性细支气管、肺泡管及肺泡。

一、解剖特点

(一)上呼吸道

1.鼻和鼻窦

婴幼儿时期，由于头面部颅骨发育不成熟，鼻和鼻腔相对短小，后鼻道狭窄，缺少鼻毛，鼻黏膜柔嫩，富于血管组织，故易受感染。感染时鼻黏膜充血肿胀使鼻腔更加狭窄，甚至堵塞，引起呼吸困难及吮吸困难。婴儿时期鼻黏膜下层缺乏海绵组织，至性成熟时期才发育完善，故婴儿极少发生鼻出血，6～7岁后鼻出血才多见。此外，小儿鼻泪管较短，开口部的瓣膜发育不全，在上呼吸道感染时易侵犯眼结膜，引起结膜炎症。婴幼儿鼻窦发育未成熟，上颌窦及筛窦出生时虽已形成，但极小，2岁后才开始发育，至12岁才发育充分。额窦在1岁以前尚未发育，2岁时开始出现。蝶窦出生即存在，5～6岁时才增宽。婴儿可患鼻窦炎，但以筛窦及上颌窦最易感染。

2.咽和咽鼓管

小儿咽部相对狭小及垂直，鼻咽部富于集结的淋巴组织，其中包括鼻咽扁桃体和腭扁桃体，前者在4个月即发育，如增殖过大，称为增殖体肥大；后者在1岁末逐渐退化。因此，扁桃体炎多发生在年长儿，而婴幼儿则较少见到。扁桃体具有一定防御及免疫功能，对其单纯肥大者不宜手术切除，但当细菌藏于腺窝深处，形成慢性感染病灶，长期不能控制，则可手术摘除。小儿咽后壁间隙组织疏松，有颗粒型的淋巴滤泡，1岁内最明显，以后逐渐萎缩，故婴儿期发生咽后壁脓肿最多。婴幼儿咽鼓管较宽，短而直，呈水平位，故上呼吸道感染后容易并发中耳炎。

3.喉

小儿喉部相对较长，喉腔狭窄，呈漏斗形，软骨柔软，声带及黏膜柔嫩，富于血管及淋巴组织，容易发生炎性肿胀，由于喉腔及声门都狭小，患喉炎时易发生梗阻而致吸气性呼吸困难。

(二)下呼吸道

1.气管和支气管

小儿气管和支气管管腔相对狭小，软骨柔软，缺乏弹力组织。支气管以下分为叶间支气管、节段支气管及毛细支气管。婴幼儿毛细支气管无软骨，平滑肌发育不完善，黏膜柔嫩，血管丰富，黏液腺发育不良，分泌黏液不足而较干燥，黏膜纤毛运动差，清除吸入的微生物等作用不足。因此，不仅易感染，而且易引起呼吸道狭窄与阻塞。儿童气管位置较成人高，由于右侧支气管较直，似由气管直接延伸，左侧支气管则自气管侧方分出，故支气管异物多见于右侧，引起右侧肺段不张或肺气肿。

2. 肺脏

小儿肺组织发育尚未完善，弹力组织发育较差，肺泡数量少，气体交换面积不足，但间质发育良好，血管组织丰富，毛细血管与淋巴组织间隙较成人为宽，造成含气量少而含血多，故易于感染。炎症时也易蔓延，感染时易引起间质性炎症、肺不张及坠积性肺炎。由于肺弹力纤维组织发育差，肺膨胀不够充分，易发生肺不张和肺气肿。

3. 肺门

肺门包括支气管、血管和几组淋巴结(支气管淋巴结、支气管分叉部淋巴结和气管旁淋巴结)，肺门淋巴结与肺部其他部位淋巴结相互联系，当肺部各种炎症时，肺门淋巴结易引起炎症反应。

(三)胸廓与纵隔

小儿胸廓较短小，其前后径约与横径相等，呈圆桶状。肋骨处于水平位，与脊柱几乎成直角。膈肌位置较高，使心脏呈横位，胸腔狭小，但肺脏相对较大，几乎充满胸廓；加上胸部呼吸肌不发达，主要靠膈肌呼吸，易受腹胀等因素影响，肺的扩张受到限制不能充分地进行气体交换，使小儿的呼吸在生理和病理方面经常处于不利的地位。小儿纵隔相对较成人大，占胸腔的空间较大，故肺的活动受到一定限制。纵隔周围组织柔软而疏松，富于弹性，当胸腔大量积液、气胸、肺不张时，易引起纵隔器官(气管、心脏及大血管)的移位。

二、生理特点

(一)呼吸频率与节律

由于小儿胸廓解剖特点，肺容量相对较小，使呼吸受到一定限制，而小儿代谢旺盛，需氧量接近成人，为满足机体代谢和生长需要，只有增加呼吸频率来代偿。故年龄愈小，呼吸频率愈快，因此在应付额外负担时的储备能力较成人差。婴幼儿因呼吸中枢发育不完善，呼吸运动调节功能较差，迷走神经兴奋占优势，易出现呼吸节律不齐、间歇呼吸及呼吸暂停等，尤以新生儿明显。

(二)呼吸型

婴幼儿胸廓活动范围受限，呼吸辅助肌发育不全，故呼吸时肺向横膈方向移动，呈腹(膈)式呼吸。随年龄增长，肋骨由水平位逐渐成斜位，呼吸肌也逐渐发达，胸廓前后径和横径增大，膈肌和腹腔器官下降，至7岁以后大多数改变为胸腹式呼吸，少数9岁以上的女孩可表现为胸式呼吸。

(三)呼吸功能特点

1. 肺活量

指一次深吸气后作尽力呼气时的最大呼气量，包括潮气量、补吸气量及补呼气量的总和。它表示肺最大扩张和最大收缩的呼吸幅度，小儿正常值为50～70mL/kg。在安静时儿童仅用肺活量的12.5%来呼吸，而婴儿则需用30%左右，说明婴儿的呼吸潜力较差。凡可使呼吸运动受限制的疾病以及肺组织受损的疾病均可使肺活量明显减少。

2. 潮气量

即安静呼吸时每次吸入或呼出的气量。小儿约 6mL/kg，仅为成人的 1/2 量，年龄愈小，潮气量愈小，其值随年龄的增长而增加。

3. 每分通气量

指潮气量乘以呼吸频率。通气量的多少与呼吸频率和呼吸深浅幅度有关，足够的通气量是维持正常血液气体组成的重要保证。正常婴幼儿由于呼吸频率快，每分通气量为 3500～4000mL/m^3，与成人相似。CO_2 排出量亦与成人相似。

4. 气体的弥散

指氧和二氧化碳通过肺泡毛细血管膜的过程。气体弥散的多少，取决于该气体弥散系数和分压差，与弥散面积距离也有关系。小儿肺脏小，肺泡毛细血管总面积和总容量均比成人小，故气体总弥散量也小，但以单位肺容量计算则与成人近似。因 CO_2 在体液的溶解度远远超过 O_2，其弥散能力远比 O_2 大，因此，临床上所指的气体弥散障碍是指 O_2 而言。

5. 气道阻力

气道阻力的大小取决于管径大小和气体流速等。管道气流与管腔半径的 4 次方成反比。小儿气道阻力大于成人，气道管径随发育而增大，阻力随年龄而递减。婴幼儿肺炎时，气道管腔黏膜肿胀，分泌物增加，支气管痉挛等，易使管腔极为狭窄，气道阻力增大，此为小儿肺炎易发生呼吸衰竭的原因。

三、检查方法

（一）体格检查

1. 望诊

(1) 呼吸频率改变：呼吸困难的第一征象为呼吸频率增快，年龄越小越明显。呼吸频率减慢或节律不规则也是危险征象。

(2) 发绀：肢端发绀为末梢性发绀，舌、黏膜的发绀为中心性发绀。中心性发绀较末梢性发绀发生晚，但更有意义。

(3) 吸气时胸廓软组织凹陷：上呼吸道梗阻或严重肺实变时，胸骨上、下，锁骨上窝及肋间隙软组织凹陷，称为“三凹征”。

2. 吸气喘鸣和呼气喘鸣

吸气时出现喘鸣音，同时伴吸气延长，是上呼吸道梗阻的表现。呼气时出现喘鸣音同时伴呼气延长，是下呼吸道梗阻的表现。

3. 肺部听诊

哮鸣音常于呼气相明显，提示细小支气管梗阻。不固定的中、粗湿啰音常来自小支气管的分泌物。于吸气时，特别是深吸气末，听到固定不变的细湿啰音提示肺泡内存在分泌物，常见于肺泡炎。

（二）血气分析

血气反映气体交换和血液的酸碱平衡状态，为诊断和治疗提供依据。小儿血气分析正常值见表 5-1。

表 5-1　小儿血液气体分析正常值

项目	新生儿	≤2 岁	>2 岁
pH 值	7.35～7.45	7.35～7.45	7.35～7.45
PaO_2//kPa	8～12	10.6～13.3	10.6～13.3
$PaCO_2$/kPa	4.00～4.67	4.00～4.67	4.67～6.00
$PaCO_2$(mmol · L^{-1})	20～22	20～22	22～24
BE/(mmol · L^{-1})	−6～+2	−6～+2	−4～+2
SaO_2/%	90～97	95～97	96～98

(三)肺脏影像学

胸部 X 射线透视和摄片是最常用的检查。近 20 年来，肺脏影像学发展迅速，CT、高分辨 CT(HRCT)、磁共振(MRI)和数字化胸部 X 射线摄片等技术的使用使肺部疾病的诊断率大为提高。

1. MRI

MRI 特别适合肺门及纵隔肿块或淋巴结的检查，在显示肿块与肺门、纵隔血管关系方面优于 CT。利用三维成像技术可发现亚段肺叶中血管内的血栓。气管及血管的同时三维成像能非常清楚地显示小儿异常血管环对气道的压迫。

2. HRCT

对许多肺脏疾病有无法估量的价值，尤其是对慢性肺间质病变的描述。HRCT 是应用一种薄层技术(层厚 1～2mm)，详细评价肺实质病变，它能描述小至 200～300μm 的肺脏解剖细节，识别直径 1～2mm 的气道和直径 0.1～0.2mm 的血管。

(四)纤维支气管镜(纤支镜)检查

可在直视下作活检或刷检，可视范围大，容易取材，进行细胞和组织学检查，可提高阳性率。亦可进行支气管肺泡灌洗，了解肺泡灌洗液中细胞成分、形态和生物学特征，分析各种细胞因子和炎症介质。

第二节　小儿流感

流行性感冒(简称流感)是由流感病毒引起的急性呼吸道传染病，病原体为甲、乙、丙三型流行性感冒病毒，通过飞沫传播，临床上有急起高热、乏力，全身肌肉酸痛和轻度呼吸道症状，病程短，有自限性。儿童及少年患此病者为多，以 5～20 岁发病率最高。4～5 个月以下的婴儿较少受到传染。

一、病因

80%～90%的感冒是由病毒引起的，能引起感冒的病毒有 200 多种；10%～20%的感冒是由细菌所引起的。1 岁以内的婴儿由于免疫系统尚未发育成熟，所以更容易患感冒。

孩子容易患感冒，首先与他们机体的生理、解剖特点，免疫系统发育不成熟有关。孩子的鼻腔狭窄，黏膜柔嫩，黏膜腺分泌不足，较干燥，对外界环境适应和抵抗能力较差，容易发生炎症。早产儿、有先天性缺陷或疾病的孩子，比如心肺功能不全，特别是患有先天免疫性疾病时，护理稍有失误则会发生感冒。

其次，与家长喂养方式不当也有关系，一项对 157 名家长进行“儿童营养知识普及调查”的结果显示，懂得一般育儿营养知识的人仅占 10.2%。由于孩子生长发育快，那些因缺少母乳而采取人工喂养的孩子以及过于娇惯、偏食、厌食的孩子，营养不良或不均衡，可能引起不同程度的缺铁、缺钙或维生素及蛋白质摄入不足。铁、锌和蛋白质等营养成分对免疫系统的各种球蛋白的合成以及促进免疫细胞成熟、分化均起着重要作用，影响孩子机体的抵抗能力。身体缺乏维生素 A，造成呼吸道上皮细胞纤毛减少、消失，腺体失去正常功能，溶菌酶和分泌的免疫抗体明显减少，屏障功能减退，会导致感染发生。而钙摄入不足可致小儿佝偻病，导致抵抗力低下，易受病毒、细菌感染。低钙可导致呼吸道上皮细胞纤毛运动减弱，使呼吸道分泌物不易排出。这些都是导致感冒的原因。

再次，与周围环境不良有关。有的孩子家庭居室条件较差，阴暗潮湿；有的室内温度过高或太低；有的家庭喜欢终日将门窗紧闭，空气不流通；有的家庭成员嗜好吸烟，加上房内生火，烟尘污染严重。环境不良、空气混浊，对呼吸道危害甚大，是诱发感冒的重要原因。有的家长给孩子穿衣过多或过少，结果不是出汗就是受凉，很容易诱发感冒。

最后，感冒还与缺乏室外锻炼有关。由于客观条件限制，或重视不够，不少孩子缺乏户外活动。如中国北方及寒冷季节时间较长的地区，孩子大部分时间待在室内，很少有机会在户外活动；有的家长溺爱孩子，将孩子成天关在空调房间内。这些孩子一旦受点凉，就无法适应，极易发生感冒。

二、临床表现

（一）潜伏期

数小时至 1～2d。

（二）临床症状

小儿患流感时其临床症状常因年龄不同而各具特点，年长儿症状与成人相似，多表现为普通感冒，起病急骤，有高热、畏寒、头痛、背痛、四肢酸痛、疲乏等，不久即出现咽痛、干咳、流鼻涕、眼结膜充血、流泪以及局部淋巴结肿大，肺部可出现粗啰音。偶诉腹痛、腹泻、腹胀等消化道表现。在婴幼儿则临床表现每与其他呼吸道病毒感染相似，不易区分，炎症涉及上呼吸道、喉部、气管、支气管、毛细支气管及肺部，病情较严重。

日本学者报道在流感流行期间因下呼吸道感染住院病儿中有 1/4 证实为流感病毒引起，高于同期呼吸道合胞病毒或腺病毒引起的数倍。病儿常突发高热，伴全身中毒症状及流清鼻涕，常伴呕吐、腹泻等，偶见皮疹及鼻出血，体温波动于 38～41℃，可有高热惊厥。幼小婴儿可有严重的喉、气管、支气管炎伴黏稠痰液，甚至发生呼吸道梗阻现象。新生儿患者往往出现嗜睡、拒食及呼吸暂停，甚至需用人工呼吸器治疗。乙型流感临床表现与甲型相似，但较多见鼻、眼部症状体征以及由急性良性肌炎引起的肌痛，主要见于下肢，尤以小腿腓肠肌疼痛为甚，而全身中毒表现如头昏、疲乏等则较轻。丙型流感大多表现为轻症上呼吸道感染。无并发症的流感发热一般持续 3～4d，热退后全身中毒症状减轻，但干咳及体力衰弱可持续 1～2 周。

三、检查

血常规可见周围白细胞总数大都减少，平均约为 4×10^9/L，中性粒细胞减少显著，淋巴细胞相对增加，大单核细胞也可增加，此种特殊血常规在发病最初数日即很显著，往往持续10～15d。并发肺炎时白细胞总数可能大幅度下降，低达 1×10^9～2×10^9/L。血沉率一般正常，冷凝集试验大多阴性。

四、诊断

由于流感的表现与普通感冒及上呼吸道感染十分相似，无十分明显的特征，因此最初发生的病例不易诊断，需要根据流行病史、临床症状体征及病原学检验综合进行诊断。

(一)流行病史

当地有流感流行情报，对诊断最有帮助，在流感流行季节，周围人群中有同样病症就应提高警惕疑及本病。

(二)临床诊断

突然起病，有发热、怕冷、头痛、四肢肌肉酸痛、倦怠疲乏，逐渐出现呼吸道症状，有咳嗽、咽痛、面颊潮红，而其他症状体征不如普通感冒明显，咽痛、咽部红肿和扁桃体体征也不如急性扁桃体炎严重，为流感临床特点。周围白细胞计数大多偏低或正常，中性粒细胞降低明显，则临床上可疑为流感。婴幼儿凭临床表现更不易与其他上呼吸道病毒感染鉴别，应及早进行病原学诊断。

(三)病原学诊断

1. 病毒分离

采取急性期鼻咽腔洗液、咽部含漱液或取咽拭子置保存液中送检，最好立即接种于鸡胚羊膜腔或尿囊，或接种于敏感的人胚肾等细胞培养中，分离流感病毒，必要时接种于实验动物中分离病毒。采取标本最好在起病3～5d之内，过晚分离阳性率降低。

2. 血凝及血凝抑制试验

流感病毒具有凝集豚鼠红细胞(或鸡及人"O"型红细胞)的能力，将病儿早期鼻咽腔洗液(用生理盐水洗)与豚鼠红细胞相混，出现凝集即为阳性，仅表示有病毒存在，此反应敏感性较差。如预先加入特异性抗流感病毒血清进行血凝抑制试验，阳性表示标本中含流感病毒，并可应用此法进一步做分型鉴定。

3. 荧光抗体染色检查鼻黏膜细胞

用鼻咽拭子在鼻腔中旋转几次，使拭子上沾有黏膜脱落细胞，涂于玻片上，干燥后用荧光抗体(抗流感病毒特异血清)染色，在荧光显微镜下见多处带苹果绿色荧光的细胞者为阳性，注意鉴别非特异性荧光点，阳性者有肯定意义，阴性者不能完全除外。此法快速(2h内完成)简便。

4. 血清内抗体检测可采用以下方法

(1)血凝抑制试验。

(2)中和试验。

(3)补体结合试验。

痊愈期血清抗体滴度超过初期滴度4倍有诊断价值，阳性率一般可达60%～80%。

五、鉴别诊断

由于流感的表现与普通感冒及上呼吸道感染十分相似，无十分明显的特征。因此最初发生的病例不易诊断，诊断时应加以鉴别。

六、治疗

(一)一般对症治疗

卧床休息，多饮水，给予流质饮食，适宜营养，补充维生素，进食后以温开水或温盐水漱口，保持口鼻清洁，全身症状明显时予抗感染治疗。

(二)治疗原则

早期应用抗病毒治疗。要坚持预防隔离与药物治疗并重、对因治疗与对症治疗并重的原则。基本原则包括及早应用抗流感病毒药物，避免盲目或不恰当使用抗菌药物，加强支持治疗，预防和治疗并发症，以及合理应用对症治疗药物等。

抗流感病毒药物治疗。在发病36h或48h内尽早开始抗流感病毒药物治疗。虽然有资料表明发病48h后使用神经氨酸酶抑制剂亦可以有效，但是大多数研究证明早期治疗疗效更为肯定。

1.应用指征

(1)推荐使用：①凡实验室病原学确认或高度怀疑流感且有发生并发症高危因素的成人和儿童患者，不论基础疾病、流感疫苗免疫状态以及流感病情严重程度，都应当在发病48h内给予治疗。②实验室确认或高度怀疑流感以及需要住院的成人和儿童患者，不论基础疾病、流感疫苗免疫状态，如果发病48h后标本流感病毒检测阳性，亦推荐应用抗病毒药物治疗。

(2)考虑使用：①临床怀疑流感存在并发症高危因素、发病多于48h病情没有改善和48h后标本检测阳性的成人和儿童流感门诊患者。②临床高度怀疑或实验室确认流感、没有并发症危险因素、发病48h的患者也可以从抗病毒治疗获益，但其安全性和疗效尚无前瞻性研究评价。

2.具体药物

(1)神经氨酸酶抑制剂：作用机制是阻止病毒由被感染细胞释放和入侵邻近细胞，减少病毒在体内的复制，对甲、乙型流感均具活性。在我国上市的有两个品种，即奥司他韦和扎那米韦。大量临床研究显示，神经氨酸酶抑制剂治疗能有效缓解流感患者的症状，缩短病程和住院时间，减少并发症，节省医疗费用，并有可能降低某些人群的病死率，特别是在发病48h内早期使用。

奥司他韦为口服剂型，批准用于1岁以上儿童和成人，5岁(英国)或7岁(美国)儿童和成人，对照研究证明它与扎那米韦疗效没有差别。偶可引起支气管痉挛和过敏反应，对有哮喘等基础疾病的患者要慎重，其他不良反应较少。

(2)M2离子通道阻滞剂：阻断流感病毒M2蛋白的离子通道，从而抑制病毒复制，但仅对甲型流感病毒有抑制作用。包括金刚烷胺和金刚乙胺两个品种。神经系统不良反应有神经质、焦虑、注意力不集中和轻度头痛等，多见于金刚烷胺；胃肠道反应有恶心、呕吐，大多比较轻微，停药后可迅速消失。此两种药物易发生耐药。

(3)儿童用药剂量与成人不同：疗程相同。在紧急情况下，对于大于3个月婴儿可以使用奥司他韦。即使时间超过48h，也应进行抗病毒治疗。

3. 支持治疗和预防并发症

注意休息、多饮水、增加营养，给易于消化的饮食。主要补充维生素，进食后以温开水或温盐水漱口，保持口鼻清洁。维持水电解质平衡。密切观察、监测并预防治疗并发症。

4. 合理应用有关药物

流感是一种常见的病毒感染性疾病，对于流感病毒的治疗，抗生素是没有作用的，因此在没有合并细菌感染迹象的情况下不得使用抗生素，否则易引起二重感染或耐药菌的产生。存在继发细菌感染时及时使用抗生素。由于发热是流感突出的症状，解热剂阿司匹林的应用又可招致瑞氏综合征的发生，所以在处理流感患者发热时宜选用物理降温，尽量避免大剂量阿司匹林的应用。

第三节　急性上呼吸道感染

急性上呼吸道感染(acute upper respiratory infection，AURI)，简称感冒，是指喉部以上呼吸道的感染，是儿童时期最常见的疾病。它主要侵犯鼻、鼻咽和咽部，可诊断为“急性鼻咽炎”“急性扁桃体炎”“急性咽炎”。引起上呼吸道感染的病原约90%以上的病原体为病毒，主要有鼻病毒、流感病毒、副流感病毒、肠道病毒，可继发溶血性链球菌、肺炎链球菌、肺炎支原体感染。

一、病因

各种病毒和细菌均可引起，但以病毒多见，约占90%以上，主要有鼻病毒(RV)、呼吸道合胞病毒(RSV)、腺病毒(ADV)、冠状病毒等。病毒感染后可继发细菌感染，最常见的是溶血性链球菌，其次为肺炎球菌、流感嗜血杆菌等，肺炎支原体亦可引起。

二、临床表现

由于年龄大小、体质强弱、病变部位不同，病情轻重程度可不同。年长儿多较轻，婴幼儿多较重。

(一)一般类型上呼吸道感染

1. 局部症状

如鼻塞、流涕、喷嚏、干咳、咽部不适和咽痛等。

2. 全身症状

如发热、烦躁不安、头痛、全身不适、乏力等。部分患儿有食欲缺乏、呕吐、腹泻、腹痛等消化道症状。

(二)特殊类型上呼吸道感染

1. 疱疹性咽峡炎

病原体为柯萨奇A组病毒，好发于夏秋季，起病急骤，临床表现为高热、咽痛、流涎、厌食、呕吐等。

2. 咽结合膜热

病原体为腺病毒3及7型。以发热、咽炎、结膜炎为特征，好发于春夏季。临床表现为高热、咽痛、眼部刺痛，有时伴消化道症状。

三、检查

(一)体格检查

1. 一般类型上呼吸道感染

可见咽部充血、腭扁桃体肿大。可有下颌和颈淋巴结肿大，腹软，无压痛。

2. 两种特殊类型上呼吸道感染

(1)疱疹性咽峡炎：体检可见咽部充血，咽腭弓、软腭、腭垂的黏膜上可见数个至十数个2～4mm大小灰白色的疱疹，周围有红晕，1～2d后破溃形成小溃疡，病程为1周左右。

(2)咽结合膜热：体检可见咽部充血、白色点块状分泌物，周围无红晕，易于剥离；一侧或双侧滤泡性眼结合膜炎，可伴球结合膜出血；颈及耳后淋巴结增大。病程1～2周。

(二)实验室检查

(1)外周血常规：病毒感染者白细胞计数正常或偏低，中性粒细胞减少，淋巴细胞计数相对增高。细菌感染者白细胞计数可增高，中性粒细胞增高。

(2)病毒分离和血清学检查可明确病原，近年来免疫荧光、免疫酶及分子生物学技术可做出早期诊断。

(3)咽拭子培养可发现致病菌，在使用抗菌药物前进行可提高阳性率。

(4)链球菌引起者于感染2～3周后ASO滴度可增高。

(5)反复上呼吸道感染者可检测免疫功能和血微量元素。

(6)根据病情选择心电图和X线检查。

四、鉴别诊断

急性上呼吸道感染是小儿最常见疾病，根据病史及临床表现，不难诊断，但由于许多急性传染病早期表现与上呼吸道感染类似，且急性上呼吸道感染亦有一些其他系统的表现，所以在诊断过程中应注意鉴别。

(一)流行性感冒

由流感病毒、副流感病毒引起。有明显的流行病史，局部症状较轻，全身症状较重。常有高热、头痛、四肢肌肉酸痛等，病程较长。

(二)急性传染病早期

上感常为各种传染病的前驱症状，如麻疹、流行性脑脊髓膜炎、百日咳、猩红热等，应结合流行病史、临床表现及实验室资料等综合分析，并观察病情演变加以鉴别。

(三)急性阑尾炎

伴腹痛者应注意与急性阑尾炎鉴别。本病腹痛常先于发热，腹痛部位以右下腹为主，呈持续性，有固定压痛点、反跳痛及腹肌紧张、腰大肌试验阳性等体征，白细胞及中性粒细胞增高。

在排除上述疾病后，尚应对上呼吸道感染的病因进行鉴别：病毒性抑或细菌性感染，以便指导治疗。

五、治疗

(一)适当休息

注意隔离，多饮水，进易消化饮食。

(二)控制感染

本病多为病毒感染，一般不使用抗生素。但年幼病重，有细菌感染可能或有并发症时可选用磺胺药口服或青霉素肌注。利巴韦林为广谱抗病毒药，其滴鼻浓度为0.5%，每2h滴一次或雾化吸入，或口含服片剂2mg 1次，4～6次/d，疗程3～5d。金刚烷胺对甲型流感病毒有效，2mg/(kg·次)，每日2次，一般疗程3～5d，不超过10d。其制剂流感糖浆(0.5%)，1～2岁用4mL/次，3～4岁5～6mL/次，5～6岁7～8mL/次，7岁以上9～10mL/次，每日2次，疗程同上。

(三)对症治疗

1. 降温

高热时物理降温(温水擦浴)，或用退热剂，如对乙酰氨基酚10～15mg/(kg·次)或布洛芬5～10mg/(kg·次)。婴幼儿可用安乃近滴鼻，每侧鼻孔1～2滴。

2. 镇静止惊

烦躁不安或高热惊厥可用苯巴比妥钠5～8mg/(kg·次)，肌注，或其他镇静止惊剂。

3. 鼻塞

先清除鼻腔分泌物后用0.5%～1%麻黄素或萘甲唑啉滴鼻、哺乳前或睡前15min滴用。

六、注意事项

(一)抗生素的应用

该病90%以上为病毒感染所致，抗生素的应用只限于高度怀疑细菌、支原体感染以及继发细菌感染的患儿。

(二)对症治疗中应注意的问题

(1)对小婴儿忌用大剂量药物降温，以免因体温骤降、出汗过多，发生虚脱。对高热、饮水少的患儿应注意补充液体。

(2)对鼻塞患儿尽量少用麻黄碱等减充血药。如必须要用也应尽量减少用药次数及疗程，因此类药物可引起药物性鼻炎。婴儿忌用油剂滴鼻，以防吸入肺部引起类脂性肺炎。

(3)口腔溃疡者局部用药时，不可将粉末制剂吹入小婴儿咽部，以防误吸发生剧烈呛咳甚至窒息。

(三)病情观察

1. 一般情况

注意患儿的精神状态和饮食情况，如饮食正常、玩耍良好，预后多良好；如精神萎靡、嗜睡、烦躁不安、面色苍白，应提高警惕，注意有无并发症发生。

2. 惊厥

对突发高热或既往有高热惊厥史的患儿，应监测体温，防止惊厥的发生。单纯性高热惊厥多在起病初期体温骤升时发生，1次病程中多仅发生1次；少数复杂性高热惊厥可随体温升高再次发生，1次病程中发作数次。惊厥控制后，全身情况良好，预后则较好。若精神萎靡或嗜睡则提示病情重，应进一步检查有无中枢神经系统体征，排除颅内感染。

3. 体温持续不退

应考虑炎症扩散，波及其他部位。如高热不退伴哭闹不安、摇头，应考虑有急性中耳炎的可能；拒食、吞咽困难、张口呼吸，则提示有咽壁脓肿形成。应注意动态观察外周血白细胞计数的变化。发热高而白细胞偏低时，应首先考虑上呼吸道感染，同时注意排除流感、伤寒、疟疾、结核等。白细胞计数明显升高，一般考虑细菌感染，持续升高时应注意感染是否扩展至其他部位。

4. 皮疹

病程中若有皮疹出现，应注意观察皮疹出现的时间、顺序，皮疹的形态和性质，出疹与发热的关系，并结合流行病学资料和病情发展情况，与急性传染病相鉴别。

5. 心肌炎

对年长儿，病程中注意询问有无心悸、胸闷、心前区不适或疼痛，查体中注意听诊心音有无减弱，心率的快慢，有无心律失常，注意心脏有无扩大，判断有无心肌炎的发生。对怀疑有心肌炎的患儿应尽快做常规或动态心电图检查，以明确诊断，及时调整治疗方案。

6. 咳嗽加重

有气急、发绀出现时应警惕支气管炎和肺炎的发生。对听诊中可闻及中、细湿啰音而X线胸片无相应改变时，不应轻易否定下呼吸道炎症的存在，因胸片的改变往往落后于临床体征的出现。

(四)病情转归

1. 痊愈

绝大多数患儿很快痊愈。

2. 病程迁延

多为年幼体弱的患儿。既往可能有反复呼吸道感染病史，治疗效果差：有些患儿可在口、鼻、咽部查到慢性感染灶，易迁延不愈；也可能为肺炎支原体感染，临床症状持续时间较一般上呼吸道感染长。

3. 病情反复

部分患儿经治疗病情好转后再次出现上呼吸道感染症状，可能有以下原因：①呼吸道隔离未做好，呼吸道感染患儿与健康儿童居于一室，或家长及陪护人员患上呼吸道感染均可使即将康复的患儿再次感染。②家长护理不当，过分保暖或不合时宜地给患儿洗澡引起受凉，使尚未完全康复的患儿再次感染。③擅自停药。

针对这些常见原因，应多做卫生宣教，重视呼吸道隔离，病房内多进行空气消毒，指导家长正确护理患儿。

4. 病情加重

一般见于有先天性缺陷、慢性营养性疾病或免疫功能低下的患儿，应及早查清基础疾病，给予相应的支持疗法，增强机体抵抗力。少数为医源性因素，如频繁用糖皮质激素退热，滥用抗生素等均可使患儿免疫力下降，致病源扩散。应强调合理治疗，杜绝滥用药物。

(五)其他

年长儿A组溶血性链球菌感染后可导致急性肾炎、风湿热等疾病，应在上呼吸道感染好转后注意随访。

第四节　支气管肺炎

支气管肺炎是累及支气管壁和肺泡的炎症，是小儿时期最常见的肺炎，全年均可发病，以冬、春季节较多。营养不良、先天性心脏病、低出生体重儿、免疫缺陷者更易发生。

一、病因

最常为细菌和病毒，也可由病毒、细菌“混合感染”。发达国家肺炎病原体以病毒为主，主要有 RSV、ADV、流感病毒、副流感病毒及鼻病毒等。发展中国家则以细菌为主，主要以肺炎链球菌多见。其他病原包括肺炎支原体、衣原体和流感嗜血杆菌肺炎等。病原体常由呼吸道入侵，少数经血行入肺。

二、临床表现

(一)一般肺炎

一般肺炎的临床表现包括以下几种。

1. 一般症状

起病急骤或迟缓，骤发的有发热，呕吐，烦躁及喘憋等症状，发病前可先有轻度的上呼吸道感染数天，早期体温多在 38～39℃，亦可高达 40℃左右，大多为弛张型或不规则发热，新生儿可不发热或体温不升，弱小婴儿大多起病迟缓，发热不高，咳嗽与肺部体征均不明显，常见呛奶，呕吐或呼吸困难，呛奶有时很显著，每次喂奶时可由鼻孔溢出。

2. 咳嗽

咳嗽及咽部痰声，一般在早期就很明显，早期为干咳，极期咳嗽可减少，恢复期咳嗽增多，有痰，新生儿，早产儿可无咳嗽，仅表现为口吐白沫等。

3. 气促

多发生于发热，咳嗽之后，呼吸浅表，呼吸频率加快(2 个月龄内＞60 次/ min，2～12 个月＞50 次/min，1～4 岁＞40 次/min)，重症者呼吸时呻吟，可出现发绀，呼吸和脉搏的比例自 1∶4 上升为 1∶2 左右。

4. 呼吸困难

常见呼吸困难，口周或指甲发绀及鼻翼扇动，重者呈点头状呼吸，三凹征，呼气时间延长等，有些病儿头向后仰，以便较顺利地呼吸，若使患儿被动地向前屈颈时，抵抗很明显，这种现象应和颈肌强直区别。

5. 肺部固定细湿啰音

胸部体征早期可不明显或仅呼吸音粗糙或稍减低，以后可闻及固定的中、细湿啰音或捻发音，往往在哭闹，深呼吸时才能听到，叩诊正常或有轻微的叩诊浊音或减低的呼吸音，但当病灶融合扩大累及部分或整个肺叶时，可出现相应的肺实变体征，如果发现一侧肺有明显叩诊浊音和(或)呼吸音降低则应考虑有无合并胸腔积液或脓胸。

(二)重症肺炎

重症肺炎除呼吸系统严重受累外，还可累及循环，神经和消化等系统，出现相应的临床表现。

1. 呼吸衰竭

早期表现与肺炎相同，一旦出现呼吸频率减慢或神经系统症状应考虑呼吸衰竭可能，及时进行血气分析。

2. 循环系统

较重肺炎病儿常见心力衰竭，表现如下：

(1)呼吸频率突然加快，超过 60 次/min。

(2)心率突然加快，多于 160～180 次/min。

(3)骤发，极度烦躁不安，明显发绀，面色发灰，指(趾)甲微血管充盈时间延长。

(4)心音低钝，奔马律，颈静脉怒张。

(5)肝脏显著增大或在短时间内迅速增大。

(6)少尿或无尿，颜面眼睑或双下肢水肿。

以上表现不能用其他原因解释者即应考虑心力衰竭，指端小静脉网充盈，或颜面，四肢水肿，则为充血性心力衰竭的征象，有时四肢发凉，口周灰白，脉搏微弱，则为末梢循环衰竭。

3. 神经系统

轻度缺氧常见表现为烦躁，嗜睡，很多幼婴儿在早期发生惊厥，多由于高热或缺钙所致，如惊厥之同时有明显嗜睡和中毒症状或持续性昏迷，甚至发生强直性痉挛，偏瘫或其他脑征，则可能并发中枢神经系统病变如脑膜脑炎或中毒性脑病，脑水肿时出现意识障碍，惊厥，呼吸不规则，前囟隆起，脑膜刺激征等，但脑脊液化验基本正常。

4. 消化系统

轻症肺炎常有食欲不振，呕吐，腹泻等，重症可引起麻痹性肠梗阻，表现腹胀，肠鸣音消失，腹胀可由缺氧及毒素引起，严重时膈肌上升，可压迫胸部，严重时可更加重呼吸困难，有时下叶肺炎可引起急性腹痛，应与腹部外科疾病鉴别，消化道出血时可呕吐咖啡渣样物，大便隐血阳性或排柏油样便。

三、检查

(一)血常规

外周血白细胞计数和分类计数对判断细菌或病毒有一定价值，细菌感染以上指标大多增高，而病毒感染多数正常，支原体感染者外周血白细胞总数大多正常或偏高，分类以中性粒细胞为主，但在重症金黄色葡萄球菌或革兰氏阴性杆菌肺炎，白细胞可增高或降低。

(二)特异性病原学检查

1. 鼻咽部吸出物或痰标本

(1)病毒检测：病毒性肺炎早期，尤其是病程在 5d 以内者，可采集鼻咽部吸出物或痰(脱落上皮细胞)，进行病毒检测，目前大多通过测定鼻咽部脱落细胞中病毒抗原，DNA 或 RNA 进行早期快速诊断。

(2)细菌检查：肺炎患儿的细菌学检查则较为困难，由于咽部存在着大量的正常菌群，而下呼吸道标本的取出不可避免地会受到其污染，因而呼吸道分泌物培养结果仅供参考，从咽拭或消毒导管吸取鼻咽部分泌物做细菌培养及药物敏感试验，可提供早期选用抗生素的依据。

2. 血标本

血和胸水培养阳性率甚低，如同时还有败血症的症状，应做血培养，病程相对较长的患儿则宜采集血标本进行血清学检查，测定其血清特异 IgM 进行早期快速病毒学诊断，病毒分离与急性期/恢复期双份血清抗体测定是诊断病毒感染最可靠的依据，但因费时费力，无法应用于临床。

3. 胸腔积液检查

出现胸腔积液时，可作胸穿，取胸腔积液培养及涂片检查，一般有 30%肺炎双球菌肺炎病例。

4. 其他

通过纤维支气管镜取材，尤其是保护性毛刷的应用，可使污染率降低至 2%以下，有较好的应用前景，肺穿刺培养是诊断细菌性肺炎的金标准，但患儿和医生均不易接受，最近 Vuori Holopainen 对肺穿刺进行了综述评价，认为该技术有着其他方法无法比拟的优点，而且引起的气胸常无症状，可自然恢复，在某些机构仍可考虑使用。

(三) 支原体检测

支原体检测与病毒相似，早期可直接采集咽拭子标本进行支原体抗原或 DNA 检测，病程长者可通过测定其血清特异 IgM 进行诊断。

(四) 非特异性病原学检查

如外周血白细胞计数和分类计数，血白细胞碱性磷酸酶积分，四唑氮蓝试验等，对判断细菌或病毒可能有一定的参考价值，细菌感染以上指标大多增高，而病毒感染多数正常，支原体感染者外周血白细胞总数大多正常或偏高，分类以中性粒细胞为主，血 C-反应蛋白(CRP)，前降钙素(PCT)，白细胞介素-6(IL-6)等指标，细菌感染时大多增高，而病毒感染大多正常，但两者之间有较大重叠，鉴别价值不大，如以上指标显著增高，则强烈提示细菌感染，血冷凝集素试验＞132 对支原体肺炎有辅助诊断价值。

(五) 血气分析

对肺炎患儿的严重度评价，预后判断及指导治疗具有重要意义。

(六) X 线检查

支气管肺炎的病因不同，因此在 X 线上所表现的变化，既有共同点，又各有其特点，早期见肺纹理增粗，以后出现小斑片状阴影，以双肺下野，中内带及心膈区居多，并可伴有肺不张或肺气肿，斑片状阴影亦可融合成大片，甚至波及整个节段。

1. 病灶的形态

支气管肺炎主要是肺泡内有炎性渗出，多沿支气管蔓延而侵犯小叶，肺段或大叶，X 线征象可表现为非特异性小斑片状肺实质浸润阴影，以两肺，心膈角区及中内带较多，这种变化常见于 2 岁以下的婴幼儿，小斑片病灶可部分融合在一起成为大片状浸润影，甚至可类似节段或大叶肺炎的形态，若病变中出现较多的小圆形病灶时，就应考虑可能有多种混合的化脓性感染存在。

2. 肺不张和肺气肿征

由于支气管内分泌物和肺炎的渗出物阻塞，可产生部分性肺不张或肺气肿，在小儿肺炎中肺气肿是早期常见征象之一，中毒症状越重肺气肿就越明显，在病程中出现泡性肺气肿及纵隔气肿的机会也比成人多见。

3. 肺间质 X 线征

婴儿的肺间质组织发育好，患支气管肺炎时，可以出现一些肺间质的 X 线征象，常见两肺中内带纹理增多，模糊，流感病毒性肺炎，麻疹病毒性肺炎，百日咳杆菌肺炎所引起的肺间质炎性反应都可有这些 X 线征象。

4. 肺门 X 线征

肺门周围局部的淋巴结大多数不肿大或仅呈现肺门阴影增深，甚至肺门周围湿润。

5. 胸膜的 X 线征

胸膜改变较少，有时可出现一侧或双侧胸膜炎或胸腔积液的现象，尽管各种不同病因的支气管肺炎在 X 线表现上有共同点，但又不尽相同，因此，必须掌握好各种肺炎的 X 线表现，密切结合临床症状才能做出正确诊断。

(七)B 超检查

有肝脏损害或肝淤血时，可有肝脏肿大。

(八)心电图检查

有无心肌损害。

四、诊断

根据典型临床症状，结合 X 线胸片所见，诊断多不困难，根据急性起病，呼吸道症状及体征，必要时可做 X 线透视，胸片或咽拭，气管分泌物培养或病毒分离，白细胞明显升高时能协助细菌性肺炎的诊断，白细胞减低或正常，则多属病毒性肺炎。

五、鉴别诊断

需与肺结核、支气管异物哮喘伴感染相鉴别，同时应对其严重度有无并发症和可能的病原菌做出评价。

六、治疗

采用综合治疗，原则为控制炎症、改善通气功能、对症治疗、防止和治疗并发症。

(一)氧气疗法

有缺氧表现，如烦躁、口周发绀时需吸氧，多用鼻前庭导管给氧，经湿化的氧气的流量为 0.5～1L/min，氧浓度不超过 40%。新生儿或婴幼儿可用面罩、氧帐、鼻塞给氧，面罩给氧流量为 2～4L/min，氧浓度为 50%～60%。对氧疗患儿应至少每 4h 监测 1 次体温、脉搏、呼吸次数和脉搏血氧饱和度。

(二)抗感染治疗

1. 抗菌药物治疗原则

(1)根据病原菌选用敏感药物：在使用抗菌药物前应采集合适的呼吸道分泌物进行细菌培养和药物敏感试验，以便指导治疗；在未获培养结果前，可根据经验选择敏感的药物。

(2)选用的药物在肺组织中应有较高的浓度。

(3)早期用药。

(4)联合用药。

(5)足量、足疗程。重者患儿宜静脉联合用药。

社区获得性肺炎(CAP)抗菌药物治疗应限于细菌性肺炎、支原体肺炎和衣原体肺炎、真菌性肺炎等，单纯病毒性肺炎无使用抗菌药物指征，但必须注意细菌、病毒、支原体、衣原体等混合感染的可能性。3 个月以下儿童有沙眼衣原体肺炎可能，而 5 岁以上者支原体肺炎、肺炎衣原体肺炎比率较高，故均可首选大环内酯类，尤其是新一代大环内酯类，其抗菌谱广，可以覆盖大部分儿童 CAP 病原菌。对 4 月龄～5 岁进行 CAP 抗菌药物治疗，尤其重症患儿时，应考虑病原菌是对大环内酯类耐药肺炎链球菌，可首选大剂量阿莫西林或头孢菌素。

真菌感染应停止使用抗生素及激素，选用制霉菌素雾化吸入，亦可用克霉唑、氟康唑或两性霉素 B。

2. 抗病毒治疗

(1)流感病毒：奥斯他韦、扎那米韦和帕那米韦是神经氨酸酶的抑制剂，对流感病毒 A 型、B 型均有效。金刚烷胺和金刚乙胺是 M2 膜蛋白离子通道阻滞剂，仅对 A 型流感病毒有效。

(2)利巴韦林可滴鼻、雾化吸入、肌注和静脉点滴，肌注和静点的剂量为 10～15 mg/(kg·d)，可抑制多种 RNA 和 DNA 病毒；α-干扰素(IFN-α)，5～7d 为一疗程，亦可雾化吸入。

(3)更昔洛韦是儿童巨细胞病毒感染的一线用药。

(三)对症治疗

1. 气道管理

及时清除鼻痂、鼻腔分泌物和吸痰，以保持呼吸道通畅，改善通气功能。气道的湿化非常重要，有利于痰液的排出，雾化吸入有助于解除支气管痉挛和水肿。分泌物堆积于下呼吸道，经湿化和雾化仍不能排除，且呼吸衰竭加重时，应行气管插管以利于清除痰液。严重病例宜短期使用机械通气(人工呼吸机)。接受机械通气者尤应注意气道湿化、变换体位和拍背，保持气道湿度和通畅。

2. 腹胀的治疗

低钾血症者，应补充钾盐。中毒性肠麻痹时，应禁食和胃肠减压，亦可使用酚妥拉明 0.3～0.5mg/(kg·次)加 5%葡萄糖 20mL 静脉滴注，最大量≤10mg/次。

3. 其他

高热患儿可用物理降温，如 35%乙醇擦浴；冷敷，冰袋放在腋窝、腹股沟及头部；口服对乙酰氨基酚或布洛芬等。若伴烦躁不安可给予氯丙嗪、异丙嗪各 0.5～1.0mg/(kg·次)肌内注射，或苯巴比妥 5mg/(kg·次)肌内注射。

(四)糖皮质激素

糖皮质激素可减少炎症、渗出，解除支气管痉挛，改善血管通透性和微循环，降低颅内压。使用指征如下：

(1)严重憋喘或呼吸衰竭。

(2)全身中毒症状明显。

(3)合并感染脓毒症休克。

(4)出现脑水肿。

上述情况可短期应用激素，可用琥珀酸氢化可的松5～10mg/(kg·d)或用地塞米松0.1～0.3mg/(kg·d)加入瓶中静脉点滴，疗程3～5d。

第五节　支原体肺炎

支原体肺炎(MPP)的致病菌为肺炎支原体(MP)，它是非细胞内生长的最小微生物，含DNA和RNA，无细胞壁。本病占小儿肺炎的20%左右，在密集人群可达50%。常年皆可发生，流行周期为4～6年。主要经呼吸道传染，MP尖端吸附于纤毛上皮细胞受体上，分泌毒性物质，损害上皮细胞，使黏膜清除功能异常，且持续时间长，导致慢性咳嗽。由于MP与人体某些组织存在部分共同抗原，故感染后可形成相应组织的自身抗体，导致多系统免疫损害。

本病不仅见于年长儿，婴幼儿感染率也高达25%～69%。临床常有发热，热型不定，热程1～3周。刺激性咳嗽为突出表现，有的酷似百日咳，可咳出黏稠痰，甚至带血丝。年长儿可诉咽痛、胸闷、胸痛等症状，肺部体征常不明显。婴幼儿则起病急，病程长、病情重，以呼吸困难、喘憋和双肺哮鸣音较突出，可闻及湿啰音。部分患儿有多系统受累，如心肌炎、心包炎、血管栓塞、溶血性贫血、血小板减少、脑膜炎、吉兰-巴雷综合征、肝炎、胰腺炎、脾大、消化道出血、各种皮疹、肾炎、血尿、蛋白尿等。可直接以肺外表现起病，也可伴有呼吸道感染症状。有人认为儿童若发热、咳嗽，同时有其他器官受累，血沉增快，但中毒症状不重，应考虑MP感染，必须进一步作相应实验室检查。

一、病史

病原体为肺炎支原体，可散发或有小的流行，全年均可发病。多见于5～15岁儿童，婴幼儿患病常表现为毛细支气管炎。预后好。

二、临床表现

(1)多数为亚急性起病，发热无定型，或体温正常，咳嗽较重，初期为刺激性干咳，常有咽痛，头痛等症状。

(2)可出现多系统多器官的损害，皮肤黏膜表现为麻疹样或猩红热样皮疹；偶见非特异性肌痛和游走性关节痛；也有表现心血管系统、神经系统损害、血尿及溶血性贫血等。

(3)全身症状比胸部体征明显。体检肺部体征不明显，偶有呼吸音稍低及少许干湿啰音者。

三、辅助检查

(1)X线改变明显，多为单侧病变，也可见双侧病变，以下叶为多见，有时病灶呈游走性，少数呈大叶性阴影：病程2～3周不等，X线阴影完全消失比症状消退更延长2～3周之久，偶有延长至6周者。

(2)白细胞大多正常或下降，伴血沉增快。

(3)血清冷凝集反应阳性，滴度＞1：128有诊断意义，50%～60%患儿冷凝集试验阳性，滴度＞1：32可做辅助诊断。

(4)血清抗体检测阳性，滴度＞1：160有诊断意义。

(5)支原体培养阳性为诊断金标准，但实验要求高，一般实验室很难开展。

四、诊断及鉴别诊断

(一)诊断

诊断要点如下：

(1)持续剧烈咳嗽，X线所见远较体征为显著。如在年长儿中同时发生数例，可疑为流行病例，可早期确诊。

(2)白细胞数大多正常或稍增高，血沉多增快，Comb试验阳性。

(3)青、链霉素及磺胺药无效。

(4)血清凝集素(属IgM型)大多滴度上升至1：32或更高，阳性率50%～75%，病情愈重阳性率愈高。冷凝集素大多于起病后第1周末开始出现，至第3～4周达高峰，以后降低，2～4月时消失。此为非特异性反应，也可见于肝病、溶血性贫血、传染性单核细胞增多症等，但其滴度一般不超过1：32。而腺病毒所致年长儿肺炎，冷凝集素多为阴性。

(5)血清特异性抗体测定有诊断价值，临床常采用者有补体结合试验，间接血凝试验，间接免疫荧光法及酶联免疫吸附试验等。此外又可用酶联吸附试验检测抗原。近年有用肺炎支原体膜蛋白制成的单克隆抗体检测标本中抗原的报道。近年国内外应用DNA探针及PCR检测肺炎支原体DNA诊断有快速特异性高优点。

(6)用患者痰液或咽拭洗液培养支原体需时太久，常要2～3周，因此对临床帮助不大。

(二)鉴别诊断

本病有时须与下列各病鉴别。

(1)肺结核。

(2)细菌性肺炎。

(3)百日咳。

(4)伤寒。

(5)传染性单核细胞增多症。

(6)风湿性肺炎：均可根据病史、结核菌素试验、X线随访观察及细菌学检查和血清学反应等而予以鉴别。

五、治疗

小儿MPP的治疗与一般肺炎的治疗原则基本相同，采取综合治疗措施，包括一般治疗、对症治疗、抗生素的应用、肾上腺皮质激素，以及肺外并发症的治疗5个方面。

(一)一般治疗

1.呼吸道隔离

由于支原体感染可造成小流行，且患儿病后排支原体的时间较长，可达1～2个月之外。对患儿或有密切接触史的小儿，应尽可能做到呼吸道隔离，以防止再感染和交叉感染。

2. 护理

保持室内空气新鲜，供给易消化、营养丰富的食物及足够的液体。保持口腔卫生及呼吸道通畅，经常给患儿翻身、拍背、变换体位，促进分泌物排出、必要时可适当吸痰，清除黏稠分泌物。

3. 氧疗

对病情严重有缺氧表现者，或气道梗阻现象严重者，应及时给氧。

(二)对症处理

1. 祛痰

目的在于使痰液变稀薄，易于排出，否则易增加细菌感染的机会。除加强翻身、拍背、雾化、吸痰外，可选用祛痰剂。

2. 平喘

对喘憋严重者，可选用支气管扩张剂，如氨茶碱口服，亦可用沙丁胺醇吸入等。

3. 抗生素的应用

应选用能抑制蛋白质合成的抗生素，包括大环内酯类、四环素类、氯霉素类等。此外，尚有林可霉素、克林霉素、万古霉素及磺胺类等可供选用。

4. 肾上腺糖皮质激素的应用

对急性期病情发展迅速严重的MPP或肺部病变迁延而出现肺不张、肺间质纤维化、支气管扩张或有肺外并发症者，可应用肾上腺皮质激素。如氢化可的松或琥珀酸氢化可的松、地塞米松、泼尼松等。应用激素时注意排除结核等感染。

第六节　急性毛细支气管炎

急性毛细支气管炎是2岁以下婴幼儿特有的一种呼吸道感染性疾病，尤其以6个月内的婴儿最为多见，是此年龄最常见的一种严重的急性下呼吸道感染。以呼吸急促、三凹征和喘鸣为主要临床表现。主要为病毒感染，50%以上为呼吸道合胞病毒(RSV)，其他副流感病毒、腺病毒亦可引起，RSV是本病流行时唯一的病原。寒冷季节发病率较高，多为散发性，也可成为流行性。发病率男女相似，但男婴重症较多。早产儿、慢性肺疾病及先天性心脏病患儿为高危人群。

一、诊断

(一)临床表现

起病急骤，1～3d内迅速出现呼吸增快和咳喘，伴有激惹、呕吐、食欲减退等表现。上呼吸道卡他症状和咳嗽常为细支气管炎发作的先兆。先兆期常有1～7d的轻度发热。下呼吸道累及后，则出现重度咳嗽和高热。咳嗽是细支气管炎的突出症状，先为阵发性干咳，以后伴有咳痰，多为白色黏稠痰液。同时出现轻重不等的喘憋。与普通肺炎相比，喘憋症状较严重，出现亦早。发作时呼吸浅而快，伴有呼气性喘鸣，呼吸频率达每分钟60～80次或更快。由于过度换气及液体摄入不足，部分患者有脱水和酸中毒。缺氧严重时可出现神志模糊、惊厥、昏迷等脑病征象，严重低氧血症时出现发绀。部分患儿可有呕吐、腹泻，但一般不严重。

肺部体检叩诊呈过清音，听诊呼吸音减低，满布哮鸣音或哨笛音，喘憋减轻时可闻及细湿啰音。多数患者有明显的“三凹征”，鼻翼扇动，烦躁不安和发绀。心力衰竭已很少。随病程进展，有时尽管体温已降至正常，心动过速却成为突出的症状。听诊的变化很大，喘息伴或不伴爆裂声。呼吸困难加重，而相应的肺部听诊阳性体征发现减少，提示阻塞加重和呼吸衰竭即将发生。

(二)辅助检查

1. 胸部X线检查

可见不同程度的梗阻性肺气肿(肺野清晰，透亮度增加)，1/3的患儿有肺纹理增粗及散在的小点片状实变影(肺不张或肺泡炎症)。

2. 病原学检查

可取鼻咽部洗液做病毒分离检查，呼吸道病毒抗原的特异性快速诊断，呼吸道合胞病毒感染的血清学诊断，都可对临床诊断提供有力佐证。

二、鉴别诊断

患儿年龄偏小，在发病初期即出现明显的发作性喘憋，体检及X线检查在初期即出现明显肺气肿，故与其他急性肺炎较易区别。但本病还需与以下相疾病鉴别。

(一)婴幼儿哮喘

婴儿的第一次感染性喘息发作，多数是毛细支气管炎。毛细支气管炎当喘憋严重时，毛细支气管接近于完全梗阻，呼吸音明显降低，此时湿啰音也不易听到，不应误认为是婴幼儿哮喘发作。如有反复多次喘息发作，亲属有变态反应史，则有婴幼儿哮喘的可能。婴幼儿哮喘一般不发热，表现为突发突止的喘憋，可闻及大量哮鸣音，对支气管扩张药及皮下注射小剂量肾上腺素效果明显。

(二)喘息性支气管炎

发病年龄多见于1～3岁幼儿，常继发于上呼吸道感染之后，多为低至中等度发热，肺部可闻及较多不固定的中等湿啰音、喘鸣音。病情多不重，呼吸困难，缺氧不明显。

(三)粟粒性肺结核

有时呈发作性喘憋，发绀明显，多无啰音。有结核接触史或家庭病史，结核中毒症状，PPD试验阳性，可与急性毛细支气管炎鉴别。

(四)可发生喘憋的其他疾病

如百日咳、充血性心力衰竭、心内膜弹力纤维增生症、吸入异物等。

(1)因肺脏过度充气，肝脏被推向下方，可在肋缘下触及，且患儿的心率与呼吸频率均较快，应与充血性心力衰竭鉴别。

(2)急性毛细支气管炎一般多以上呼吸道感染症状开始，此点可与充血性心力衰竭、心内膜弹力纤维增生症、吸入异物等鉴别。

(3)百日咳为百日咳鲍特杆菌引起的急性呼吸道传染病。人群对百日咳普遍易感。目前我国百日咳疫苗为计划免疫接种，发病率明显下降。百日咳典型表现为阵发、痉挛性咳嗽，痉咳后伴1次深长吸气，发出特殊的高调鸡啼样吸气性吼声俗称“回勾”。咳嗽一般持续2～6周。发病早期外周血白细胞计数增高，以淋巴细胞为主。采用鼻咽拭子法培养阳性率较高，第 1 周可达 90%。百日咳发生喘憋时需与急性毛细支气管炎鉴别，典型的痉咳、鸡啼样吸气性吼声、白细胞计数增高以淋巴细胞为主、细菌培养百日咳鲍特杆菌阳性可鉴别。

三、治疗

该病最危险的时期是咳嗽及呼吸困难发生后的 48～72h。主要死因是过长的呼吸暂停、严重的失代偿性呼吸性酸中毒、严重脱水。病死率为 1%～3%。

(一)对症治疗

吸氧、补液、湿化气道、镇静、控制喘憋。

(二)抗生素

考虑有继发细菌感染时，应想到金黄色葡萄球菌、大肠杆菌或其他院内感染病菌的可能。对继发细菌感染的重症患儿，应根据细菌培养结果选用敏感抗生素。

(三)并发症的治疗

及时发现和处理代谢性酸中毒、呼吸性酸中毒、心力衰竭及呼吸衰竭。并发心力衰竭时应及时采用快速洋地黄药物，如毛花甙丙。对疑似心力衰竭的患儿，也可及早试用洋地黄药物观察病情变化。

(1)监测心电图、呼吸和血氧饱和度，通过监测及时发现低氧血症、呼吸暂停及呼吸衰竭的发生。一般吸入气氧浓度在 40%以上即可纠正大多数低氧血症。当患儿出现吸气时呼吸音消失，严重三凹征，吸入气氧浓度在 40%仍有发绀，对刺激反应减弱或消失，血二氧化碳分压升高，应考虑做辅助通气治疗。病情较重的小婴儿可有代谢性酸中毒，需做血气分析。1/10 的患者有呼吸性酸中毒。

(2)毛细支气管炎患儿因缺氧、烦躁而导致呼吸、心跳增快，需特别注意观察肝脏有无在短期内进行性增大，从而判断有无心力衰竭的发生。小婴儿和有先天性心脏病的患儿发生心力衰竭的机会较多。

(3)过度换气及液体摄入量不足的患儿要考虑脱水的可能。观察患儿哭时有无眼泪，皮肤及口唇黏膜是否干燥，皮肤弹性及尿量多少等，以判断脱水程度。

(四)抗病毒治疗

可选用利巴韦林、中药双黄连。

1. 利巴韦林

常用剂量为每日 10～15mg/kg，分 3～4 次。利巴韦林是于 1972 年首次合成的核苷类广谱抗病毒药，最初的研究认为，它在体外有抗 RSV 作用，但进一步的试验却未能得到证实。目前美国儿科协会不再推荐常规应用这种药物，但强调对某些高危、病情严重患儿可以用利巴韦林治疗。

2. 中药双黄连

北京儿童医院采用双盲随机对照方法的研究表明，双黄连雾化吸入治疗 RSV 引起的下呼吸道感染是安全有效的方法。

(五)呼吸道合胞病毒(RSV)特异治疗

1. 静脉用呼吸道合胞病毒免疫球蛋白(RSV-IVIG)

在治疗 RSV 感染时，RSV-IVIG 有两种用法：

(1)一次性静滴 RSV-IVIG 1500mg/kg。

(2)吸入疗法，只在住院第 1d 给予 RSV-IVIG 制剂吸入，共 2 次，每次 50mg/kg，20min，间隔 30～60min。两种用法均能有效改善临床症状，明显降低鼻咽分泌物中的病毒含量。

2. RSV 单克隆抗体

用法为每月肌注 1 次，每次 15mg/kg，用于整个 RSV 感染季节，在 RSV 感染开始的季节提前应用效果更佳。

(六)支气管扩张药及肾上腺糖皮质激素

1. 支气管扩张药

过去认为支气管扩张药对毛细支气管炎无效，目前多数学者认为，用β受体兴奋药治疗毛细支气管炎有一定的效果。综合多个研究表明，肾上腺素为支气管扩张药中的首选药。

2. 肾上腺糖皮质激素

长期以来对糖皮质激素治疗急性毛细支气管炎的争议仍然存在，目前尚无定论。但有研究表明，糖皮质激素对毛细支气管炎的复发有一定的抑制作用。

第七节　急性感染性喉炎

小儿急性感染性喉炎是由病毒或细菌感染引起的喉部黏膜弥漫性炎症，好发于声门下部，以春冬两季发病居多，常见于 1～3 岁幼儿。该病起病急、病情进展快，易并发喉梗阻引起窒息，处理不当可危及生命。

一、病因

小儿急性感染性喉炎最常见的病因是上呼吸道病毒感染，在病毒感染的基础上常继发细菌感染。常见的病毒有副流感病毒、流行性感冒病毒和腺病毒，常见的细菌有金黄色葡萄球菌、链球菌和肺炎链球菌。小儿的喉部的解剖学结构特点也是其易发急性感染性喉炎的重要因素之一：小儿的喉腔较成人狭长，最狭窄的部位在声带处，横断面仅为 14～15mm；其喉软骨发育未完善，较软弱，喉和声带黏膜内血管及淋巴结丰富，黏膜下组织松弛，易引起充血、水肿，即便轻度的肿胀也可使气道面积减少 60%以上，甚至引起窒息、呼吸困难。由于小儿的免疫器官尚未发育成熟，对感染的抵抗力及免疫力较成人低，喉部感染后炎症反应严重。小儿咳嗽功能不强，致分泌物不易排出，易堵塞呼吸道。

二、临床表现

起病急、症状重。可有发热、犬吠样咳嗽、声嘶、吸气性喉鸣和三凹征。严重时可出现发绀、烦躁不安、面色苍白、心率加快。咽部充血，间接喉镜检查可见喉部、声带有不同程度的充血、水肿。一般白天症状轻，夜间入睡后加重，喉梗阻者若不及时抢救，可窒息死亡。按吸气性呼吸困难的轻重，将喉梗阻分为四度。Ⅰ度：患者仅于活动后出现吸气性喉鸣和呼吸困难，肺部听诊呼吸音及心率无改变。Ⅱ度：于安静时亦出现喉鸣和吸气性呼吸困难，肺部听诊可闻喉传导音或管状呼吸音，心率加快。Ⅲ度：除上述喉梗阻症状外，患儿因缺氧而出现烦躁不安，口唇及指趾发绀，双眼圆睁，惊恐万状，头面部出汗，肺部呼吸音明显降低，心率快，心音低钝。Ⅳ度：患儿渐显衰竭、昏睡状态，由于无力呼吸，三凹征可不明显，面色苍白发灰，肺部听诊呼吸音几乎消失，仅有气管传导音，心律不齐，心音钝、弱。

三、实验室检查

(一)血常规

外周血白细胞多明显升高，中性粒细胞比例增多，可有核左移。

(二)血气分析

Ⅱ度以上喉梗阻均有低氧血症表现并随梗阻程度加重。Ⅲ～Ⅳ度喉梗阻可有CO_2潴留。血气分析可指导治疗。

(三)病原体检查

咽拭子或喉气管吸出物可做细菌培养，作为调整抗生素的参考。

四、鉴别诊断

典型病例根据急性起病、犬吠样咳嗽、声嘶、喉鸣、吸气性呼吸困难等临床表现不难诊断，但需与以下疾病相鉴别。

(一)白喉

多表现有发热、中毒面容、进行性呼吸困难，但症状进展慢，在发生声音嘶哑后2～3d呼吸困难及中毒症状才较明显。一般扁桃体及咽部周围组织可见薄膜样白色渗出物或假膜，不宜拭去，刮除白膜后易引起出血。若进行直接喉镜检测则鉴别诊断不难。

(二)痉挛性喉炎

起病突然，多在夜间发作，白天可缓解，可反复发作2～3夜，或既往有相同病史。无明显全身症状。

(三)支气管异物

有异物吸入史，或小儿玩耍或进食时突然发作剧烈呛咳。有3个典型症状：吸气性喉鸣或呼气性喘鸣，气管拍击音，气管撞击感。若异物吸入史不清，或体征不典型，做胸部X线检查及支气管镜检查可予以鉴别。

(四)急性会厌炎

一般无声音嘶哑及喉鸣。有明显的吸气性呼吸困难，进展迅速，常在数分钟或数小时之内即出现严重喉梗阻需气管切开抢救。

五、治疗

(一)保持呼吸道通畅

可用1%～3%麻黄素和吸入型糖皮质激素如丁地去炎松溶液雾化吸入，促进黏膜水肿消退。

(二)控制感染

及时静脉输入足量抗生素，一般给予青霉素、大环内酯类或头孢菌素类等，严重者予以两种以上抗生素。

（三）糖皮质激素

有抗炎和抑制变态反应等作用，能及时减轻喉头水肿，缓解喉梗阻。病情较轻者可口服泼尼松，Ⅱ度喉梗阻以上的患儿应给予静点地塞米松、氢化可的松或甲泼尼龙。

（四）对症治疗

缺氧者予以吸氧；烦躁不安者可用异丙嗪，除镇静外还有减轻喉头水肿的作用；痰多者可选用祛痰剂，必要时直接喉镜吸痰；不宜使用氯丙嗪和吗啡。

（五）气管切开

经上述处理仍有严重缺氧征象或有Ⅲ度以上喉梗阻者，应及时行气管切开术。

第八节　急性支气管炎

急性支气管炎指支气管黏膜发生炎症，多继发于上呼吸道感染之后，气管常同时受累，故更宜称为急性气管支气管炎。

一、病因

病原为各种病毒、细菌，或两者混合感染，能引起上呼吸道感染的病原体都可引起支气管炎。

二、临床表现

大多先有上呼吸道感染症状，之后以咳嗽为主要症状，开始为干咳，以后有痰。婴幼儿症状较重，常有发热、呕吐及腹泻等。一般无全身症状。双肺呼吸音粗糙，可有不固定的散在的干啰音和粗中湿啰音。婴幼儿有痰常不易咳出，可在咽喉部或肺部闻及痰鸣音。

婴幼儿期伴有喘息的支气管炎，如伴有湿疹或其他过敏史者，少数可发展为哮喘。

三、胸部 X 线检查

胸片显示正常或肺纹理增粗，肺门阴影增深，无实变影。

四、鉴别诊断

(1)某些传染病早期可表现为急性支气管炎的症状，如麻疹、百日咳、白喉、猩红热等，应注意鉴别。

(2)婴幼儿较严重的急性支气管炎应与早期肺炎鉴别。肺炎患儿肺部中、细湿啰音位置固定，咳嗽后无变化。部分患儿难以区分时，则应按肺炎处理。

(3)反复发作的支气管炎要进行免疫功能检查，主要为免疫球蛋白及其亚类的测定，与选择性 IgA 缺乏症鉴别；并应做进一步检查与异物吸入、呼吸系统先天畸形、支气管扩张症等疾病鉴别。

(4)伴有喘息者需与哮喘鉴别。部分婴幼儿在起病后数日出现喘息、呼气延长，可闻及哮鸣音，需与婴幼儿哮喘鉴别。婴幼儿哮喘上述症状出现早，未合并感染时无湿啰音出现，且对支气管扩张药治疗反应好。咳嗽持续或反复发作者需与咳嗽变异性哮喘鉴别。后者咳嗽持续或反复发作超过 1 个月，常在夜间或清晨发作，表现为痰少、运动后加重，临床无感染征象或经较长期抗生素治疗无效，用支气管扩张药可使咳嗽发作缓解。咳嗽变异性哮喘患儿有个人过敏史或家族过敏史，气道呈高反应性等可作为辅助诊断。

(5)合并腹泻者应与肠道感染所致的腹泻病鉴别。小婴儿病程中可出现食欲不振、呕吐、腹泻，需注意观察大便次数和形状改变，并做大便常规检查，以区别是急性支气管炎的消化道症状，还是合并肠道感染而引起的腹泻病。

(6)胸片肺门阴影增大者需与肺门淋巴结结核相鉴别。后者常因肿大的淋巴结压迫而引起咳嗽或喘鸣，但患儿多有结核家庭史或病原接触史，有低热、食欲缺乏、疲乏、盗汗等结核中毒症状，X线胸片可见肺内原发病灶及气管或支气管旁淋巴结肿大阴影，结核菌素试验阳性。试验性抗结核治疗有效。

五、治疗

(一)一般治疗

同上呼吸道感染，经常变换体位，多饮水，使呼吸道分泌物易于咳出。

(二)控制感染

由于病原体多为病毒，一般不采用抗生素。怀疑有细菌感染者则可用β-内酰胺类抗生素，如系支原体感染，则应予以大环内酯类抗生素。

(三)对症治疗

应使痰易于咳出，故不用镇咳剂。

1. 祛痰药

如N-乙酰半胱氨酸、氨溴索、愈创甘油醚和一些中药制剂等。

2. 止喘

对喘憋严重者，可雾化吸入沙丁胺醇等β_2受体激动剂，或用氨茶碱口服或静脉给药。喘息严重者可短期使用糖皮质激素，如口服泼尼松3～5d。

3. 抗过敏

可选用马来酸氯苯那敏和盐酸异丙嗪等抗过敏药物。

第九节 气管、支气管异物

小儿气管、支气管异物为外界物质误入气管、支气管内所致。气管是呼吸的通道，假如异物较大堵住气管，患儿可在几分钟内因窒息而死亡。因此是小儿耳鼻喉科最常见危重急诊之一，常发生于5岁以下儿童。气管、支气管异物是危及生命的急症。必须及时确诊，并尽早取出异物。在医院内可通过支气管镜等将异物取出。此病非常危险，应注意防范。

一、病因

异物常见于儿童，因为：①小儿的咀嚼功能及喉反射功能不健全，较硬食物未经嚼碎而咽下，容易误吸。②喜欢将小玩具或食物含在口中，在突然惊吓、哭闹时，易将口含物吸入。

二、临床表现

可分为：①异物进入期。②安静期。③呼吸衰竭期。具体表现每期各不相同。

(1)异物吸入后立即发生剧烈的痉挛性咳嗽、面潮红、憋气。

(2)呼吸困难，异物大者可窒息。

(3)阵发性呛咳、喉喘鸣。

(4)异物随气流向上冲击声门下区，偶可听到拍击音。

(5)感染时高热，气管、支气管炎及肺炎症状。

疾病症状表现为，吸入异物后突然发生剧烈呛咳、憋气、呼吸困难、气喘、声嘶。咳嗽剧烈可引起流泪、呕吐。经过阵发性咳嗽后(0～30min)，异物如贴于气管壁或卡在支气管分支中不动，则症状暂时缓解。但经活动，体位变动后异物又活动，则重新引起剧烈咳嗽和呼吸困难。在总气管的异物向上撞击声门时，产生冲撞声门的拍击声，在咳嗽和吸气期末可听到；较大异物完全堵塞总气管时则发生窒息。如异物落入支气管，早期症状同总气管异物；落入支气管后活动范围小，因而咳嗽症状也轻。因植物性异物刺激性较大，常引起感染、出现发热、痰多，如果完全堵塞支气管，则症状更明显。

80%发生于儿童，3 岁以下儿童占 65%。

三、检查

(一)X 线或超声检查

不透射线的异物可立即显现。透射线的异物可根据临床表现做出诊断，如原因不明的肺不张、肺气肿、支气管肺炎及纵隔偏移等。胸透较胸片也有其优点，可动态观察纵隔改变情况，总气管或主支气管异物，吸气时可见纵隔变宽。一侧支气管异物，可见纵隔随呼吸摆动。胸部正、侧位断层有时可发现较小异物，必要时可做 CT 或超声检查，以帮助诊断。

(二)其他检查

如果异物存留时间较长，难以明确诊断者，除需要和肺科医生讨论外，做气管镜检查对明确诊断是必要的。

四、诊断

根据病因、临床表现及 X 线检查或气管镜检查可确诊。

五、治疗

气管、支气管异物是危及生命的急症。必须及时确诊，并尽早取出异物。在医院内可通过支气管镜等将异物取出。

对于像笔帽、骨片、铁钉等特殊类型的气管支气管异物，应在全身麻醉下进行，并应选择尽量大号的气管镜，这样可以较好地保护异物顺利出声门。

对于像图钉、大块橡皮等异物从声门取出时，容易被声带刮脱引起窒息，应考虑做气管切开。

对于像玻璃球和某些大的光滑的玩具，在气管镜下难以钳出，可以开胸切开气管、支气管取出。也有采用纤维支气管镜下，用胆道取石篮套住异物取出的方法。

用硬气管镜取异物后有可能损伤喉部，而发生喉水肿，术后应给以抗生素及糖皮质激素治疗，严重者可适当延长用药时间，喉梗阻严重者应行气管切开术。

第十节　支气管哮喘

支气管哮喘简称哮喘，是儿童期最常见的慢性呼吸道疾病。哮喘是多种细胞(如嗜酸粒细胞、肥大细胞、T淋巴细胞、中性粒细胞及气道上皮细胞等)和细胞组分共同参与的气道慢性炎症性疾病。这种慢性炎症导致气道反应性的增加，通常出现广泛多变的可逆性气流受限，并引起反复发作性的喘息、气促、胸闷或咳嗽等症状，常在夜间和(或)清晨发作或加剧，多数患儿可经治疗缓解或自行缓解。

一、发病机理

哮喘的发病机理极为复杂，尚未完全清楚，与免疫、神经、精神、内分泌因素和遗传学背景密切有关。

(一)免疫因素

气道慢性炎症被认为是哮喘的本质。自19世纪90年代以来，通过大量临床病理研究发现，无论病程长短、病情轻重，哮喘患者均存在气道慢性炎症性改变。新近的研究表明哮喘的免疫学发病机制为：Ⅰ型树突状细胞(DCⅠ)成熟障碍，分泌IL-12不足，使THO不能向TH_1细胞分化；在IL-4诱导下DCⅡ促进THO细胞向TH_2发育，导致TH_1(分泌IFN-γ减少)/TH_2(分泌IL-4增高)细胞功能失衡。TH_2细胞促进B细胞产生大量IgE(包括抗原特异性IgE)和分泌炎症性细胞因子(包括黏附分子)刺激其他细胞(如上皮细胞、内皮细胞、嗜碱细胞、肥大细胞和嗜酸细胞等)产生一系列炎症介质(如白三烯、内皮素、前列腺素和血栓素A2等)，最终诱发速发型(IgE增高)变态反应和慢性气道炎症。

(二)神经、精神和内分泌因素

哮喘患儿的肾上腺素受体功能低下和迷走神经张力亢进，或同时伴有α-肾上腺能神经反应性增强，从而发生气道高反应性(AHR)。气道的自主神经系统除肾上腺素能和胆碱能神经系统外，尚存在第三类神经，即非肾上腺素能非胆碱能(NANC)神经系统。NANC神经系统又分为抑制性NANC神经系统(i-NANC)及兴奋性NANC神经系统(e-NANC)，两者平衡失调，则可引起支气管平滑肌收缩。

(三)遗传学背景

哮喘具有明显遗传倾向，患儿及其家庭成员患过敏性疾病和特应性体质者明显高于正常人群。哮喘为多基因遗传性疾病，已发现许多与哮喘发病有关的基因(疾病相关基因)，如IgE、IL-4、IL-13、T细胞抗原受体(TCR)等基因多态性。但是，哮喘发病率在近30年来明显增高，不能单纯以基因变异来解释。

二、临床表现

支气管哮喘的典型症状为咳嗽、胸闷、喘息及呼吸困难，特别是上述症状反复出现并常于夜间或清晨加重，在除外其他病因后要高度怀疑支气管哮喘。儿童慢性或反复咳嗽有时可能是支气管哮喘的唯一症状，即咳嗽变异性哮喘。

起病或急或缓，婴幼儿发病前往往有1～2d上呼吸道感染，与一般支气管炎类似。年长儿起病较急，且多在夜间。一般发病初仅有干咳，以后表现喘息，随支气管痉挛缓解，排出黏稠白色痰液，呼吸逐渐平复。有的患儿咳嗽剧烈可致上腹部肌肉疼痛。发热可有可无。吸气时出现三凹征，同时颈静脉显著怒张。叩诊两肺呈过清音，并有膈肌下移，心浊音界缩小，提示已发生肺气肿。听诊吸气呼吸音减弱，呼气相延长，全肺可闻及喘息音及干性啰音。有时只有呼气延长而无喘鸣，让患者用力呼气或在呼气时压迫胸廓可诱导出潜在的喘鸣。

哮喘发作在合理应用常规缓解药物治疗后，仍有严重或进行性呼吸困难者，称为哮喘危重状态。表现为哮喘急性发作，出现咳嗽、喘息、呼吸困难、大汗淋漓和烦躁不安，甚至表现出端坐呼吸、语言不连贯、严重发绀、意识障碍及心肺功能不全的征象。部分患儿由于肺通气量减少，两肺几乎听不到呼吸音，称“闭锁肺”，是支气管哮喘最危险的体征。

发作间歇期虽无呼吸困难，但仍可自觉胸部不适，多数患儿症状可全部消失，肺部听不到哮鸣音。在感染或接触外界变应原时，可立即触发哮喘。

三、体格检查

胸廓饱满，呈吸气状，叩诊呈过清音，听诊全肺布满哮鸣音。重症患儿呼吸困难加重时，呼吸音可明显减弱，哮鸣音随之消失。病程长而反复发作者可出现桶状胸，伴营养障碍和生长发育落后。

四、辅助检查

(一)过敏源检查

目的在于发现和明确诱发哮喘的原因，以便在日常生活中避免与之接触，以防哮喘发作。

(二)激发试验

对于症状与哮喘一致，但肺功能检查正常的患者，乙酰胆碱和组胺的气道反应性测定或运动激发试验有助于确定哮喘诊断。

(三)肺功能测定

哮喘患儿用力肺活量(FVC)和一秒用力呼气容积(FEV_1)降低，FEV_1/FVC 减低，PEFR 减低，肺功能残气量(FRC)增加。

(四)测定气道炎症的无创性标志物

可以通过检查自发生成痰液中或高渗盐水诱发痰液中的嗜酸细胞和异染细胞来评估与哮喘相关的气道炎症。

(五)其他检查

X 线胸片显示肺过度充气；血嗜酸性粒细胞增多(5%～15%)或绝对值增多(>300×10^6/L)；T 淋巴细胞亚群包括 Th_1/Th_2 测定；嗜碱性粒细胞脱颗粒试验；嗜碱性粒细胞计数等。有些检查虽可符合哮喘诊断，但无特异性。

五、诊断标准

(一)婴幼儿哮喘诊断标准

(1)年龄小于 3 岁，喘息发作≥3 次。

(2)发作时双肺闻及呼气相哮鸣音，呼气相延长。

(3)具有特应性体质，如过敏性湿疹、过敏性鼻炎等。

(4)父母有哮喘病等过敏史。

(5)除外其他引起喘息的疾病。

(二)3岁以上儿童哮喘诊断标准

(1)年龄超过3岁，喘息呈反复发作者或可追溯与某种变应原或刺激因素有关。

(2)发作时双肺闻及以呼气相为主的哮鸣音，呼气相延长。

(3)支气管舒张药有明显的疗效。

(4)除外其他引起喘息、胸闷和咳嗽的疾病。

对各年龄组疑似哮喘同时肺部有哮鸣音者，可做以下任何一项支气管舒张试验：①用β_2受体激动药的气雾剂或溶液雾化吸入。②0.1%肾上腺素0.01mL/kg皮下注射，每次最大量不超过0.3mL。在做以上任何一项试验后15min，如果喘息明显缓解及肺部哮鸣音明显减少，或一秒钟用力呼气容积(FEV_1)上升率≥15%，支管舒张试验阳性，可作哮喘诊断。

(三)咳嗽变异性哮喘诊断标准(年龄不分大小)

(1)咳嗽持续或反复发作>1个月，常在夜间或清晨发作，痰少，运动后加重，临床无感染征象，或经较长期抗生素治疗无效。

(2)用支气管扩张药可使咳嗽发作缓解(基本诊断条件)。

(3)有个人过敏史或家族过敏史，变应原试验阳性可作辅助诊断。

(4)气道呈高反应性特征，支气管激发试验阳性可作辅助诊断。

(5)除外其他原因引起的慢性咳嗽。

六、鉴别诊断

(一)毛细支气管炎

主要是由呼吸道合胞病毒及副流感病毒感染所致，好发于2～6个月婴儿，常于冬春季流行。喘息是急性呼吸道感染最常见的症状，尤其以病毒感染为著。第1次婴幼儿喘息可能是毛细支气管炎，而1岁时出现多次喘息就可能是哮喘，如根据哮喘治疗有效，则有助于诊断。

(二)喘息性支气管炎

发生在3岁以内，临床表现为支气管炎伴喘息，常有发热、喘息，随炎症控制而消失，一般无呼吸困难，病程1周。大部分到4～5岁时发作停止。现一般倾向如有典型呼气相喘息，发作3次，并除外其他引起喘息疾病，即可诊断为哮喘；如喘息发作2次，有特应性体质、家族哮喘病史、血清IgE升高，应及早进行抗哮喘治疗。许多国家已经取消此名称，我国的儿童哮喘常规将其纳入可疑哮喘。

(三)先天性喉喘鸣

先天性喉喘鸣是因喉部发育较差引起喉软骨软化，在吸气时喉部组织陷入声门而发生喘鸣及呼吸困难。于出生时或生后数天出现持续吸气性喘鸣，重者吸气困难，并有胸骨上窝及肋间凹陷。在俯卧位或被抱起时喘鸣有时可消失。喘鸣一般在6个月到2岁消失。

(四)异物吸入

好发于幼儿及学龄前期，有吸入异物史，呛咳可有可无，有时胸部X线摄片检查无异常，应作吸气及呼气相透视或摄片，可有纵隔摆动，或由于一侧气体滞留而两肺透光度不一致。如X线检查阴性，仍不能除外异物，可作支气管镜检查。

(五)支气管淋巴结核

支气管淋巴结核可由肿大淋巴结压迫支气管或因结核病变腐蚀和侵入支气管壁导致部分或完全阻塞，出现阵发性痉挛性咳嗽伴喘息，常伴有疲乏、低热、盗汗、体重减轻。可做PPD及X线检查、痰结核菌检查、测定血清抗体，疑有支气管结核引起的气道阻塞应做支气管镜检。

(六)环状血管压迫

为先天性畸形，多发生于主动脉弓处，有双主动脉弓或有环状血管畸形。由一前一后血管围绕气管和食管，随后两者又合并成降主动脉，某些病例右侧主动脉弓和左侧主动脉韧带形成一个环，前者压迫气管及食管。

(七)胃-食管反流

多数婴儿进食后发生反流，食管黏膜有炎症改变，反流可引起反射性气管痉挛而出现咳嗽、喘息，可行吞钡X线检查，近年来用食管24h pH值监测以助诊断。

(八)先天性气管畸形

如喉蹼、血管瘤、息肉等，先天性气道发育异常造成喉部狭窄，若喉部完全阻塞者生后可因窒息而死亡。如喉部部分阻塞，哭声减弱、声音嘶哑或失声，有吸气及呼气时呼吸困难及发绀。体检局部无炎症表现，喉镜检查可见喉蹼对息肉及血管瘤，X线检查及支气管镜检查有助诊断。

七、治疗

(一)哮喘急性发作期治疗

1. β_2受体激动剂

β_2受体激动剂是目前临床应用最广的支气管舒张剂。根据起作用的快慢分为速效和缓慢起效两大类，根据维持时间的长短分为短效和长效两大类。吸入型速效β_2受体激动剂疗效可维持4～6h，是缓解哮喘急性症状的首选药物，严重哮喘发作时第1h可每20min吸入1次，以后每2～4h可重复吸入。药物剂量：每次沙丁胺醇2.5～5.0mg或特布他林2.5～5.0mg。急性发作病情相对较轻时也可选择短期口服短效β_2受体激动剂如沙丁胺醇片和特布他林片等。

2. 全身性糖皮质激素

病情较重的急性病例应给予口服泼尼松短程治疗(1～7d)，每日1～2mg/kg，分2～3次。一般不主张长期使用口服糖皮质激素治疗儿童哮喘。严重哮喘发作时应静脉给予甲泼尼龙，每日2～6mg/kg，分2～3次输注，或琥珀酸氢化可的松或氢化可的松，每次5～10mg/kg。必要时可加大剂量。一般静脉糖皮质激素使用1～7d，症状缓解后即停止静脉用药，若需持续使用糖皮质激素者，可改为口服泼尼松。

3. 抗胆碱能药物

吸入型抗胆碱能药物如溴化异丙托品舒张支气管的作用比受体激动剂弱，起效也较慢，但长期使用不易产生耐药，不良反应少。

4. 短效茶碱

短效茶碱可作为缓解药物用于哮喘急性发作的治疗，主张将其作为哮喘综合治疗方案中的一部分，而不单独应用治疗哮喘。需注意其不良反应，长时间使用者，最好监测茶碱的血药浓度。

(二)哮喘慢性持续期治疗

1. 吸入型糖皮质激素

吸入型糖皮质激素(ICS)是哮喘长期控制的首选药物，也是目前最有效的抗炎药物，优点是通过吸入，药物直接作用于气道黏膜，局部抗炎作用强，全身不良反应少。通常需要长期、规范吸入1～3年才能起预防作用。目前临床上常用的吸入型糖皮质激素有布地奈德、丙酸氟替卡松和丙酸倍氯米松。每3个月应评估病情，以决定升级治疗、维持目前治疗或降级治疗。

2. 白三烯调节剂

分为白三烯合成酶抑制剂和白三烯受体拮抗剂，该药耐受性好，副作用少，服用方便。白三烯受体拮抗剂包括孟鲁司特和扎鲁司特。

3. 缓释茶碱

缓释茶碱用于长期控制时，主要协助ICS抗炎，每日分1～2次服用，以维持昼夜的稳定血药浓度。

4. 长效β_2受体激动剂

药物包括福莫特罗、沙美特罗、班布特罗及丙卡特罗等。

5. 肥大细胞膜稳定剂

肥大细胞膜稳定剂色甘酸钠，常用于预防运动及其他刺激诱发的哮喘，治疗儿童哮喘效果较好，副作用小，在美国等国家应用较多。

6. 全身性糖皮质激素

在哮喘慢性持续期控制哮喘发作过程中，全身性糖皮质激素仅短期在慢性持续期分级为重度持续患儿，长期使用高剂量ICS加吸入型长效β_2受体激动剂及其控制药物疗效欠佳的情况下使用。

7. 联合治疗

对病情严重度分级为重度持续和单用ICS病情控制不佳的中度持续的哮喘提倡长期联合治疗，如ICS联合吸入型长效β_2受体激动剂、ICS联合白三烯调节剂和ICS联合缓释茶碱。

(三)哮喘持续状态的处理

1. 氧疗

所有危重哮喘患儿均存在低氧血症，需用密闭面罩或双鼻导管提供高浓度湿化氧气，初始吸氧浓度以40%为宜，流量4～5L/min。

2. 补液、纠正酸中毒

注意维持水、电解质平衡，纠正酸碱紊乱。

3. 糖皮质激素

全身应用糖皮质激素作为儿童危重哮喘治疗的一线药物，应尽早使用。病情严重时不能以吸入治疗替代全身糖皮质激素治疗，以免延误病情。

4. 支气管扩张剂的使用

(1)吸入型速效β_2受体激动剂。

(2)氨茶碱静脉滴注。

(3)抗胆碱能药物。

(4)肾上腺素皮下注射，药物剂量：每次皮下注射 1：1000 肾上腺素 0.01mL/kg，儿童最大不超过 0.3mL。必要时可每 20min 使用 1 次，不能超过 3 次。

5. 镇静剂

可用水合氯醛灌肠，慎用或禁用其他镇静剂；在插管条件下，亦可用地西泮镇静，剂量为每次 0.3～0.5mg/kg。

6. 抗生素酌情使用

儿童哮喘发作主要由病毒引发，抗生素不作为常规应用，如同时发生下呼吸道细菌感染则选用病原体敏感的抗菌药物。

7. 辅助机械通气指征

(1)持续严重的呼吸困难。

(2)呼吸音减低或几乎听不到哮鸣音及呼吸音。

(3)因过度通气和呼吸肌疲劳而使胸廓运动受限。

(4)意识障碍、烦躁或抑制，甚至昏迷。

(5)吸氧状态下发绀进行性加重。

(6)PaO_2≥65mmHg。

第六章　急性肾衰竭

第一节　急性肾损伤

急性肾损伤(AKI)是危及生命的一种疾病进程，5%的住院患者和30%进入重症监护室(ICU)的患者发生AKI。AKI相对于急性肾衰竭是一个更适用于患者肾脏发生损害的名词。伴有AKI的患者不考虑其他高危因素时死亡率即升高5倍。AKI的特征是肾小球滤过率下降导致氮源性废物的滞留(肌酐、尿素氮以及其他常规方法无法检测的物质)。AKI早期患者无临床症状，初步诊断依靠观察到的血尿素氮和肌酐水平的异常升高或者尿量减少。尽管没有明确的定义，人们往往认为血肌酐升高0.5mg/mL或者较基础值升高25%即可诊断为AKI。

少尿(尿量少于400mL/d或者15mL/h)在AKI时经常出现，并且它也可能是肾功能下降的重要指标。然而，尿量不能作为测定肾功能的唯一方法。非少尿性AKI患者具有较好的预后，基本上是由于肾损伤不严重和(或)非少尿性AKI组肾毒性诱导的AKI发生率较高。而血液透析对改善AKI患者的生存作用有限，在很多研究中AKI死亡率仍然＞50%。

一、定义

RIFLE分层诊断标准包括不同的肾损伤分级标准，依据是血肌酐上升的百分比、尿量和治疗结果。

1. 肾损伤分期

(1)风险期(risk)：血肌酐上升1.5倍，或者GFRT降25%，或者尿量＜0.5mL/(kg・h)持续6h。

(2)损伤期(injury)：血肌酐上升2倍，或者GFR下降50%，或者尿量＜0.5mL/(kg・h)持续12h。

(3)衰竭期(failure)：血肌酐上升3倍，或者GFR下降75%，或者尿量＜0.5mL/(kg・h)持续24h或者无尿持续12h。

(4)失功能期(loss)：肾功能完全丧失(例如需要肾脏替代治疗)持续超过4周。

(5)终末期肾病期(ESKD)：肾功能完全丧失(例如需肾替代治疗)持续超过3个月。

2. 急性肾损伤网络对RIFLE标准进行了修订，新标准包括诊断和分期系统

(1)1期：血清肌酐升高≥0.3mg/dL或较基础值升高1.5～2倍；尿量＜0.5mL/(kg・h)超过6h。

(2)2期：血清肌酐值较基础值升高2～3倍；尿量＜0.5mL/(kg・h)超过12h。

(3)3期：血清肌酐值较基础值升高3倍；血肌酐＞4mg/dL并且快速上升至少0.5mg/dL，尿量＜0.3mL/(kg・h)超过24h或者无尿12h。

二、病因

AKI的病因分为肾前性、肾性和肾后性三类。

1. 肾前性氮质血症

肾前性氮质血症是AKI的最常见病因，占30%～50%，以肾血流量减少为特征，最初

是由于有效动脉血流量减少所致。如果早期发现并及时纠正导致肾血流量减少的因素，肾前性氮质血症可以很快逆转。当细胞外液量明显减少（低血容量）或者细胞外液量正常但有效循环血容量相对减少（充血性心力衰竭）时，肾有效动脉血流量下降，导致肾前性氮质血症的发生。有效动脉血流量是指动脉实际灌注到功能器官的血流量。决定有效动脉血流量的因素包括：动脉的实际容积、心排血量和血管阻力。尽管仔细的体格检查能够评估细胞外液总量和静脉血液量，但需要认识到细胞外液总量和静脉血液量与有效动脉血流量没有直接关系。因此在特定情况下临床医师必须依赖体格检查以外的手段来评估脏器的血流灌注。侵入性的心脏监测和肾钠排泄分数有助于评估动脉有效循环血容量。

钠排泄分数＜1%同时伴有血尿素氮或肌酐的升高提示肾前性氮质血症，肾血流量减少导致钠潴留。肾前性氮质血症患者由于近端肾小管细胞未受损，发挥正常的功能重吸收钠和水。近端肾小管对钠的重吸收增加致使远端肾小管转运钠减少，引起肾素分泌增加，这介导了醛固酮合成增加导致远端肾小管重吸收钠增加。最终结果表现为低钠排泄分数（＜1%）。肾前性氮质血症出现例外的高钠排泄分数的情况包括检查之前 24h 内利尿药的应用、糖尿、代谢性碱中毒伴有尿碳酸氢盐升高，钠丢失减少、慢性肾脏疾病伴有基础钠排泌增高。低钠排泌分数也可见于急性肾小球肾炎的早期、尿路梗阻、色素肾病、造影剂引起的 AKI。

动脉有效循环血容量降低同样刺激抗利尿激素的释放，致使远端肾小管重吸收水分和尿素增加，在应用高渗液体的烧伤或者创伤患者中当肾前性氮质血症发生时，尿素氮排泄分数降低（＜35%）是特别有用的指标。由于肾前性氮质血症肾小球滤过的尿素被重吸收而肌酐被排泄。血尿素氮和血肌酐的比值也增加至＞20∶1（正常 10∶1）。引起肾前性氮质血症的主要药物有血管紧张素转化酶抑制药（ACEI）、血管紧张素受体拮抗药和非甾体类抗炎药（包括 COX-2 抑制药）。ACEI 可以扩张肾小球出球小动脉、减少肾小球滤过压。在某些特定的人群如双侧肾动脉狭窄的患者，肾小球滤过率主要依赖血管紧张素Ⅱ的作用，如果这些患者服用 ACEI 类药物，即使肾血流量没有变化，肾小球滤过率会迅速下降。非甾体类抗炎药通过阻断前列腺素对肾内血管的扩张效应引起肾前性氮质血症。对于有效动脉循环血容量减少的患者，例如充血性心力衰竭、肾病综合征、肝脏疾病和已有肾功能不全者应避免使用这些药物。

2. 肾实质性急性肾损伤

肾实质性急性肾损伤分为四类：肾小管疾病、肾小间质性疾病和肾血管性疾病。

（1）急性肾小管坏死：急性肾小管细胞损伤是肾实质性 AKI 最常见的病因，占所有医院获得性 AKI 的 90%，急性肾小管坏死是这类肾实质性 AKI 的通称，一般由缺血、脓毒症或者毒素引起。急性肾小管细胞损伤导致的急性肾小管功能障碍比真正的细胞坏死更为常见。如果不是缺血严重到肾皮质坏死并伴有严重少尿或无尿，急性肾小管坏死往往是可逆的。

缺血后肾小管细胞损伤或者死亡通过一系列机制对于 GFR 的改变发挥重要作用。在 AKI 的初始阶段，ATP 缺失导致近端小管细胞、内皮细胞和平滑肌细胞损伤和凋亡。AKI 的发展阶段是持续的缺血、血管内瘀血和进行性低氧。内皮细胞的损伤和活化导致血管活性介质的失衡和持续性血管收缩，在外层髓质表现明显。这些血管活性物质和内皮损伤共同作用致使血管通透性增加，肾间质压力上升，毛细血管血流量随之减少，这样导致在再灌注过程中持续低氧，促进了这一区域细胞的损伤和凋亡。这一病理生理过程最终的结果是 GFR 的进一步下降。随后 AKI 进入持续阶段，血尿素氮和肌酐持续上升。如果没有进一步的损伤，在 1～2 周或以后进入恢复阶段。在所有阶段都存在细胞凋亡，有利于损伤细胞的重塑，恢复正常的结构和功能状态。大多数细胞通过细胞修复恢复正常，一部分上皮细胞再分化、复制、迁移至上皮缺损处，然后附着于基底膜，重建其极性结构。

(2)急性肾损伤与脓毒症：有 20%～25%的脓毒症患者和 51%的脓毒症休克患者发生 AKI，脓毒症和 AKI 同时存在时死亡率高达 70%，而单纯 AKI 患者死亡率为 45%。因此脓毒症相关的 AKI 是一个严重的临床问题。实验研究表明：AKI 合并脓毒症早期的主要致病因素是肾血管收缩而肾小管功能正常，肾小管重吸收水钠增多。因此早期干预可以阻止 AKI 的进展和细胞损伤。肾血管收缩至少部分是由于肿瘤坏死因子促进内皮素释放的作用。内皮细胞的损伤、氧自由基的产生、补体途径的激活和弥散性血管内凝血都在缺血性 AKI 的病理生理过程中发挥着作用。

既然脓毒症和 AKI 的早期阶段是潜在可逆的，这应该是干预治疗的最佳时机，然而对于进入 ICU 72h 内的 AKI 患者进行干预治疗的有关临床试验并没有得到阳性结果，脓毒症患者死亡率反而有所增加。而超过 200 例患者的随机研究发现：入院 6h 内的目标指导的治疗方法是有效的。用这种方法治疗的患者多器官功能障碍评分和院内死亡率明显低于标准治疗的患者。目标指导的治疗方法包括容量扩充和血管升压素应用，保持平均动脉压在 65mmHg 以上，如果中心静脉氧饱和度低于 70%，则输注红细胞使血红细胞比容维持在 30%以上，如果这些措施无法使中心静脉氧饱和度＞70%，则应用多巴胺。

(3)肾毒性物质：肾毒性物质引起肾小管细胞损伤的机制包括直接细胞毒作用、血管收缩和肾小管堵塞。

(4)外源性肾毒性物质：①抗生素：肾毒性物质例如氨基糖苷类、重金属、膦甲酸、潘他米丁、两性霉素可以直接引起肾小管细胞损伤，氨基糖苷类物质的肾毒性最重要的表现是继发于急性肾小管坏死的 AKI，发生在 10%～20%的应用氨基糖苷类药物患者中。维持血药浓度在治疗范围内能够减少但不能完全消除肾毒性风险。肾毒性肾病的危险因素包括：肾毒性药物大剂量或者重复使用、长时间治疗、高龄、容量减少、有效动脉血容量下降、共用其他引起肾脏缺血或具有肾脏毒性的药物。再次强调：患者动脉有效血容量减少是肾毒性物质引发 AKI 的高危因素。这种协同作用可以使肾毒素导致的 AKI 发病率增高 10 倍。氨基糖苷类药物导致的 AKI 往往尿量正常，尽管同时伴有肾低灌注，患者血尿素氮和肌酐可能在药物应用后 48h 升高，但通常临床表现为药物应用后 1 周上述指标升高。患者可能伴有低镁血症或者尿量增多。每天 1 次给药能达到每天多次给药的疗效而肾毒性减轻。对于已有慢性肾脏疾病的患者应避免给药。环孢素和他克莫司的肾毒性具有剂量依赖性，血药浓度的升高有助于预测肾衰竭。许多患者需要行肾活检来鉴别肾毒性和其他病因导致的 AKI。通常在药物减量或者停药后肾功能会有所改善。②造影剂：造影剂可以引起肾血管收缩和直接细胞损伤，典型的造影剂肾病表现为造影后 24～48h GFR 的急剧下降。基础肾功能减退、糖尿病肾病、严重的心力衰竭、容量减少、高龄、大剂量造影剂的应用以及同时暴露于其他肾毒性物质均更容易导致 AKI 的发生，因此在造影前需行扩容治疗。③肾小管内堵塞：AKI 可以发生在肿瘤细胞快速崩解的恶性肿瘤患者(肿瘤溶解综合征)。这种细胞的崩解是自发或者发生在化疗后，由于尿酸产生增多表现为高尿酸中毒，引起尿酸性肾病，血尿酸水平峰值往往＞20mg/mL。预防 AKI 发生的措施包括尿量维持在 3～5L/d；在化疗前开始应用别嘌醇。别嘌醇可以抑制嘌呤氧化酶，碱化尿液同样可以促进嘌呤的溶解和排泄。静脉应用嘌呤氧化酶可以快速降低血尿酸水平，它能够将尿酸转化为更易溶解的 5-脲基乙内酰脲。一些治疗性药物例如阿昔洛韦、磺胺类药物、甲氨蝶呤、氨苯蝶啶，以及骨髓瘤轻链引起的 ATN(主要病理生理学改变是肾小管堵塞)，为了尽量减少这些药物的肾毒性，需要进行水化疗法和增加尿量。④乙二醇：通常以防冻剂形式摄入的乙二醇，可以产生阴离子间隙增大的严重代谢性酸中毒，乙二醇被乙醇脱氢酶代谢为羟基乙酸和草酸，它们对于肾小管细胞具有毒性作用。多处组织的草酸钙沉积导致低钙血症，尿沉渣中往往可以找到草酸钙结晶。积极静脉滴注碳酸氢钠能够促进乙醇酸的排泄，同时静脉给予乙醇或者甲吡唑阻止乙二醇的代谢。许多患者需要急诊透析以清除乙二醇和乙醇酸，纠正代谢性酸中毒。⑤内源性毒素：横纹肌溶解导致的肌红蛋白尿是 AKI 的常见病因，在血容量减少同时坏死肌肉组织释放的大量肌红蛋白可以导致急性肾小管坏死。横纹肌溶解的患者往往有肌肉疼痛的症状，血肌酸磷酸激酶水平升高，同时可以出现电解质紊乱如高钾血症和低磷血症。

滥用可卡因、精神抑制药恶性综合征、治疗高脂血症的β-羟[基]-β-[基]戊二酸单酰辅酶 A(HMG-COA)也可引起横纹肌溶解。患者尿色呈暗棕色，因为肌红蛋白的存在，即使没有红细胞尿隐血也呈阳性，其他表现有高钾血症、高磷血症、低钙血症以及随后的高钙血症。最重要的治疗措施是快速的血容量的补充，最近的救治经验提示早期快速的容量补充和碱化尿液能够预防 AKI 的发生。

严重的输血反应或者蛇咬伤会出现血管内大量溶血，导致血红蛋白尿和急性肾小管坏死。这种情况下肾脏损伤的原因是血红蛋白管型堵塞肾小管、血容量减少和肾缺血。与肾小管坏死的其他类型相比，患者钠排泄分数常常＜1%，提示患者存在肾小管堵塞而不是肾小管坏死。

(5)肾小球疾病：肾小球肾炎的特征是高血压、蛋白尿和血尿。引起 AKI 的肾小球炎往往是指急进性肾小球肾炎(RPGN)。RPGN 发生于系统性红斑狼疮、Wegener 肉芽肿、结节性多动脉炎、Goodpasture 综合征、Henoch-Schonlein 感染导致的免疫性肾炎和溶血尿毒症综合征。这些病因占总体 AKI 的 5%。

(6)间质性肾炎：许多药物通过特殊的免疫介导机制引起间质性肾炎。临床相关表现有发热、荨麻疹和尿嗜酸粒细胞增多。许多药物能够引起急性间质性肾炎，最常见的是非甾体类抗炎药(NSAIDs)、青霉素、环孢素、磺胺类药物、利尿药和别嘌醇。医院内的 AKI 通常是多因素的，因此仔细分析每位患者的疾病进程和药物治疗史非常重要。

(7)血管性疾病：动脉栓塞性疾病是 AKI 另一重要的病因，尤其是在老年患者。在侵入性的血管检查、治疗或者严重创伤后 1d 到几周期间均可出现。典型表现是下肢皮疹、网状青斑和尿嗜酸粒细胞增多。此类情形没有特殊的治疗办法。应该控制患者的血压、限制过多的动脉内介入操作。

3. 肾后性急性肾损伤

肾后性 AKI 的主要病因包括良性前列腺肥大、前列腺癌、腹腔肿瘤、后腹膜纤维化、后腹膜淋巴瘤、转移性肿瘤和肾结石。凝血块堵塞尿路也可表现为梗阻。B 超检查显示肾积水是梗阻的主要征象，在梗阻早期或者后腹膜纤维化时，B 超检查可出现假阴性。

三、预防

AKI 最重要的是预防，确定高危人群，采取预防性措施和积极监测至关重要。AKI 危险因素包括血容量减少、低灌注、基础肾功能差和应用血管收缩性药物。

AKI 的预防主要是确定高危人群，纠正血容量不足，持续的血容量不足会延长进展期，导致 ATN 加重。积极恢复循环血容量能够大幅度减少大手术或创伤后的 ATN 的发生率。院内发生的 AKI 死亡率较高，因此预防 AKI 很迫切，尤其是行介入治疗或者应用肾毒性药物。在血管造影或手术前纠正低血容量(恢复动脉有效血容量)、患者肾功能减退时咨询肾科医师均能降低 AKI 的发生率。为了预防造影剂肾病，滴注生理盐水(造影前后分别给予 1mL/kg 持续 12h)比其他常用的药物例如甘露醇和呋塞米更有效。N-乙酰半胱氨酸和碳酸氢钠静脉滴注也可能有利于预防造影剂肾病。由于许多患者的缺血性或者肾毒性 AKI 源自脓毒症或肾毒性抗生素的使用，所以控制感染和密切监测感染是重要的措施。

四、临床表现

1. 症状和体征

患者往往症状局限，没有诊断价值。AKI 的症状包括氮质血症和基础疾病的相关症状。有提示作用的症状包括尿量减少和暗棕色尿，氮质血症患者主诉有厌食、恶心、口内金属感、瘙痒、意识模糊、液体潴留和高血压。体检可以发现体内容量超负荷、心包摩擦音、扑翼样震颤，因此对高危患者进行侵入性监测是必要的。

2. 实验室检查

AKI 的诊断有赖于血尿素氮和肌酐的升高。血清胱氨酸蛋白酶抑制剂 C(cystatin C)也是 AKI 的有用标志物，能比血肌酐早 1～2d 提示 AKI。Cystatin C 是有核细胞以恒定速率持续产生的一个 13kDa 内生半胱氨酸蛋白酶抑制剂。它经肾小球自由滤过、重吸收和代谢，但是肾小管不分泌。

肾实质性 AKI 的分类很大程度上依赖尿液检查分析，例如缺血或者肾毒性引起的 AKI 尿液分析显示轻微蛋白尿，经常可见颗粒管型。然而在急性肾小球肾炎常见明显蛋白尿、白细胞、红细胞和细胞管型。间质性肾炎的尿液分析显示微量到中等程度的蛋白尿、白细胞、红细胞以及嗜酸粒细胞。清洁的晨尿尿常规检查，隐血阳性而没有红细胞提示肌红蛋白或者游离血红蛋白的存在，预示横纹肌溶解或者溶血。尿中嗜酸粒细胞的存在提示急性间质性肾炎，也可能是肾动脉栓塞或者肾盂肾炎。特异性的尿结晶也能提示 AKI 的病因，例如草酸钙结晶见于乙二醇摄入病例，尿酸结晶见于肿瘤溶解综合征。在肾前性氮质血症患者的鉴别诊断中尿液分析是必需的。肾小球肾炎和急性间质性肾炎的诊断需要肾活检。

需要注意的是很高的血肌酐水平不能排除肾前性氮质血症。低的钠排泄分数(＜1%)提示肾前性氮质血症是 AKI 的病因。如果患者原有慢性肾脏病，在发展成 AKI 之前较高的钠排泄分数并不能提示 ATN。因为 CKD 患者可能已有数天而不是数小时来适应容量减少，钠排泄分数可以假性升高。超声检查可以评估泌尿系统是否有梗阻。如果临床需要，可以行核素扫描和多普勒血流量检查或者血管造影。

五、并发症

1. 高钾血症

AKI 患者血钾迅速升高，尤其是肌肉损伤、溶血时的细胞溶解、胃肠缺血、肿瘤溶解综合征、高热或者输血。代谢性酸中毒时由于钾从细胞内移至细胞外，加重了高钾血症。应用高糖胰岛素或者碳酸氢钠、口服钾结合树脂均可以暂时降低血钾浓度。然而如果肾衰竭持续进展，高钾血症将再次出现，最终只能依靠肾替代治疗。由于 AKI 患者更易出现高钾血症的心脏毒性作用，血钾水平应尽可能控制在非毒性水平。钾是小分子物质易于透析清除，即使血流量 200mL/min，透析液钾浓度 1mmol/L，初始血钾浓度 6mmol/L，每小时也可以清除 60mmol 钾。

2. 代谢性酸中毒

用产生氢离子的正常速率 1mmol/(kg・d)很难解释代谢性酸中毒的严重程度。AKI 患者往往处于高代谢状态(高热、创伤、脓毒症)，加上由于无氧代谢(低灌注)发生的乳酸中毒，以及继发于 CO_2 潴留的呼吸性酸中毒，从而导致严重的酸中毒(pH 值＜7.1)。这导致严重的负性肌力作用和代谢效应。由于患者存在容量超负荷和高钠血症，应用碳酸氢钠纠正酸中毒作用有限。而碳酸氢盐通常被用作透析液能够合理控制代谢性酸中毒，清除脏器中的酸性物质。已经证实连续性血液透析能有效纠严重酸中毒。

3. 容量超负荷

在少尿型 AKI(尿量＜400mL/d)容量超负荷是主要的问题。重症患者发生容量超负荷的风险较高。由于需要静脉给予药物、营养和血制品，另外患者要早期接受积极地液体复苏，液体限制往往不可行。而疾病后期液体再分布可能导肺水肿和外周水肿。

最有用的治疗措施是袢利尿药，呋塞米或者其他袢利尿药可以静脉推注或者持续静脉滴注。在 AKI 的早期给予这种干预，同时限制液体输入能够预防或者减少容量负荷。因为 AKI 时肾自身调节功能缺失，更易受到低血压的影响，应用利尿药时注意避免容量减少。

血液滤过或者持续性肾替代治疗(CRRT)通过对流清除液体和小分子溶质，在血流动力学不稳定患者这是较好的治疗方式，容量过多的少尿患者当接受大量的治疗性液体输入时，应该尽早进行肾替代治疗来预防肺水肿。由于低血压后肾再灌注损伤将延迟肾功能恢复，应避免低血压的发生。

4. 低钠血症

通常与容量过多有关，临床表现主要为神经系统症状。有症状的低钠血症应给予积极治疗，注意不要纠正过快。如果电解质紊乱持续超过 48h，血钠水平上升过快会导致脑桥中央髓鞘溶解。

5. 贫血

AKI 患者贫血很常见，许多机制与之有关。最常见原因是促红细胞生成素产生减少，同时机体对它的反应也降低。另外红细胞脆性增加导致红细胞破坏率增高。而且 AKI 患者的氮质血症继发的血小板功能不全增加多部位出血倾向。

6. 高磷血症

高磷血症在 AKI 也很常见，主要机制是肾排泄减少，组织破坏和细胞内磷转移至细胞外。如果患者能够进食，可以应用口服的磷结合剂如碳酸钙、醋酸钙、司维拉姆或者碳酸镧。如果钙磷乘积＞70 或血磷浓度超过 5.5mmol/L，需使用非钙磷结合剂如司维拉姆或者碳酸镧。

7. 其他电解质紊乱

低钙血症虽然常见，但基本不需要治疗。造成低钙血症的因素有低镁血症和高磷血症、对甲状旁腺激素抵抗、活化维生素 D 的缺乏、组织中钙螯合、使用枸橼酸储存的血制品、碳酸氢钠的应用。个别患者会因为潜在的恶性肿瘤或者骨髓瘤而表现为高钙血症。横纹肌溶解时也可以出现高钙血症。

六、治疗

1. 肾前性氮质血症

肾灌注恢复后肾前性氮质血症能迅速逆转。如果血细胞比容特别低，给予浓缩红细胞能够理想纠正出血导致的低血容量，没有活动性出血时可给予等渗生理盐水。最近发现常规应用胶体溶液有副作用，目前对于它的应用存在疑问。所有患者应监测血钾和酸碱状态。心力衰竭需要应用儿茶酚胺和减轻心脏前后负荷的药物积极治疗。有时需行主动脉球囊反搏术。液体治疗对于肝硬化的患者特别有难度，需要密切监测以防止腹水增加。

2. 急性肾小管坏死

急性肾小管坏死的治疗通常是支持性治疗为主。可以尝试给予袢利尿药如呋塞米，将少尿型转化为非少尿型 AKI。然而需避免因为利尿药的使用导致的容量减少。如果患者尿量很少，不宜使用甘露醇，因为它使血管内容量扩张，能促进充血性心力衰竭的发生。少尿型 AKI 的治疗包括限制液体入量及钾和磷的摄入。

前瞻性的临床研究并没有证实小剂量多巴胺对于 AKI 或者 ATN 患者肾功能具有保护或者改善作用，同样也不能提高患者生存率或者降低透析的比例。

3. 肾脏替代治疗在 AKI 中的作用

透析是唯一的 FDA 批准的 AKI 治疗措施。对于血流动力学稳定的 AKI 患者血液透析是标准治疗方法，部分患者应用了 CRRT 和腹膜透析。选择哪种治疗方式取决于患者的代谢状态、血流动力学是否稳定，以及治疗的首要目标是清除溶质还是水分，抑或两者均有。

(1)透析指征：肾替代治疗的指征包括体内液体超负荷、高钾血症、严重的代谢性酸中毒、氮质血症、出现尿毒症症状例如心包炎、脑病或者其他难以解释的精神状态下降，以及体内存在过量的能被透析清除的药物/毒物。

为了降低死亡率，应该在肾衰竭并发症出现前行透析治疗。为了防止并发症的发生，肾科医师经常在血尿素氮上升至 60～80mg/dL 而没有出现上述指征之前开始肾替代治疗。目前在成年人 AKI 腹膜透析较少应用，这种方式可应用于血管通路建立有困难、存在抗凝禁忌、血流动力学不稳定的患者。

(2)血液透析：间断血液透析用来控制 AKI 患者的代谢紊乱和容量平衡，高代谢患者需要更积极地透析来维持机体最佳稳定状态或稳定的时间平均溶质浓度。相比常规透析，每日透析可能使尿毒症控制得更好，低血压事件发生少，AKI 患者得到更好的治疗效果。

(3)连续性肾替代治疗：连续性肾替代治疗(CRRT)是指以连续的方式进行透析(弥散清

除溶质)或滤过(对流清除溶质)治疗。治疗方式包括连续性静脉-静脉血液滤过(CVVH)、连续性静脉-静脉血液透析(CVVHD)、连续性动脉-静脉血液透析(CAVHD)、连续性静脉-静脉血液透析滤过(CVVHDF)、缓慢连续性超滤(SCUF)和持续低效血液透析(SLED)。

在伴有 AKI 的重症患者治疗中，理论上 CRRT 比间断血液透析更具有优势。这些优势包括精确的连续性容量控制、增加的透析剂量、血流动力学稳定、能够提供积极地营养支持、逐渐而连续的液体和溶质清除、可能具有的抗炎作用。多器官衰竭或者脓毒症患者需要大量的血液制品、血管收缩药物和营养物质，连续性治疗能够安全有效清除液体，获得最佳的容量平衡。可能清除炎症因子是 CRRT 的另一个优势，许多脓毒症的炎性介质分子量低于滤器的截留分子量，可以被滤器滤出。CRRT 也适用于颅内压升高、合并暴发性肝衰竭的 AKI 患者。

多项研究试图评估 CRRT 治疗 AKI 的合适剂量。在一项研究中依据置换液量随机分为三组：20mL/(kg·h)、35mL/(kg·h)、45mL/(kg·h)。尽管非脓毒症患者中等剂量组[35mL/(kg·h)]的生存率明显高于低剂量组，但高剂量组[45mL/(kg·h)]和中等剂量组相比并不能进一步提高生存率。另外一项研究中比较超滤率 25mL/(kg·h)的 CVVH 和 42mL/(kg·h)[25mL/(kg·h)超滤率和 18mL/(kg·h)透析液流速]的 CVVHDF。结果发现较高剂量的 CVVHDF 能够提高生存率。这些结果提示通过增加对流或者弥散可以实现与增加溶质清除有关的益处。因此目前的数据支持 CRRT 治疗中至少给予 35mL/(kg·h)剂量。但是更高剂量没有显示更高的生存率。

与间断血液透析和低剂量 CRRT 比较，伴有 AKI 的重症患者加强肾支持治疗并没有降低死亡率，提高肾功能恢复率或者减少非肾衰竭发生率。

CRRT 也有一些不利方面，管路越来越复杂，许多时候需要更换管路，持续性应用抗凝药也增加了出血的风险。

(4)急性肾损伤的营养治疗：最近的证据提示对于慢性肾功能不全和 AKI 患者的营养方面应给予更多的重视。休克、脓毒症、烧伤或者横纹肌溶解导致的患者机体高代谢很常见。脓毒症患者产生的细胞因子包括白介素和肿瘤坏死因子能增加骨骼肌细胞断裂。大量的蛋白质代谢加速了血钾、血磷和氮质产物水平升高。AKI 时糖内生增加，蛋白质降解增多而合成减少。胰岛素抵抗、继发性甲状旁腺功能亢进、胰高血糖素增加和代谢性酸中毒都促进了 AKI 患者营养不良的发生。

肾替代治疗本身能够通过一些机制增加代谢水平。在 RRT 治疗过程中不可避免丢失营养物质，这也会增加代谢。应用高通量透析膜比低通量透析膜丢失的氨基酸增加 30%，治疗期间每天氨基酸的丢失量在 7～50g，这种营养物质不可避免地丢失使 AKI 患者处于负氮平衡。除了代增加，AKI 患者也出现营养物质利用率下降情况，胰岛素样生长因子的异常阻碍了营养成分的利用。尽管在肾衰竭时生长激素水平升高，但在细胞水平存在生长激素抵抗，而且许多患者因为恶心呕吐不能进食，营养不良是 AKI 患者预后不良的因素。

AKI 患者蛋白质摄入量应在 1.2～1.4g/kg，同时每天所需热量的 20%～25%由脂类提供，糖通常提供 70%热量。AKI 患者的估计热量需要为 30～40kcal/(kg·d)。维生素和矿物质的需要量尚未确定。因为 CRRT 过程中丢失水溶性维生素，应该给予补充。因为血液透析和 CRRT 治疗对于营养需求是不同的，需要进行对照研究。

七、预后

尽管治疗技术有所提高，AKI 患者的生存率始终维持在 50%左右。住院 AKI 患者的预后很大程度上依赖治疗的地点(ICU 或者病房)。肾小管坏死引起的 AKI 无尿期持续 1～2 周，也可能持续 4～6 周，随后是多尿期。尽管尿毒症和容量超载能够用透析控制，AKI 以及并发症加重了患者的不良预后。基础疾病的严重程度和器官衰竭的数量影响 AKI 患者的生存率。机械通气的 AKI 患者死亡率是 80%，随着非呼吸系统器官衰竭数目增多，死亡率明显上升。在手术后或者老年患者无尿型 AKI 死亡率高于其他形式的 AKI。值得注意的是出院后相当一部分患者需要长期的肾替代治疗。

总之，对于临床医师和研究人员来说，AKI 仍然是医学难题。识别高危患者、实施预防性措施和积极地监测、早期治疗将比肾脏替代治疗更有效。

第二节 肝肾综合征

肾功能不全在晚期肝病患者中是一常见而严重的问题。据估计，在所有伴肝硬化的住院患者肾功能不全的发生率为 10%。它是一种综合征，临床特点是：①少尿、严重肾性钠潴留及快速进展性氮质血症。②循环不稳定，伴随显著的体动脉舒张和血管活性系统的激活。③预后差。1 型肝肾综合征患者不治疗时的平均存活时间为 1～2 周，而 2 型肝肾综合征的 1 年存活率约 20%。然而，肝肾综合征被认为是一种功能性的肾衰竭，因为当肝肾综合征患者的肾被移植到另一肾衰竭患者后，移植肾能重新恢复正常的肾功能。同样，终末期肝硬化患者进行肝移植后，尽管在术后相当长的时间内肾功能保持异常，但也会得到改善。

肝肾综合征定义为在没有任何确定的肾脏病理改变时，晚期肝衰竭(急性或慢性)患者发生肾衰竭。这是一种排除性诊断，即排除所有的其他引起肾衰竭的因素，包括功能性或器质性的因素。国际腹水协会(The International Ascites Club，IAC)进一步定义了肝肾综合征的诊断标准。需要强调的是，对于肝肾综合征的诊断，尿液检查结果有诊断意义，但不是必要的条件。例如肝肾综合征患者通常尿量＜500mL/d；但部分患者尿量并不减少。尿钠排泄通常＜10mmol/d。然而，也有详细记录的肝肾综合征病例报道了尿钠排泄＞10mmol/d。最后，虽然大多数肝肾综合征患者的尿渗透压高于血浆渗透压，但是随着肾衰竭的进展，也会出现尿渗透压降低。

国际腹水协会将肝肾综合征分为 1 型和 2 型。1 型肝肾综合征的特点是肾功能快速减退，即 2 周内血清肌酐倍增至 220μmol/L 以上或者肌酐清除率倍减至 20mL/min 以下。临床表现为急性肾衰竭。患者一般病情严重，伴有明显的黄疸和严重的凝血障碍。2 型肝肾综合征肾功能恶化较为缓慢，即在数周至数月内血清肌酐增高至 133μmol/L 以上或肌酐清除率降低至 40mL/min 以下。临床表现为渐进性肾衰竭伴肝硬化和顽固性腹水。

一、发病机制

肝肾综合征的病理生理学机制十分复杂，主要特点是肾低灌注，这归因为肾灌注压下降和肾血管收缩，并导致肾血流量和肾小球滤过率下降。在终末期肝硬化患者中，肝肾综合征的发展涉及很多病理生理学因素。

1. 肝硬化的血流动力学改变

肝硬化和肝门静脉高压有以下特点：心排血量增高，体循环血管阻力下降，也就是所谓的高动力性循环。高动力性循环的基础是系统动脉舒张，后者主要发生在内脏循环中，它是由于以下2个原因产生：肝硬化和过量的血管舒张因子引起肝门静脉血流阻力增高，和(或)血管对内源性血管舒张因子反应性降低。临床上，系统动脉舒张表现为系统循环低血压、心动过速、脉压增大和肢体末端皮温增高。为了维持内环境的稳定性各种血管收缩系统反应性激活，包括肾素-血管紧张素系统、交感神经系统和精氨酸加压素，将对抗血管舒张因子引起的血管舒张效应，进而使肾保留钠和水以达到维持血流动力学稳定。随肝硬化进展，体循环低血压随体动脉舒张的增加而加剧，在某一时候肾脏灌注压就会下降。一旦结合体循环血管收缩因子水平增高，总体肾血流量逐渐地减少。当内源性血管舒张因子的产生速度无法阻止肾血流量的下降时，肾衰竭必然发生。

2. 系膜细胞收缩

肾脏血流量下降幅度相似的肝硬化患者，并不一定都会发展成肝肾综合征。因此一定还有其他因素参与疾病的发生。除了降低的肾血流量，各种血管收缩因子，特别是内皮素和白三烯，也可以引起系膜细胞收缩，从而减少肾小球超滤系数，进一步降低了肾小球滤过率。

3. 肝门静脉高压的作用

肝门静脉高压与肾血流量的减少有关，在肝肾综合征的发病机制中具有一定的作用。交感神经系统可能是肝门静脉高压和肾血流动力学之间的纽带。

4. 肝功能异常的作用

肝硬化时，由于肾血管舒张因子减少引起的肾低灌注，也可能与肝功能异常有关。然而，肝功能异常能够直接介导肾血管舒张因子减少=机制尚不明确。有可能肝参与了肾血管舒张因子的合成或释放，例如一氧化氮(NO)。肝衰竭引起的重度黄疸增加了肾血管对去甲肾上腺素的缩血管作用的敏感性，导致去甲肾上腺素的肾血管收缩作用放大。在胆汁淤积时，高浓度的胆汁酸能引起动脉舒张，所以加剧了血流动力学的不稳定性，这就是所谓的肝功能异常“使局势更糟”。重度黄疸对患者(胆红素＞510μmol/L)还有直接的胆红素肾毒性损害。

5. 诱因

至少有50%的肝肾综合征患者在刚入院时肾功能正常或接近正常。因此，内科医师对患者的医疗操作往往诱发了肝肾综合征。这些诱因进一步导致了有效循环血容量减少，扩大了血流动力学的不稳定性，导致肾灌注进一步降低和肾小球滤过率的减少。

(1)利尿药治疗：伴有顽固性腹水的肝硬化患者由于存在有效循环血容量的减少，利尿药治疗效果不佳。利尿药治疗进一步加剧了有效循环血容量的减少，使患者倾向于发生肝肾综合征。当患者对利尿药反应不佳时，临床医师倾向加大利尿药的剂量，而不顾逐渐升高的血清肌酐水平。即使在“正常”血清肌酐水平时，肝硬化伴顽固性腹水的患者一般每天仅排出约500mL的尿液。所以，当逐渐加大利尿药剂量没有引起尿量增加或尿钠排泄增加时，再进一步增加利尿药剂量就会加大这些患者发生肝肾综合征的可能性。相反地，在顽固性腹水同时伴有血清肌酐水平增高的患者，减少利尿药剂量可能逆转肾功能不全。

(2)大量腹水引流：大量腹水引流导致高动力循环的加剧。体循环约在大量腹水引流后的24h后更加舒张。随后出现的血管收缩系统的进一步激活使患者更易发生肝肾综合征。降低引流的速度可能潜在地预防有害的血流动力学后果并且减少发生肝肾综合征的风险。

(3)自发性细菌性腹膜炎：据估计至少30%的自发性细菌性腹膜炎的患者，若没有进行足够的抗感染治疗，最终发展成肝肾综合征。目前存在这一假说：肝硬化形成的脓毒血症介导了各种细胞因子和内毒素的产生增加，它们反过来刺激一氧化氮和其他血管舒张因子的产生，从而导致了进一步的动脉血管舒张。所以，自发性细菌性腹膜炎加剧了有效循环血容量的减少并增加了体循环血流动力学进一步恶化的风险，导致肾功能减退。

(4)胃肠出血：急性失血伴急性血容量减少常导致肾小管坏死而不是肝肾综合征。然而，肝硬化失代偿期伴胃肠出血的患者可以发生全身炎症反应综合征，与多种细胞因子激活相关，临床表现为体温增高、心动过速、呼吸窘迫、白细胞增多伴或不伴感染。这些细胞因子可以刺激一氧化氮和其他血管舒张因子的产生。因而，伴胃肠出血的这些患者同样也有体循环动脉血管舒张的倾向，原因是伴随的炎症反应将产生更多的舒张因子，加重了有效动脉的充盈不足。胃肠出血也使肝硬化患者更易发生感染，而感染又预示了第一次出血事件控制后的再出血可能。肝硬化伴胃肠出血患者出现感染增加了炎症反应和细胞因子的产生，进一步扩大了血流动力学的不稳定性和增加发生肝肾综合征的可能性。在肝硬化伴胃肠出血的患者中，常规应用预防性抗生素，结果与出血事件相关的肝肾综合征发病率得到了显著的降低，从而支持这一假设。

(5)胆汁淤积：急性胆汁阻塞与肾损伤的发生有关。胆汁中的F2-异前列烷的生成增加可以引起肾衰竭，因为F2-异前列烷是潜在的肾血管收缩因子，而且应用减少F2-异前列烷水平的抗氧化剂可以改善肾功能。胆汁淤积本身对循环系统有害，所以当胆汁淤积与肝硬化及肝门静脉高压同时发生时，患者的循环系统不稳定性增加，容易发展为肝肾综合征，这也就不足为奇了。

(6)肾毒性药物：在肝硬化患者中应用非选择性非甾体类抗炎药(NSAID)后肾灌注及肾小球滤过率的减少，这继发于肾血管舒张性物质一前列腺素的产生受到NSAID的抑制。另外，NSAID削弱了肾水钠的排泄，这些影响独立地造成肾血流动力学的恶化，特别是在肝硬化合并感染的患者中，因为这些患者依赖肾产生的前列腺素来抵抗各种血管收缩因子的作用。所以为了避免肝肾综合征的发生，腹水性肝硬化患者不应接受NSAID。肝硬化患者依赖于激活的肾素-血管紧张素系统来维持体循环血压，所以，血管紧张素转化酶抑制药和血管紧张素Ⅱ拮抗药的应用能导致肝硬化患者动脉低压和加速肾衰竭的发生。

肝肾综合征的发病机制可以归纳为两点理论。肝硬化伴活动性肝病和大量腹水的循环状态十分脆弱。各种激活的补偿机制维持了循环稳定性(第一点)。若肝病进一步发展合并循环的恶化，将导致肝肾综合征的发生(非诱发性病例)。或者诱发因素的出现将导致体循环快速恶化，发生肝肾综合征(第二点)。

二、临床表现

1. 1型肝肾综合征

1型肝肾综合征的特点是肾功能快速地、进行性地恶化。患者通常伴有重度失代偿期肝硬化、黄疸和低钠血症。少尿和肌酐升高在几天之内发生。约半数患者没有明显诱发因素。另一半患者的肝肾综合征继发于某些清晰的诱发因素，如感染、胃肠大量出血或者在没有扩充血容量时过度利尿或腹水大量引流（>5L）。体检发现：这些患者通常有肝衰竭的红润面容或蜘蛛痣，可能出现伴扑翼样震颤或亢进的脑病，但是不到最后阶段患者不会昏迷。

临床上，患者可能出现循环血容量减少伴颈静脉压降低。这是明显的高动力性血液循环伴心动过缓、正常血压偏低或低血压、心前区收缩期杂音。常出现大量腹水并伴或不伴有下肢水肿。

多年来，已发现多个 1 型肝肾综合征的发生的高危因素。这些因素均与严重的血流动力学不稳定性和明显的肾水钠潴留有关。

2. 2 型肝肾综合征

2 型肝肾综合征患者的血清肌酐水平相对稳定，在几个月中逐渐上升。他们大多在 Child-Pugh B 级伴有相对稳定的肝功能，但是同时有利尿药抵抗性腹水的病史，患者通常有中度黄疸的表现和不同程度的凝血功能障碍。一般不会出现肝性脑病。尿量维持正常超过几周至几个月，随着血清肌酐的增高仅有缓慢的减少。

三、鉴别诊断

临床医师需要认识到血清肌酐正常时，肝肾综合征也可能出现。这是由于以下两点因素：①肝硬化患者常有肌肉容量减少，因此正常的血清肌酐水平降低。②高胆红素水平可能干扰肌酐的测定。一旦肝硬化患者的肌酐水平>88μmol/L 应提醒临床医师可能发生肾功能异常。

在失代偿性肝硬化伴腹水的患者中，肝肾综合征仅代表各种原因导致肾衰竭的一小部分。这是个排除性的诊断。患者的循环血容量正常，并且没有其他实质性肾脏疾病的证据时，才能得到肝肾综合征的诊断。

1. 肾前性肾衰竭

失代偿期肝硬化腹水且血流动力学不稳定的患者，如果他们的循环血容量进一步减少，则处于发生肾损伤的危险中。所以，趋向于进一步减少血容量的事件，如胃肠出血、大量腹水引流或者过度使用利尿药都可能导致肾衰竭。由此可见，在临床上有明显动脉血管舒张迹象（如动脉血压偏低和心动过速）的患者都应在腹水引流前，接受血容量扩充的评估。同样的，胃肠失血后的复苏也应尽可能地充分。医师倾向于增加有大量腹水和尿量不足的患者的利尿药剂量。由于血容量的进一步减少，其最终结果可能是肾功能进一步降低。通常，通过减少利尿药剂量或者停止使用利尿药，伴随尿量的增加，血清肌酐水平可能降低。由于肝肾综合征患者的有效动脉血容量减少并尿钠排泄也降低，因此低尿钠排泄不能作为肾前性肾衰竭发生的指标。然而，伴失代偿肝硬化，腹水和肾衰竭的患者受到液体超负荷的挑战，他们的中心静脉压达到 10cmH_2O。补液最好是使用胶体溶液，因为晶体易直接分布到腹膜腔成为腹水，不易被维持在循环中。如果患者有肾前性肾衰竭，当循环逐渐地再灌注时，血清肌酐缓慢地降低。

2. 肾实质性疾病

失代偿期肝硬化患者也能发生肾实质性疾病。事实上，很多肾实质性疾病是因为肝病而发生的，或者多种系统性疾病能够同时影响肝和肾。肾实质性疾病能够通过尿沉渣检查正常、尿蛋白定量<500mg/d 和双肾超声检查正常来排除。区分肝肾综合征和急性肾小管坏死通常有困难。考虑治疗和预后时区分两者是重要的。典型的肝肾综合征患者尿钠<10mmol/L，

而在急性肾小管坏死中，由于肾小管受到损伤，尿钠的重吸收也受到损害，所以尿钠＞20mmol/L 是急性肾小管坏死的特征。然而，这一特点并不总是可靠，特别是在肝肾综合征最后阶段时也可能发生。当肾衰竭突然发生于循环低血容量、感染性休克或者应用肾毒性药物时，应当考虑发生急性肾小管坏死的可能。

四、治疗

在肝硬化和急性或慢性肝脏衰竭合并血清肌酐＞133μmol/L 的患者中，应做全面的检验以排除其他原因引起的肾疾病。另外，在最开始时，患者接受液体补充治疗来评估反应和治疗亚临床循环低血容量。所有肝肾综合征的潜在危险因素都应被发现并纠正。详细询问病史，仔细评估前驱事件如胃肠出血、过度利尿或腹水引流。对于任一肝硬化伴肾功能恶化的患者，即使缺乏症状也应怀疑是否存在感染，患者可能出现发热和血白细胞增多，需行相关检查并行微生物培养，包括用以排除自发性腹膜炎的腹水检验。在血清肌酐升高之前，应排除近期应用肾毒性药物（如 NSAID 或者氨基糖苷类抗生素）的可能。与通常认识相反，肝硬化患者应用造影剂对肾功能没有损害。如果出现尿蛋白和（或）血尿，应当行额外的检查以排除肾实质性疾病。如果有较强的肾小球肾炎的依据，应考虑肾活检。最后，患者若有梗阻后肾衰竭，应当行腹部超声检查。肝肾综合征一旦确诊，应针对纠正肝肾综合征病理生理过程中的不同方面选择治疗方案。

1. 药物治疗

药物治疗的目的是改善全身血流动力学。这可通过增加体循环或内脏血管收缩获得。前者促进肾灌注压，而后者重新分配部分的内脏血容量至体循环，由此改善体循环动脉血容量，随后肾灌注和肾小球滤过功能也得以改善。

（1）多巴胺：小剂量多巴胺具有扩张肾脏血管作用。然而在肝硬化伴顽固性腹水但无肝肾综合征的患者中，或肝硬化合并肝肾综合征的患者中，均未显示多巴胺对改善肾小球滤过率有效。而且，肝硬化伴顽固性腹水但无肝肾综合征的患者中，多巴胺可降低动脉压、增加肝门静脉高压。所以它不适合应用于肝硬化伴顽固性腹水但无肝肾综合征的患者。

（2）去甲肾上腺素：虽然在一小部分研究中，静脉内去甲肾上腺素（0.5～3mg/h）的应用联合静脉清蛋白和呋塞米可逆转肝肾综合征，但是在随机对照研究结果获得之前，肝肾综合征患者不推荐常规应用去甲肾上腺素。

（3）血管升压素类似物：①鸟氨酸加压素：鸟氨酸加压素是一非选择性 V1 血管升压素受体激动药。它优先引起内脏血管收缩，然后增加体循环压力和肾灌注压。虽然鸟氨酸加压素和清蛋白的治疗改善了肝硬化伴肝肾综合征患者的肾功能，同时亦增加了药物应用后严重威胁生命的缺血并发症的风险。所以在肝肾综合征中应用这类药物有局限性，而且没有商品化制剂。②特立加压素：特立加压素是合成的血管升压素类似物，具有固有的血管收缩活性。它也是一种非选择性的 V1 血管升压素受体激动药，但是缺血并发症的发生率低于血管升压素和鸟氨酸加压素。特立加压素优于血管升压素还在于有较长的半衰期，可以每 4h 静脉注射给药。特立加压素以剂量为 0.5～2mg/（4～6）h 静脉给药 15d 后，患者肾功能改善，而且血浆肾素活性和肾上腺素水平得到抑制，心房利尿因子水平提高并部分改善了尿钠排泄，大多数患者没有严重的不良反应。目前还不清楚超过 15d 的治疗是否可以使肾功能进一步改善。特立加压素在北美尚未获得批准，但在欧洲它是治疗肝肾综合征的一线药物。

(4)米多君和奥曲肽：米多君是一种口服的α肾上腺素能激动药，可改善体循环血压从而改善肾灌注压。奥曲肽是一种长效生长激素抑制药类似物，可以拮抗不同的内脏血管舒张因子的作用，减少动脉血管舒张程度，使循环血容量合理分配。单独应用米多君或奥曲肽没有证实对肝肾综合征患者有效。然而，当米多君联合奥曲肽并予扩张血浆容量治疗时，患者肾功能得到部分改善，体循环血流动力学、肾血流动力学和尿钠排泄均有显著改善。由于无法使用特立加压素，以上联合治疗方法在北美十分流行。需要更大规模的随机对照研究来评估这种治疗方案在治疗肝肾综合征的地位。

(5)内皮素受体拮抗药：内皮素曾被假定为是肝肾综合征时的肾内血管收缩介质，而用内皮素受体拮抗药的治疗可以使肾小球滤过率和肾血浆流量呈现剂量相关性增高。然而依据个人经验，在肝硬化合并肝肾综合征患者中，应用非选择性内皮素受体拮抗药既导致肾功能减退又引起尿量减少。所以，这一类药物只应用在临床试验中。

(6)贝通(己酮可可碱)：贝通是具有抗肿瘤坏死因子活性的磷酸二酯酶抑制药。虽然在急性酒精性肝硬化患者中应用贝通可造成肝肾综合征发病率的显著降低，但还没有研究评估贝通对肝肾综合征的治疗效果。

2.蛋白透析

清蛋白透析是应用无细胞、含有清蛋白的透析液，血液通过药用炭和阴离子交换柱多次循环和灌注的系统。分子吸附再循环系统(mars)就是一种这样的体外清蛋白透析设备。在透析期间，透析液的封闭环路允许结合清蛋白的毒素从血浆转移到可渗透性聚砜膜上。附着在膜上的清蛋白通过连续洗脱再循环，水溶性毒素能够经炭柱和离子交换树脂被清除。这一系统在去除分子质量低于50kDa的分子时非常有效。应用MARS治疗肝肾综合征的基本原理是它可以清除多种细胞因子，如肿瘤坏死因子和白介素-6，而这些细胞因子可产生各种血管舒张因子。所以，通过降低血管舒张因子水平，期望改善体循环血流动力学以及肾灌注压和肾功能。

MARS系统降低血清胆红素和肌酐水平，使患者生存期稍延长。目前还不清楚的是：撤去MARS后，用MARS治疗产生的血清肌酐降低的疗效能否得到维持。在肾功能明确改善之前，MARS治疗应当持续多长时间，这也还不清楚。所以，在没有临床研究的明确结论的情况下，MARS不应用于肝肾综合征患者的治疗。

3.经颈静脉肝内门体分流术(TIPS)

TIPS是在肝门静脉的一个分支和肝静脉的一个分支之间搭桥，十分有效地降低肝门静脉压。既然窦状肝门静脉高压在调节肾血流动力学中起枢纽作用，那么TIPS的应用，特别是在肝硬化伴顽固性腹水和肾功能下降的患者中，可以改善肾小球滤过率和肾血流量。另外，TIPS返回了一部分内脏循环血容量至体循环，从而抑制了各种血管活性神经激素的增加，引起肾灌注好转。在肝硬化伴顽固性腹水中，成功地治疗2型肝肾综合征也能消除腹水。还必须强调的是TIPS常改善肾功能，但不能使肾功能恢复到正常。

有的医疗单位已尝试联合不同治疗方法来纠正肝肾综合征病理生理学的几个方面。一种这样的尝试是在1型肝肾综合征患者中用TIPS，继而用药物治疗。例如用TIPS介入治疗再应用米多君、奥曲肽和清蛋白治疗有效，且适合接受TIPS治疗的患者，可以维持患者正常肾功能，使腹水消失，从而提高患者生存率。目前面临的挑战是对每个患者如何选择最适合的联合治疗。

4.肝移植

对于肝肾综合征，肝移植依旧是唯一有效的长期治疗方法，因为它可以纠正肝功能异常，解除肝门静脉高压。虽然肾小球滤过率一般无法保持正常，肝肾综合征患者接受肝移植后的肾功能得到了改善，血管活性因子的血浆水平降低。肝肾综合征患者与无肝肾综合征患者相比，在移植后移植肝和患者的生存概率都要降低。而且，肝肾综合征患者需要待在重症监护病房时间更长、同时住院时间延长，需要更多的肝脏移植后透析治疗。及早治疗肝肾综合征的患者移植后的临床预后得到显著的改善，生存率与无肝肾综合征的肝移植患者相似。所以，在终末期肝硬化期待肝移植的患者中，任何可以改善肾功能的治疗都需要尝试，以最大化改善肝移植的预后。

五、预防

治疗肝肾综合征最重要的措施是防止它的发生。这可以通过避免或减小肝脏和循环功能恶化、肾低灌注来获得。

1.合理使用利尿药

诱发的肾脏损害占腹水患者的20%。它发生在利尿的速度超过腹水重吸收的速度，从而导致有效动脉血容量减少的时候。随着利尿药的停用，肾衰竭一般是可逆的。有腹水而无水肿的患者每天最多重吸收700mL的腹水。任何超过700mL/d的利尿将会发生血浆容量减少和肾功能不全的风险。外周水肿的患者情况好一些，因为外周多余水分首先被重吸收，可以安全地耐受更快速的利尿(＞2kg/d)，直到水肿消失。

2.避免肾毒性药物

NSAID不宜用于肝硬化伴腹水的患者，因为应用了NSMD的患者肾衰竭的发生率远高于一般人群。NSAID抑制了肾内前列腺素的形成。前列腺素是血管舒张性物质，在肾循环中可拮抗各种血管收缩因子的作用。肝硬化伴腹水的患者应用氨基糖苷类药物后，易发生急性肾小管坏死，所以应当避免。血管紧张素转化酶抑制药和血管紧张素Ⅱ受体拮抗药导致动脉低压，使肝硬化患者更易发生肾衰竭。所以也应避免使用这类药物。

3.预防自发性细菌性腹膜炎

肝硬化伴胃肠出血的患者感染发生率高，特别是自发性细菌性腹膜炎。由于感染(不管是隐藏的或已被确认了的)在肝硬化中是肾衰竭发生的诱因，所以有胃肠出血的患者应当接受抗生素预防性治疗。短期抗生素预防性治疗已经显示了能提高肝硬化伴胃肠出血患者的生存率。然而，尚不清楚预防性抗生素治疗应维持多长时间。

4.合并细菌感染病例的预防

感染一旦形成，与炎症反应相关的各种细胞因子和内毒素的释放将导致血管容量和血容量之间的不平衡，所以使患者倾向于发生肾衰竭。与在自发性细菌性腹膜炎患者中单独应用抗生素相比，清蛋白输入已显示出可减少肾衰竭发生和降低死亡率。世界上某些地区考虑到未知疾病的传播，对清蛋白的应用持消极态度。而且清蛋白较为昂贵。在没有接受清蛋白的患者中使用晶体溶液与胶体溶液的疗效是否一致，目前还不清楚。在得到进一步的临床研究结果之前，在感染时应用清蛋白来防止肾衰竭需要慎重。

5. 预防循环功能不全

大量腹水引流与体循环血流动力学的恶化有关，同时伴随体循环血管阻力的下降及继发的血管舒张，也称为引流后循环功能不全。经过大量腹水引流后的患者常发生循环改变，所以，应用血管收缩药物如特立加压素来限制血管舒张和阻止循环改变时需慎重。

研究显示贝通可降低肝肾综合征发病率，因此它被建议用于预防酒精性肝炎患者肝肾综合征的发生。既然这种药物是一种相对无害的药物，而且其费用也不是十分昂贵，在随机对照研究得出明确的结果之前，我们可以将它应用于酒精性肝炎的患者。

六、预后

肝肾综合征是肝硬化致死性的并发症，预后差。未经治疗的 2 型肝肾综合征患者比 1 型肝肾综合征预后稍好，平均生存时间是几个月而不是几周。然而，其生存期依然短于肝硬化腹水但无肾功能不全的患者。没有肝肾综合征诱发因素的患者生存时间稍长，然而那些因感染而发展为肝肾综合征的患者生存时间趋于更短。随着对肝肾综合征病理生理学机制的理解深化，治疗更加积极有效，这些患者的预后有了显著的改善。由于世界范围内缺乏可用于肝移植的捐赠器官，治疗策略主要为应用药物治疗、TIPS 或联合两者来作为肝移植的桥梁。

肝肾综合征的治疗已有了显著的进步，而之前肝肾综合征的病死率几乎是 100%。根据病理生理学原则，预防和治疗潜在的引起肾血管收缩的可逆因素，我们能够积极处理肝肾综合征。肝肾综合征的诊断不再等同于宣判死亡，对于监护室医师、肝病学专家、肾病学专家、放射介入学专家和移植外科医师的组成的团队来说，肝肾综合征的治疗是一个挑战，密切的合作能够改善这些患者的预后。我们的责任是作为内科医师识别肝肾综合征的早期阶段，在这些患者肝衰之前及时干预治疗。

第三节　横纹肌溶解症

横纹肌溶解症是一种由于骨骼肌细胞受损或代谢缺陷导致细胞膜(肌膜)溶解后胞质内容物(肌红蛋白、酶、磷、钾)释放入血后出现的障碍。肌红蛋白很容易通过肾小球滤过膜，当尿液中含有肌红蛋白时，将会出现所谓的“肌红蛋白尿”。尽管有部分患者几乎没有任何症状，大部分横纹肌溶解症患者会出现肌肉痛、触痛、肌肉僵硬以及乏力等症状。大部分患者会出现血清中肌酸激酶(CK)MM 亚型升高。在这一点上，较罕见的例外情况出现在糖尿病性肌肉坏死。在这种情况下，会出现骨骼肌的疼痛性血管栓塞，通常发生在股静脉，但通常不伴有血清 CK 水平的显著升高。

一、发病机制

正常人在剧烈运动后会出现轻度的横纹肌溶解症。比较常见的例子见于剧烈重复性运动或者癫痫大发作之后。据推测，耗竭性运动不仅会直接损伤肌肉细胞的结构成分，还有可能降低能量储备，进而降低人体对损伤的正常阈值。其他能够降低损伤阈值的因素包括体质较弱或之前已经存在损伤，典型的例子是酒精性肌病。在现有文献中，所有所涉及的人群中，女性发生横纹肌溶解症的比例明显低于男性，这是让人费解的现象。血容量不足以及在高温环境下运动，可能会导致肌肉温度过高以及降低血液流量，这是导致横纹肌溶解症的加重因素。肌肉的离心性收缩(如跑步下山)比向心性收缩(如跑步上山)更容易导致横纹肌溶解症。禁食会降低损伤的阈值，可能是通过降低肌肉收缩的酶底物发挥作用的。严重的外伤以及挤压伤通常会导致横纹肌溶解症，而且与之相关的急性肾衰竭通常会导致患者死亡。在外科手术中肌肉的直接损伤会导致肌酶的轻度升高。

1. 遗传性代谢性肌病

一些特异性酶的紊乱会通过损伤能量代谢导致劳累性横纹肌溶解症。经典的例子是肌磷酸化酶缺乏(McArdle 综合征)以及肉碱软脂酰转化酶缺乏症。

2. 获得性代谢性肌病

缺钾是典型的例子。钾缺乏会损伤肌肉的糖原合成。在缺氧运动的情况下，糖原是肌肉的主要能量来源，因此钾缺乏的人若从事重体力活动后会导致横纹肌溶解。钾缺乏还会干扰运动时肌肉血流量的正常升高。这将会导致局部缺血而加重损伤。磷缺乏也会导致横纹肌溶解症，这种情况通常见于重度酒精中毒和(或)严重体重下降的患者。

3. 缺氧/缺血

一氧化碳中毒会由于生成了碳氧血红蛋白而出现缺氧症状，这是公认的会导致急性横纹肌溶解症的一种病因。严重充血性心力衰竭也会导致轻度的横纹肌溶解。

4. 药物

很多药物可导致横纹肌溶解症。在缺乏对照的研究中显示有数百种药物会导致该病的发生，其中最主要的药物包括可卡因和苯丙胺的衍生物。最近的基础研究提示麻黄碱和摇头丸(3，4-亚甲基双氧甲基苯丙胺，MDMA)能够刺激骨骼肌中的肾上腺能受体，导致产生过多的热量以及肌细胞受损，因而解释了在这种病例中能够见到横纹肌溶解症往往合并有机体过热的现象。

3-羟-3-甲基戊二酰辅酶 A(HMGCOA)还原酶抑制药(他汀类药物)也是导致横纹肌溶解的常见药物因素。这类药物的这种不良反应有可能发生在单一服用该类药物时，但更多地发生在同时合并服用其他一些药物的情况下，如纤维酸衍生物类调脂药、环孢素、烟酸或乙琥红霉素。这些药物和他汀类药物是通过同一种酶系统在肌肉和肝内代谢的，因而很容易使他汀类药物浓度达到中毒水平。因此，对于服用他汀类药物的患者，在同时合并服用其他的能够导致肌细胞损伤风险的正规药物时，预防横纹肌溶解更为困难。一些患者在服用他汀类药物时会出现 CK 水平轻度升高，但没有任何不适主诉或临床不良反应。然而，仍然建议当出现不适症状或 CK 水平升高至正常值 10 倍(2500U/L)或以上时停用他汀类药物。

5. 感染

病毒感染，尤其是流感病毒、柯萨奇病毒以及艾滋病病毒会直接损伤肌细胞导致严重的横纹肌溶解症。一些特定的细菌感染，如肺炎球菌性肺炎、气性坏疽、全身性链球菌感染以及军团菌属感染也是已知的常见病因。

6. 特殊病因

很多物质是具有直接的肌肉毒性的。蛇咬伤后会由于蛇毒中的蛋白水解酶导致严重的横纹肌溶解。在食用了以甜香菜子为食的鹌鹑后，会由于骨骼肌中蓄积了大量的洋地黄而导致横纹肌溶解。甲状腺功能亢进症会使血清 CK 水平持续性升高，有时会直接诱发横纹肌溶解。

急性皮肌炎偶可诱发横纹肌溶解。最后，肌型肌酸激酶(CKMM)会发生在一系列疾病过程中，包括缺氧、充血性心力衰竭以及脓毒症。

恶性高热是一种罕见的骨骼肌斯里兰卡肉桂碱受体遗传异常，其临床表现为急性发作性肌肉强直、缺氧、CO_2产生增多、代谢性和呼吸性酸中毒、高热和横纹肌溶解。这种情况经常发生在常规麻醉过程中，可由使用琥珀酰胆碱以及挥发性麻醉剂诱发。恶性高热一旦发生往往是致死性的，除非敏锐地认识到该病的发生并加以预防，或给予肌松药硝苯呋海因(丹曲林)治疗。

神经阻滞药恶性综合征的临床特征仅包括肌肉强直和张力障碍，在部分病例中，临床症状更为少见。这种综合征是许多精神抑制类药物的不良反应。

二、预防

大部分人曾经历过在运动后的最初几天出现肌肉酸痛和僵硬的症状。这种情况下，血清CK水平会有轻至中度的升高(最高可达10000U/L)，因此，从这个意义上讲，我们大多数都曾经患过横纹肌溶解症。体育锻炼能够增加肌肉对损伤的阈值。有人认为在运动过程中由于运动导致的肌肉损伤是肌细胞重建和肥大的必要组成部分。因此横纹肌溶解的因素有可能是生理性的，客观上证明了体育锻炼者的理念：“一分付出，一分收获”。进行极限的剧烈重复性运动，如进行深蹲俯撑或引体向上直至达到体能耗竭的程度可能会导致严重的后果。因此，对于缺乏锻炼的人而言，在进行这些锻炼的时候采取循序渐进的方式，逐渐增加锻炼强度和频率将保证锻炼的安全性。应避免在高热环境下及水电解质缺乏时工作，同时，通过服用一些药物，如苯丙胺的衍生物、麻黄碱以及可卡因来增强训练效果的办法也应该避免。

三、临床表现

横纹肌溶解症的临床症状和阳性体征通常足以明确诊断。常见症状包括肌肉痛、触痛、水肿、乏力和行动受限。将这些临床表现简单地诊断为“背痛”或“纤维肌痛”十分危险。在这种情况下，有必要考虑到横纹肌溶解症的可能，并通过检查CK水平的方法来进一步判断是否该病。

CKMM是骨骼肌中肌酸激酶的最主要亚型，也是确诊该病最敏感的指标。除非仍然存在肌肉的坏死，CK的峰值将出现在肌肉损伤后的12～36h，其半衰期($t_{1/2}$)大约为48h。肌酸激酶的心肌同工酶(CKMB)通常用于检测心肌损伤，在一些经常锻炼的运动员的骨骼肌总CK中，可包含5%的CKMB。在心肌梗死的患者，总CK水平很少超过5000U/L。任何总CK水平超过该值的情况都应该怀疑是否出现了急性横纹肌溶解。在一些临床重症患者，总CK水平经常达到100000U/L以上的水平。在一些极端的病例中，CK有可能达到3000000U/L的水平。其他一些肌酶水平的升高，如醛缩酶、乳酸脱氢酶或转氨酶，对于确诊意义不大。7-谷氨酰转移酶(GGT)水平升高不会发生在肌肉损伤的情况下，因此该酶的检测可用于排除肝损伤。

在早期的急性横纹肌溶解症，会出现血清肌酐水平一过性升高，而且其升高与血清尿 素氮(BUN)水平增高不成比例。据推测，这是由于肌肉中的肌酸释放入血，之后自发性水解为肌酐所致。通常情况下，血清尿素氮与肌酐的比值是10：1。在发病初期，若出现这个比例下降至5以下时，提示可能出现了急性横纹肌溶解。血清尿酸水平可能会超过40mg/dL。从肌肉中释放出来的嘌呤类代谢产物在肝脏转化成为尿酸。如此高的尿酸水平在其他情况下非常罕见，即使在肿瘤化疗后导致的肿瘤溶解综合征也不会如此之高。任何病因导致的横纹肌溶解出现粒细胞增多都十分常见。出现低清蛋白血症是一个预后不佳的先兆，尤其在合并有血液浓缩的情况时，因为这提示大量毛细血管的破坏导致血架成分从血管中丢失。在比较少见的情况下，毛细血管的破坏甚至会导致红细胞也逃逸到间质组织中。这将导致休克的发生，以及没有出血或溶血的情况下血细胞比容快速下降。在少尿的患者，尿钠浓度超过 20mg/L 提示肾小管的损伤。然而，横纹肌溶解患者尿钠水平有可能非常低，因此，这一指标对于色素性肾病的诊断价值弱于其他少尿性疾病。高钾血症非常常见，这是由于受到破坏的肌细胞中的钾释放入血所致。严重的低钙血症，血清钙水平会低于 3.0mg/dL，可能是由于高磷酸盐血症以及受损肌肉对钙离子的俘获所导致。在疾病后期还有可能出现高钙血症，尤其在急性肾衰竭的多尿期。通常这种情况见于患病初期给予补充钙剂的患者。

四、鉴别诊断

血红蛋白和肌红蛋白释放入血浆之后的后果有着本质的区别。血浆中的游离血红蛋白能够与球蛋白结合，其饱和浓度大约是 100mg/dL。因为血红蛋白-球蛋白复合物的分子量非常大，不能够被肾小球滤过，所以，血红蛋白在正常情况下不会出现在尿中。但当血浆球蛋白已经达到饱和而且总血红蛋白含量超过 100mg/dL 的情况下，将出现血红蛋白尿。血红蛋白和肌红蛋白在血清或尿中达到肉眼可见程度的浓度都是 100mg/dL。与血红蛋白不同，肌红蛋白在血浆中并没有同样数量级的结合蛋白。肌红蛋白的分子质量 16000Da，其在肾的清除率分数(与菊粉相比)为 75%。因此，任何进入血浆的肌红蛋白将很容易通过肾小球滤过膜。进而可以得出结论，若血清染色，则提示溶血，而非横纹肌溶解；若尿中出现亚铁血红素成分，而血清未染色，则提示发生了横纹肌溶解以及肌红蛋白尿。血清和尿中均出现色素成分则提示血红蛋白尿。采用试纸方法检测尿中的亚铁血红素既简单又十分敏感，因此没有必要再采用其他更复杂和昂贵的试验来检测或鉴别血清或尿中到底是肌红蛋白或血红蛋白。在没有明显血尿的情况下，色素尿且试纸检测血清亚铁血红素阳性，对于确诊横纹肌溶解有帮助。然而这样的检验结果往往很难得到；除非在疾病的早期进行检测。因为肌红蛋白的排泄非常快，很容易丢失。在没有高血糖的情况下出现糖尿是另外一个肌红蛋白尿所导致的常见实验室检查特征。这或许反映了近端肾小管的损伤。

色素沉积相关性肾病的典型病理学表现包括近端肾小管坏死和远端肾小管色素管型梗阻。发生急性肾衰竭的潜在病因已经研究得比较细致。亚铁血红素是强烈的血管收缩药，能导致肾缺血。一旦肌红蛋白或血红蛋白分子通过肾小球滤过膜进入近端肾小管，其中一部分能够进入近端肾小管细胞之中。在细胞内，这类分子能够释放出铁元素和铁的化合物，形成毒性产物，可使近端肾小管细胞受损或死亡。在近端肾小管未被吸收的色素可达到远端肾单位。若小管中的尿液 pH 值呈酸性，色素将与 Tamm-Horsfall 蛋白发生反应，形成胶体，进而堵塞小管液的流动。一旦阻塞形成，小管中的色素浓度将进一步升高，进而增加近段小管细胞对色素的吸收并产生毒性作用。

五、治疗

第二次世界大战之后不久，有人报道在挤压伤之后会发生急性肾衰竭，之后人们开始认识到当出现低血压、肾灌注不足以及酸性尿等一系列症状时，若出现色素尿，提示可能出现了急性肾小管坏死。随后的实验研究显示，在动脉血容量、血压和肾灌注正常的情况下，若静脉给予肌肉原浆、肌红蛋白或血红蛋白，对肾功能是没有不利影响的。实验研究还显示，在色素尿还没有消退之前输入盐水、碳酸氢盐溶液或甘露醇，能够起到保护肾不发生急性肾衰竭的作用。

上述几条治疗原则是横纹肌溶解及肌红蛋白尿的早期治疗基础。对重症病例，应收入有专业人员和透析设备的重症监护室。对这种病例，应及早进行积极、大量的容量置换，以达到保证器官灌注的目的。建议给予碳酸氢盐溶液输入以达到碱化尿液，防止小管内色素管型的形成。然而对于重症患者，这一治疗并不能保证肯定有效。若血清碳酸盐水平已经过度矫正的情况下，尿液仍呈现酸性，那么可以考虑使用乙酰唑胺。必须注意防止出现容量超负荷及肺水肿的危险。由于肌红蛋白对肾有直接的毒性作用，因此可考虑使用甘露醇来增加肾对其的清除率。输入25g甘露醇即可增加尿量，从而增加对肌红蛋白的清除，因此至少从理论上能够降低肌红蛋白的毒性。

血清CK水平在升高数天之后应该开始下降。若CK水平出现了再次升高，应考虑是否合并间隔综合征。有一些证据显示早期给予静脉输入甘露醇可能会起到“抢先占领”的作用，因而能够阻止这类并发症。重症病例有可能由于膈肌乏力而出现呼吸衰竭。必须认真反复地检测血钾水平以防止高钾血症的发生。由于广泛的肌肉细胞受损，单纯输入葡萄糖和胰岛素可能并不能控制高钾血症。在一些伴有严重低钙血症的患者，即使血钾水平处在6.5mmol/L左右的情况下，也有可能出现钾对心脏的直接毒性作用。这意味着对高钾血症的毒性作用，不能单纯依赖血钾水平，还应该结合心电图检测的结果。若血清钾仅轻度升高，而心电图检测提示为高钾血症，可给予小剂量的钙剂，在这种情况下，可在不减少血清钾的总量的情况下，可一过性纠正心电图的变化。对此类患者，有必要进行频繁的血液透析治疗，有部分患者甚至需要近乎常规的血液透析。低钙血症本身并不需要治疗，除非特别需要，因为钙盐有可能会在受损肌肉内形成沉淀。在疾病后期的多尿期，这些钙沉淀会被动员，导致高钙血症。尽管如此，对于准备接受透析治疗的患者，对于一过性地高钾血症，可临时给予钙盐输入以降低钾对心脏的毒性作用以达到抢救生命的目的。感染和容量超负荷也是重要的并发症。对于重症患者，由于肝脏受损或弥散性血管内凝血导致凝血功能受损也是常见的并发症。

六、预后

急性广泛性横纹肌溶解症患者后期可能会由于肌肉的纤维化导致终身性残疾。而还有一部分患者则能够完全康复，因此对于某个病例而言，很难判断其预后究竟如何。对于反复发作横纹肌溶解的患者应考虑进行一些特殊检测以排除是否McArdle病或其他代谢障碍。对由于使用他汀类药物或其他能够阻止代谢的药物(如贝特类药物)诱发横纹肌溶解的患者，经常需要考虑重新给予他汀类单一药物的治疗以提高安全性，对此类患者应严密监测。

第四节　造影剂肾病

造影剂肾病(contrast-induced nephropathy，CIN)是一种常见的医源性急性肾衰竭。尽管

CIN 的发病率比较低，但接受静脉内造影剂的患者人数众多，而且会随着人口老龄化更加增多，越来越多的患者需要通过静脉注射造影剂的方式进行诊断和治疗。

回顾性病例观察研究证实，注射造影剂后出现 CIN 的患者较未发生 CIN 的对照组患者院内死亡率明显增高，尤其是那些最终需要透析治疗的患者。而多因素回归分析在经过基线并发症因素校正后的结果高度提示，CIN 实际上是死亡率的一个独立预测因子。

有几种患者本身的因素以及治疗过程中的因素能够影响发生 CIN 的可能性。患者因素中，已经罹患慢性肾脏病(CKD)被认为是最有力的危险因素。发生 CIN 的患者中，接近 60% 在接受造影剂之前已经 CKD，而且发生 CIN 的风险与之前肾损害严重程度呈现平行关系。糖尿病也会增高发生 CIN 的风险，但仅限于同时合并有 CKD 的糖尿病患者。因此，发生 CIN 风险最高的是患有 CKD 和糖尿病的患者，而非糖尿病性 CKD 患者次之，风险最低的是未患有 CKD 者，无论其是否患有糖尿病。与之相似的是，CKD 和糖尿病的患者发生少尿型急性肾衰竭以及需要透析治疗的风险最高。需接受透析治疗的 CIN 患者院内死亡率非常高。

血容量不足、充血性心力衰竭、老龄和低血压都已被证实是 CIN 的危险因素，然而这些因素可能只是肾小球滤过率(GFR)较低的原始标志，而 GFR 低本身可能才是真正的危险因素。同时使用肾毒性药物，如非甾体类消炎药也能够增加 CIN 发生的风险。

过去曾认为，多发性骨髓瘤是 CIN 的危险因素。然而，最近通过使用一些新型的造影剂研究显示，若在接受造影剂时，患者不存在血容量不足的情况，那么多发性骨髓瘤并非一种非常强的危险因素。

治疗过程相关性因素也能够影响发生 CIN 的可能性。大多数研究提示接受肠外造影剂的剂量越大，导致 CIN 的可能性越大。同时，造影剂的类型(尤其是造影剂的渗透压)也会影响发生 CIN 的概率。根据造影剂的组成成分不同，造影剂可分为 3 种类型：高渗型造影剂(又名离子型造影剂)，渗透压高达大约 2000mOsm/L；低渗型造影剂(又名非离子型造影剂)，渗透压 600～900mOsm/L；等渗型造影剂(是一种非离子型复合物)，渗透压 300mOsm/L。大量针对伴有 CKD 的高危人群的研究证实，低渗型造影剂较高渗型造影剂发生 CIN 的风险明显降低；同时，有些证据提示等渗型造影剂的肾毒性要低于低渗型造影剂。

一、发病机制

有几种机制能够解释 CIN 的发病机制。为了阻止 CIN 发生所采取的措施是基于这些发病机制的。目前认为，肾缺血是 CIN 发病的基本病因。由于氧的逆流交换，以及在直小血管中氧的排出，同时升段亨利环有效的小管转运需要氧的缘故，因而外层肾髓质的氧张力极低(PO_2 为 10～20mmHg)。造影剂能够选择性地进一步降低外层肾髓质的氧张力，在此过程中，涉及两种不同的机制。其一，造影剂通过释放出能够促使血管收缩的化合物，如内皮素和腺苷；同时这种作用还由于阻断了能够促使血管舒张的化合物，如一氧化氮和前列腺素而进一步加强，因而降低了肾的血供。其二，造影剂本身能够造成肾小管的渗透性利尿，进而导致小管的有效转运增加，使其对氧的利用增加。

高渗透压本身可能就是导致 CIN 的病因。小管内高渗透压能够激活管一球反馈作用，或增加小管内的静水压，这两种作用都将导致肾小球滤过率的下降。高渗透压可能还会增加小管细胞的凋亡。

还有证据显示，氧自由基的产生也参与了CIN的致病机制。这一理论能够解释使用自由基的清除剂N-乙酰半胱氨酸(NAC)以及碳酸氢钠(能够阻断自由基生成所需要的酶的合成)对预防CIN可能具有一定作用的原因。

最后，有证据显示造影剂还可以导致直接的细胞毒性。在实验动物以及离体的肾单位实验中，均提示造影剂能够导致近端肾小管细胞空泡变性、间质炎症和细胞坏死。

二、预防

已经有许多针对CIN预防策略的研究。在一系列经过精巧设计的随机对照研究中已经证实其中的许多方案是无效的。其中包括利尿药、甘露醇、心房钠尿肽、内皮素受体阻滞药以及非诺多巴。还有一些治疗方案已经证实是更为有效的。

传统上认为，扩张细胞外液(ECF)容量是预防CIN的基本治疗干预原则。通过扩张ECF的方式来达到纠正容量降低的问题，其目的是减轻导致肾缺血的血管收缩反应，以及减少肾小管与造影剂的接触时间和浓度。早期的临床研究通过历史对照的方法提示扩张ECF对于预防CIN的发生有益处。按照这些研究得出的结论，扩张血容量很快成为治疗的标准，然而没有任何前瞻性、随机、安慰剂对照研究来评估这一措施的效果，这可能是出于伦理学角度的考虑。之后的一些研究曾经试图找到预防性扩张ECF的最佳流程，然而截至目前，仍未达成一致意见。这是由于这些研究的样本特征、样本量、入选标准以及研究终点的定义具有很大的差异性的缘故。为数不多的一些文献建议静脉补液优于口服补液，较长时间给予肠外补液优于快速补液，给予等渗型液体优于低渗型液体。

20世纪90年代后期，首先报道能有效预防CIN的治疗方案是NAC。NAC的最常用剂量是口服600mg，每日2次，在给予造影剂的前一天及当天给药。最开始时，这一发现广受欢迎，引起了医学界的广泛关注，使用NAC预防CIN很快在临床实践中广泛应用。后续针对其有效性所进行的研究多是混杂的，所以已经有针对这些研究的荟萃分析研究。截至目前，NAC到底对预防CIN的发生是否有效仍无定论，但毫无疑问的是，由于该药的安全性、使用方法简便、费用低廉，因此在临床上仍被广泛使用。

茶碱对于预防CIN可能也有效。有几项研究已经证实茶碱能够降低使用造影剂后GFR下降程度，其作用机制可能是阻断了腺苷导致的肾血管收缩。然而，所有这些研究中，无论茶碱治疗组还是对照组中，均未包括高危患者或临床症状典型的CIN患者。因此对其疗效不能得出任何结论。值得注意的是，茶碱的应用可能会诱发室性心律失常、癫痫发作以及其他不良反应，因此在防止CIN时，使用茶碱作为预防性用药必须充分考虑到这些缺点。

对于具有高危因素的氮质血症患者，已经证实减少造影剂用量以及降低其渗透压能够最大限度地降低发生CIN的风险。关于造影剂的渗透压，临床试验已经证实，低渗型造影剂优于高渗型造影剂。早期的一些临床报道证实等渗型造影剂至少要比一种低渗型造影剂肾毒性更低，然而对于等渗型造影剂的相对肾毒性仍需要进一步深入研究。

人们普遍认为，血液透析对于预防CIN的发生是无效的，但认为血液滤过是有效的。然而，由于研究设计的局限性，对于血液滤过的剂量，并不允许进行更大规模的实验，因而其确切疗效很难确认。因为血液滤过的费用高昂，而且从逻辑上很难大规模地将该方法用于

CIN 的预防性治疗，因此这种预防模式不大可能得到广泛的临床应用，除非有后续的更为精巧设计的研究能够证实其有效性。

早期的一些研究结果提示使用碳酸氢钠预防 CIN 的效果优于输入盐水，然而近期的一些文献报道显示这两种液体输入对预防 CIN 具有等效的作用。现在正在进行一些更为深入的研究，有可能能够弄清碳酸氢钠是否比等渗盐水更有好处的问题。

三、临床表现

1. 症状和体征

大部分 CIN 患者并没有特征性的症状或体征可供证实此并发症的存在。在一小部分受累患者中，会出现少尿症状，伴或不伴容量过负荷的症状和体检特征。比较罕见的病例中，CIN 患者会出现尿毒症的症状和体征。

2. 实验室检查

大部分 CIN 患者的血清肌酐水平在给予造影剂注射后 24～48h 开始升高，在第 3～5d 达到峰值，并在第 7～10d 恢复到基线水平。大部分患者是非少尿型的，并且经常伴有尿钠浓度降低。

在一些更为严重的 CIN 病例中，血清肌酐水平在第 5～10d 才达到峰值，并有可能伴有少尿，需要进行透析治疗。这些重症 CIN 病例多见于进展期 CKD 患者(但并非全部如此)，尤其是同时合并有糖尿病的患者。

CIN 患者尿检的特征性表现是尿检中发现粗颗粒管型、肾小管上皮细胞以及非结晶的碎片，均为急性小管坏死的特征性发现。

3. 影像学检查

肾影像学检查不能用于确诊 CIN，但是却可以用来排除其他可能导致急性肾衰竭的病因(如肾超声检查可以排除梗阻性肾病)。

四、鉴别诊断

肾动脉粥样硬化栓塞也是接受造影剂之后导致急性肾衰竭的一个病因，因此需与 CIN 相鉴别。这一并发症可发生在任何通过动脉途径给予造影剂的者，不管造影剂是用于诊断目的或者是介入治疗。若接受造影剂 48h 处后出现血清肌酐升高，应考虑肾动脉粥样硬化栓塞的可能，但该并发症也有可能在接受造影剂后 48h 之内出现。在体格检查方面，医师应注意发现网状青斑、指端缺血(紫癜/蓝指综合征)、视网膜栓塞形成(Hollenhorst 斑)，或者其他全身性栓塞形成的体征，这些体征会提示动脉粥样硬化栓塞的存在。动脉粥样硬化栓塞的患者在实验室检查方面可能出现尿中或外周血中嗜酸粒细胞增多和(或)低补体血症，这些异常不会出现在 CIN 患者之中。

由于接受造影剂的患者通常都是血流动力学不稳定的，因此必须考虑缺血性急性小管坏死的可能，这也是接受造影剂处理后出现急性肾衰竭的需鉴别的病因。然而，临床上由于缺血引起的急性肾衰竭与 CIN 很难甚至根本不可能鉴别开来。

其他需要鉴别的疾病之一是过敏性间质性肾炎(因为需要接受造影剂的患者大多是住院患者，在住院期间同时还服用了很多新的药物)，通常，该病会表现出发热、皮疹、外周血嗜酸性粒细胞增多以及无菌性白细胞尿；另外一种疾病是梗阻性肾病，其鉴别点为尿量减少甚至无尿，影像学检查提示肾积水。

五、治疗

一旦 CIN 发生，在治疗上并无特殊办法。因此最佳方案还是重在预防。对一些具有高危因素的氮质血症患者，在给予造影剂之前请肾脏病科会诊，采取一些预防性治疗措施是有价值的。

一旦患者出现了 CIN，在治疗上就应该非常谨慎地关注患者的液体和电解质的平衡问题，同时应调整通过肾排泄的药物剂量或使用方法。建议进行常规的电解质、血尿素氮(BUN)和肌酐的检测，因为我们无法预测究竟哪一例患者会呈现短暂、一过性、无症状的急性肾衰竭，哪一例患者会发展为更为严重的急性肾衰竭。出现少尿、严重电解质紊乱或酸碱平衡紊乱以及容量负荷过重的患者应接受血液透析治疗。那些伴有进展期 CKD 的患者，尤其是还患有糖尿病者最有可能需要接受透析治疗的支持。

六、预后

CIN 患者通常肾功能最终会完全恢复正常。一小部分患者病情会持续进展最终需要慢性肾替代治疗的支持，还有一部分患者肾功能虽然受损，但仍保留有部分残余肾功能，可能不需要接受透析治疗。最终需肾替代治疗的患者往往在接受造影剂之前就已经患有严重的 CKD。现在还不清楚究竟有多大比例患者最终会出现持续的、临床症状不明显的 GFR 下降。

最近几年，多项研究结果认为接受造影剂之后出现 CIN 的患者较未出现该并发症的患者院内死亡率明显增高。而需要接受透析治疗的 CIN 患者死亡率是最高的。由于这些研究在方法学上的局限性，使其不能对这部分患者的高死亡率到底是由于 CIN 本身引起，还是这些 CIN 患者其他的并发症更常见所导致的得出非常明确的结论。

参考文献

[1]陈晓敏. 内科学精粹[M]. 杭州：浙江大学出版社，2012.
[2]潘守政. 诊断学综合训练教程[M]. 郑州：郑州大学出版社，2013.
[3]施海明. 内科学新理论新进展[M]. 上海：上海科学技术出版社，2012.
[4]陈宗宁，刘茜. 现代实用临床医学研究内科学[M]. 北京：知识产权出版社，2013.
[5]史俊南. 口腔内科学[M]. 北京：高等教育出版社，2011.
[6]王笑民. 实用中西医结合肿瘤内科学[M]. 北京：中国中医药出版社，2014.
[7]严海东. 肾脏内科学双语手册[M]. 上海：学林出版社，2011.
[8]万学红. 临床医学导论[M]. 成都：四川大学出版社，2011.
[9]蒋炳武. 医学概论[M]. 北京：清华大学出版社，2013.
[10]李兆申，梅长林. 现代野战内科学[M]. 上海：上海科学技术出版社，2013.
[11]阳晓，周毅，段于峰. 内科学[M]. 北京：北京大学医学出版社，2011.
[12]袁云，黄一宁. 神经内科[M]. 北京：北京科学技术出版社，2011.
[13]黄从新. 内科学[M]. 北京：高等教育出版社，2011.
[14]徐秋. 实用临床中医内科学[M]. 天津：天津科学技术出版社，2011.
[15]杭宏东. 肾内科学高级医师进阶[M]. 北京：中国协和医科大学出版社，2016.
[16]潘守政. 内科学综合训练教程[M]. 郑州：郑州大学出版社，2013.
[17]王联发，王荣琦，刘紫东. 实用医学研究内科学[M]. 北京：知识产权出版社，2013.
[18]郑金旭. 内科学[M]. 镇江：江苏大学出版社，2012.
[19]王吉耀. 内科学[M]. 上海：复旦大学出版社，2013.
[20]吴永贵，王爱玲，洪汝涛. 当代内科学进展[M]. 合肥：安徽科学技术出版社，2016.
[21]张静. 内科学要点速记[M]. 北京：北京大学医学出版社，2015.
[22]魏来，胡大一. 感染性疾病[M]. 北京：北京科学技术出版社，2011.
[23]中国医学创新杂志社. 现代实用临床诊疗内科学[M]. 北京：科学技术文献出版社，2013.
[24]高世东. 实用中西医内科常见疾病诊疗[M]. 兰州：兰州大学出版社，2015.
[25]张晓霞，刘静，王健民. 现代临床神经内科学[M]. 北京：科学技术文献出版社，2011.
[26]张玉良，李晓云，郑光敏. 现代临床急诊内科学[M]. 天津：天津科学技术出版社，2011.
[27]闫雪洁，张洪青，于风云. 临床内科疾病诊疗学[M]. 北京：知识产权出版社，2014.
[28]李新芳，徐正磊，高凌冰. 内科学[M]. 昆明：云南科技出版社，2013.
[29]吕建林. 世界内科发展史略[M]. 苏州：苏州大学出版社，2015.
[30]张春良. 临床神经内科学[M]. 北京：科学技术文献出版社，2014.
[31]郑亮. 内科常见病诊治[M]. 石家庄：河北科学技术出版社，2013.
[32]孟祥茹，王海，沈莉. 现代急危重症诊疗[M]. 长春：吉林大学出版社，2011.
[33]陈元美，王长谦. 临床内科病例分析[M]. 上海：上海交通大学出版社，2015.
[34]包再梅，何有力，张学思. 内科学[M]. 武汉：华中科技大学出版社，2014.